全国高职高专医药院校康复治疗技术专业
工学结合"十二五"规划教材

康复心理治疗技术

供高职高专康复治疗技术等专业使用

Kangfu Xinli Zhiliao Jishu

主　编　付　莉　陈芳芸　张仲兵
副主编　张广磊　蒋玉芝　张瑞娟　于颖新
编　委　（以姓氏笔画为序）
　　于颖新（宁波天一职业技术学院）
　　付　莉（郑州铁路职业技术学院）
　　史　诺（郑州铁路职业技术学院）
　　苏　红（重庆城市管理职业学院）
　　陈芳芸（宝鸡职业技术学院）
　　张仲兵（重庆城市管理职业学院）
　　张广磊（郑州铁路职业技术学院）
　　张瑞娟（雅安职业技术学院）
　　张　墨（重庆城市管理职业学院）
　　金安平（安徽中医药高等专科学校）
　　蒋玉芝（长沙民政职业技术学院）
　　曾　姝（武汉民政职业学院）

U0370378

华中科技大学出版社
http://www.hustp.com
中国·武汉

内 容 简 介

本书是全国高职高专医药院校康复治疗技术专业工学结合"十二五"规划教材。

本书从康复治疗技术专业学生就业岗位的实际出发,以适应其在不同层次医疗卫生机构从事康复工作的要求,体现康复治疗技术专业教学中"工学结合"的导向,保证教学内容"必需、够用"。全书分为 18 个项目。

本书适合高职高专康复治疗技术等专业使用。

图书在版编目(CIP)数据

康复心理治疗技术/付莉,陈芳芸,张仲兵主编.—武汉:华中科技大学出版社,2012.2(2024.2重印)
ISBN 978-7-5609-7518-4

Ⅰ.①康…　Ⅱ.①付…　②陈…　③张…　Ⅲ.①康复医学-精神疗法-高等职业教育-教材
Ⅳ.①R493

中国版本图书馆 CIP 数据核字(2011)第 244999 号

康复心理治疗技术　　　　　　　　　　　　　　付　莉　陈芳芸　张仲兵　主编

策划编辑:董欣欣
责任编辑:罗　伟
封面设计:范翠璇
责任校对:马燕红
责任监印:徐　露
出版发行:华中科技大学出版社(中国·武汉)　　电话:(027)81321913
　　　　　武汉市东湖新技术开发区华工科技园　　邮编:430223
录　　排:华中科技大学惠友文印中心
印　　刷:武汉邮科印务有限公司
开　　本:787mm×1092mm　1/16
印　　张:20
字　　数:443千字
版　　次:2024 年 2 月第 1 版第 10 次印刷
定　　价:42.00 元

本书若有印装质量问题,请向出版社营销中心调换
全国免费服务热线:400-6679-118　竭诚为您服务
版权所有　侵权必究

全国高职高专医药院校康复治疗技术专业
工学结合"十二五"规划教材编委会

丛书学术顾问　　　　**主任委员**　　　　**秘书长**

文历阳　沈　彬　　　　陈健尔　　　　周菊芝

委员（按姓氏笔画排序）

马　金	辽宁卫生职业技术学院	马恒东	雅安职业技术学院
王　颖	菏泽家政职业学院	王左生	郑州澍青医学高等专科学校
王志亮	枣庄科技职业学院	王丽华	铁岭卫生职业学院
王景明	云南新兴职业学院	方　新	北京社会管理职业学院
左天香	安徽中医药高等专科学校	石君杰	浙江医学高等专科学校
叶泾翔	皖西卫生职业学院	付　莉	郑州铁路职业技术学院
邢华燕	郑州铁路职业技术学院	吕美珍	山东中医药高等专科学校
刘　洋	长春医学高等专科学校	刘福昌	宝鸡职业技术学院
许　智	湖北职业技术学院	许晓惠	重庆城市管理职业学院
李　琪	新余学院	杨　敏	清远职业技术学院
肖宗苗	泉州医学高等专科学校	张　烨	武汉民政职业学院
张卫华	陕西中医学院	张日新	江苏建康职业学院
张建忠	重庆三峡医药高等专科学校	张绍岚	盐城卫生职业技术学院
张晓芳	武汉民政职业学院	张银萍	漯河医学高等专科学校
张登山	邢台医学高等专科学校	陈卓颐	长沙民政职业技术学院
范秀英	聊城职业技术学院	季晓林	福建卫生职业技术学院
金扣干	上海欧华职业技术学院	周菊芝	宁波天一职业技术学院
胡忠亚	安庆医药高等专科学校	秦自荣	鄂州职业技术学院
贾柯其	顺德职业技术学院	高莉萍	泰州职业技术学院
黄　澎	南京医科大学	蒋黎云	襄樊职业技术学院
程兰春	南京特殊教育职业技术学院	蓝　巍	金华职业技术学院

总　序

　　世界职业教育发展的经验和我国职业教育发展的历程都表明,职业教育是提高国家核心竞争力的要素之一。近年来,我国高等职业教育发展迅猛,成为我国高等教育的重要组成部分,与此同时,作为高等职业教育重要组成部分的高等卫生职业教育的发展也取得了巨大成就,为国家输送了大批高素质技能型、应用型医疗卫生人才。截至2010年底,我国各类医药卫生类高职高专院校已达343所,年招生规模超过24万人,在校生78万余人。

　　康复医学现已与保健医学、预防医学、临床医学并列成为现代医学的四大分支之一。现代康复医学在我国发展已有近30年历史,是一个年轻但涉及众多专业的医学学科,在我国虽然起步较晚,但发展很快,势头良好,在维护人民群众身体健康、提高生存质量等方面起到了不可替代的作用。据不完全统计,截至2010年底,我国开设有康复治疗技术专业的高职高专院校已达100所,年招生量近10 000人。

　　教育部《关于全面提高高等职业教育教学质量的若干意见》中明确指出,高等职业教育必须"以服务为宗旨,以就业为导向,走产学结合的发展道路","把工学结合作为高等职业教育人才培养模式改革的重要切入点,带动专业调整与建设,引导课程设置、教学内容和教学方法改革"。这是新时期我国职业教育发展具有战略意义的指导意见。高等卫生职业教育既具有职业教育的普遍特性,又具有医学教育的特殊性,许多卫生职业院校在大力推进示范性职业院校建设、精品课程建设,发展和完善"校企合作"的办学模式、"工学结合"的人才培养模式,以及"基于工作过程"的课程模式等方面有所创新和突破。高等卫生职业教育发展的形势使得目前使用的教材与新形势下的教学要求不相适应的矛盾日益突出,加强高职高专医学教材建设成为各院校的迫切要求,新一轮教材建设迫在眉睫。

　　为了顺应高等卫生职业教育教学改革的新形势和新要求,在认真、细致调研的基础上,在教育部高职高专医学类及相关医学类专业教学指导委员会专家和部分高职高专示范院校领导的指导下,我们组织了全国42所高职高专医学院校的近200位老师编写了这套以工作过程为导向的全国高职高专医药院校康复治疗技术专业工学结合"十二五"规划教材。本套教材囊括了康复治疗技术专业的所有学科,由我国开设该专业较早、取得显著教学成果的专业示范性院校引领,多所学校广泛参与,其中有副教授及以上职称的老师占52%,每门课程的主编、副主编均由来自高职高专院校教学一线的主任或学科带头人组成。教材编写过程中,全体主编和参编人员进行了认真的研讨和细致的分工,在教材编写体例和内容上均有所创新,各主编单位高度重视并有力配合教材编写工作,责任编辑和主审专家严谨和忘我地工作,确保了本套教材的编写质量。

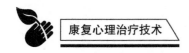
本套教材充分体现新一轮教学计划的特色,强调以就业为导向、以能力为本位、贴近学生的原则,体现教材的"三基"(基本知识、基本理论、基本实践技能)及"五性"(思想性、科学性、先进性、启发性和适用性)要求,着重突出以下编写特点:

(1) 紧扣新教学计划和教学大纲,科学、规范,具有鲜明的高职高专特色;

(2) 突出体现"工学结合"的人才培养模式和"基于工作过程"的课程模式;

(3) 适合高职高专医药院校教学实际,突出针对性、适用性和实用性;

(4) 以"必需、够用"为原则,简化基础理论,侧重临床实践与应用;

(5) 紧扣精品课程建设目标,体现教学改革方向;

(6) 紧密围绕后续课程、执业资格标准和工作岗位需求;

(7) 教材内容体系整体优化,基础课程体系和实训课程体系都成系统;

(8) 探索案例式教学方法,倡导主动学习。

这套规划教材作为全国首套工学结合模式的康复治疗技术专业教材,得到了各学校的大力支持与高度关注,它将为高等卫生职业教育康复治疗技术专业的课程体系改革作出应有的贡献。我们衷心希望这套教材能在相关课程的教学中发挥积极作用,并得到读者的青睐。我们也相信这套教材在使用过程中,通过教学实践的检验和实际问题的解决,不断得到改进、完善和提高。

全国高职高专医药院校康复治疗技术专业工学结合"十二五"规划教材
编写委员会

前　言

　　本书以思想性、科学性、先进性、启发性、适用性为原则,可供全国高职高专康复治疗技术专业的学生使用。全书从康复治疗技术专业学生就业岗位的实际出发,以适应其在不同层次医疗卫生机构从事康复工作的要求为培养目标,体现康复治疗技术专业教学中"工学结合"的导向,保证教学内容"必需、够用"。

　　本书力求体现以下几个特点。一是突出专业特点:康复治疗技术专业学生的从业范围为综合医院、专科医院及社区卫生机构等多个层次,在医疗卫生水平不断提高和个人预防意识不断增强的现代,人们对心理疾病也开始更加积极关注,因此,本书在内容上将"三基"(即基本知识、基本理论和基本实践技能)作为编写重点。二是基于工作过程:本书编写力求"必需"、"够用"、"精练",按先易后难、循序渐进的原则,逐步提升执业岗位能力;全书基于工作过程将教学内容分为陈述性知识与过程性知识两大类,即涉及事实、概念及理解、原理方面的知识归为陈述性知识,而涉及经验、策略及实践方面的知识归为过程性知识。陈述性知识在教学中可以通过传统的授课方式进行讲授,过程性知识在教学中主要通过情景案例、实训操作等行动导向的教学方法进行讲授。三是体现工学结合:为体现职业教育的特色,突出"任务驱动"教学改革的新理念,将行动导向教学贯穿其中,本书通过情景案例讨论、模拟演练、社区(医院)调研等实现"做中学、学中做",引导学生学习。

　　本书邀请全国多所高职高专资深的康复医学和心理学教师担任编委,在此对各位编者表示真诚的谢意!

　　由于时间仓促、经验不足,加上参加编写的人员较多及编写水平有限,疏漏与不妥之处在所难免,恳请各位同行及使用本书的广大师生批评指正。

付　莉

2012 年 2 月

目　录

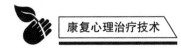

项目 1　医学心理学与医学模式

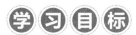

掌握：医学心理学的概念；生物—心理—社会医学模式；医学心理学的流派。

熟悉：医学模式的转变；康复医学、康复心理治疗技术的内涵及发展；康复心理治疗技术的研究内容。

了解：医学心理学的发展史；医学模式转变的意义；医学心理学的分支；康复心理治疗技术的研究方法。

任务1　医学心理学的概念及发展史

一、医学心理学的概念

医学主要研究人体健康和疾病及其相互转化的规律，心理学是专门研究人类心理活动规律的一门科学，而医学心理学是心理学与医学相结合的一门新学科。医学心理学主要研究医学领域中的心理学问题，研究心理因素在人体健康和疾病及其相互转化过程中所起作用的规律。医学心理学是近代医学和心理学发展的结晶。

医学心理学兼有心理学和医学的特点，它研究和解决人类在健康或患病时，以及两者相互转化过程中的一切心理问题。其任务是将心理学的知识和方法应用于医疗实践，探讨和解决医学领域中的各种心理学问题，并通过对医疗实践课题的探讨推动心理学基础理论研究。医学心理学也是医学基础理论的重要组成部分，为医学的理论研究、临床实践、人才培训以及卫生保健事业的发展，提出有关心身密切相关的观点，提供合理的治疗方法和保健措施。医学心理学与心理学的其他分支学科（如教育心理学、社会心理学等）一样，不仅有自然科学基础，也有社会科学基础，所以它属于自然科学和社会科学相结合的边缘性学科，同时也是一门理论与实践相结合的学科。

健康和疾病在一定的原因和条件下可以互相转化，这种转化的原因和条件可以概括为生物、心理和社会三类因素，其中心理因素的作用规律便是医学心理学研究的主要内容。另外，在健康和疾病相互转化的过程中也会产生或影响人们的心理活动，这些内容同样属于医学心理学的研究范畴。医学和心理学的关系十分密切，它们都是以"人"作为研究与服务的对象。对人类的心理行为的理解是多学科性的，主要有生物学和社

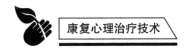

会学两个方面。人类区别于一般动物,不仅在于人类的生物学特性,更重要的是人类所具有的心理学特性和社会学特性。人类的心理学特性和社会学特性伴随着人类的一切活动,即使发生疾病时也不会例外。医学是研究人类健康与疾病及其相互转化规律,以及如何诊治疾病、预防疾病、维持健康的一门科学,它分为基础医学、临床医学、预防医学和康复医学四大部分。医学的重点是围绕着疾病开展研究与服务,医学心理学则主张医学与心理学相结合,强调人的心身统一的整体性。因此,医学心理学常运用心理学的理论、方法和技术对疾病的诊断、治疗、康复和预防等方面的心理问题进行研究和干预,以维护和促进人类的整体健康。

二、医学心理学的发展史

医学心理学的历史可以溯源到古代关于心身关系的辩证认识。在中国古代的医学和哲学论著中,包含着许多如"心主神明"、"形神相印"等思想。在秦汉时期的中国古代医学经典著作《黄帝内经》中早已阐明了外感于"六淫"和内动于"七情"的相辅相成与协同作用的思想,在治疗和预防上主张"治神入手"、"治神为本"、"主明则下安"等观点。在古希腊的柏拉图、亚里士多德、希波克拉底等人的著作中,也有不少有关精神与躯体相互作用以及强调心理治疗和医患关系等问题的论述。

1852年,德国医学家、哲学家洛采编写了历史上第一部以"医学心理学"命名的专著,它标志着现代医学心理学的兴起。洛采继承和发展了费希纳关于心身一致的思想,着重论述了健康、疾病与"心理生活"的关系。1887年,冯特在其《医学物理学手册》中讨论了运用实验方法研究人在医疗过程中的心理学问题。后来,冯特的学生卡特尔和威特默将其学说传入美国,并使之迅速发展。

1896年,威特默在美国宾夕法尼亚大学建立了第一所以治疗"问题儿童"为主的心理诊疗所,并首先采用"临床心理学"一词。此后在世界上出现了许多对医学心理学的发展有重大影响的各学派的代表人物,如谢切诺夫、弗洛伊德、巴甫洛夫、沃尔夫、坎农、泽利厄等。自20世纪中叶以来,随着信息论向各学科的渗透以及行为科学的发展,医学心理学的研究领域不断扩大,日益显示出强大的生命力。

任务2 医学模式的转变及意义

医学心理学的出现是医学和心理学两门学科发展到一定阶段的必然结果,是伴随新的、更完善的生物—心理—社会医学模式的形成应运而生的。医学模式是人们对健康和疾病总体的认识和本质的概括,体现了一定时期内医学发展的指导思想,是一种哲学观在医学上的反映。医学模式包括疾病观、健康观等,并影响医学工作的思维、行为方式和特征,使之带有一定的倾向性,也影响医学工作的结果。在整个医学发展史中,医学的研究对象,即人类的健康和疾病问题、生命的本质问题没有太多变化,但对这些问题的认识却随着不同历史时期生产力的发展水平、科学技术和哲学思想的衍变,表现为不同的形式。

一、医学模式的转变

人类社会的医学模式至今大约经历过以下四种模式。

(一)神灵主义医学模式

这种医学模式起源于生产力极度低下的原始社会,当时人类对自然界及自身疾病的起因知之甚少,"万物有灵"的观念禁锢着人们的思想,人类对于许多生命的本质问题尚不能解释。因此,人们常将疾病看成是神灵处罚或魔鬼作祟导致的,在疾病的治疗手段上则主要采用祈祷神灵或驱鬼避邪的方法。在科学不发达的时代,这些疾病的治疗方法可通过暗示作用给人们以内心的安宁。虽然这种医学模式早已成为历史,但在当今社会仍有其残余的痕迹。

(二)自然哲学医学模式

在公元前三千年左右开始出现了朴素的唯物论和整体观的哲学思想,人们开始摆脱"神灵"的束缚。这一时期的医学模式以一些传统医学理论为代表,强调心身统一、人与环境的统一。如中医典籍《黄帝内经》中提出的"天人相应"、"形神合一"的观点,以及"内伤七情"、"外感六淫"的理论等。西方古希腊学者希波克拉底提出的"体液学说"和"治病先治人"的观点均属于这种医学模式。由于当时受生产力水平和科学技术的限制,人们对生命本质的认识及关于健康和疾病的观点都具有很大的局限性。

(三)生物医学模式

生物医学模式起源于17世纪,沿用至今,在当前西医中仍占有主导地位。生物医学模式是指仅从生物学角度看待健康和疾病及其相互转化关系,而不考虑社会、心理行为因素对健康和疾病的影响。这种模式舍弃了人与自然、社会的关系,而把人体分解为各个部分,认为每一种疾病都可在器官、细胞或生物大分子水平上找到形态或化学变化,确定其生物或理化的特定原因,并相应找到特异的治疗手段。生物医学模式极大推进了医学科学的发展,至今它仍是医学研究的基础。医学研究者在这种医学模式的指导下,探明了许多疾病的病因,以及其引起人体生理、生化的变化和障碍,导致疾病产生的过程,发明了许多诊断这些疾病的技术,寻找到了使机体康复的药物和治疗方法。

随着社会的发展、科学技术的进步,人们逐渐发现生物医学模式存在一定的缺陷,可能给人们的思维活动带来一些消极影响。其主要缺陷如下。

(1)生物医学模式只注重生物医学方面的诊治,在其结构内没有给心理的社会行为方面留下诊治、思维空间,这是主要缺陷。

(2)在近三百年中,生物医学模式已深入医务人员的思维习惯中,使他们在医疗实践活动中总是从人的自然属性——生物学特性上进行思考,认识健康和疾病,以及对疾病进行防治,这种思维习惯难以改变。

(3)生物医学模式用静态的观点考察人体,把人体看成一架精密的"机器",常常不

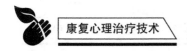

符合人体实际。近代医学采用分门别类的研究方法,促进了医学科学向更深、更广的方向发展,但同时妨碍了对实际过程中多因素综合变化的全面认识。

（4）生物医学模式只从生物学的角度分析、研究人体,而忽视了人的心理和社会因素,淡漠了关心患者、了解患者的伦理观念,导致医患关系疏远。

（四）生物—心理—社会医学模式

随着人类的进步和科学技术的发展,人口高速增长,人们的生活环境和生活方式发生了巨大的变化。随之而来的生活节奏加快、竞争激烈、环境污染、生态失衡等一系列心理、社会因素越来越严重地威胁着人类的健康,使人类的疾病谱、死亡谱发生了明显变化。当今威胁人类健康、造成死亡的主要疾病已不是昔日的传染病和营养不良,而是心脑血管疾病、恶性肿瘤和意外伤害。这时生物医学模式已不能概括和解释现代医学面临的全部课题,明显地不适应现代医学的发展,表现出内在的缺陷和消极影响。

关于健康和疾病的全面观点不仅要考虑生物学方面,还要考虑人的心理学和社会学方面,也就是说,人的心理与生理、精神与躯体、机体的内环境和外环境是一个完整的、不可分割的统一体,心理、社会因素与疾病的发生、发展和转归有着十分密切的关系。研究人类的健康和疾病问题时,既要考虑生物因素的作用,同时又要十分重视心理、社会因素的影响。必须研究健康与疾病在生物学、心理学和社会学三个方面的相互作用。

生物—心理—社会医学模式是一种系统论和整体观的医学模式,是指从生物、心理和社会三轴系统综合看待健康与疾病的模式。对任何一种疾病的诊断、治疗、预防、康复和护理都应当从这三轴系统全面加以考虑。即要求医学把人看成是一个多层次的、完整的连续体,也就是在健康和疾病问题上,要同时考虑生物、心理和社会因素的综合作用。

二、医学模式转变的意义

（一）强调了生物、心理和社会因素在更高水平上的整合

新的医学模式的提出,不是对传统的生物医学模式的简单否定,而是强调了生物、心理和社会因素在人类健康和疾病转化过程中的共同作用,反映了社会发展的进步观点。

（二）促进了对人类健康和疾病的全面认识和医学的全面发展

生物医学模式只重视疾病是生物学因素的作用,强调对疾病这一具体概念的认识和处理,忽视了对健康和疾病相互转化过程的全面认识。新的医学模式促进了人们对健康和疾病的整体认识,拓展了医学研究的范围,促进了医学的全面发展。

（三）促进了疾病治疗与预防的统一

心理、社会因素既可成为致病因素,也可能成为疾病治疗与康复过程中的重要因素,新的医学模式改变了以往治疗与预防在实际工作中相脱离的状况,强调了生物、心

理和社会因素在治疗和预防工作中的连续、共同作用。

（四）强调了人的整体健康

新的医学模式克服了传统医学模式只强调躯体健康和生命的存在，却忽视人的生存质量的问题，促进了生命存在和生存质量的统一。

（五）促进了卫生观念的转变

医疗卫生的经济效益是以保护人民的健康为前提的，社会效益则以维护人民的健康为基础。医学模式的转变带来了卫生观念的转变，使人们树立了"大卫生观"，促进了医疗卫生事业的社会效益与经济效益的统一。

生物—心理—社会医学模式的形成有多种原因，早期的医学心理学思想在其中起了重要的促进和推动作用。由于医学心理学的发展，人们重视了心理、社会因素的致病作用以及其在疾病预防和康复中的影响。只有使广大医务工作者普遍接受医学心理学思想，才能从理论上彻底动摇生物医学模式二元论的心身观，才能最终实现医学模式的根本转变；医学模式的转变反过来也给医学科学及医疗卫生事业带来巨大变化，加速了医学和心理学的结合，在医学心理学的形成和发展过程中起到了积极作用。目前，医学模式的转变是世界性的，医学心理学的发展也是全球性的。

任务3　医学心理学的分支及流派

一、医学心理学的分支

在医学领域，医学心理学随着医学本身的发展也进一步专门化。西方文献和医学心理学书籍中出现了很多专业术语，如临床心理学、变态心理学、临床健康心理、健康与疾病的社会心理学、神经心理学等。在以医学心理学、临床心理学和变态心理学命名的书籍中，其内容所涉及的方面基本一致，但各有侧重。造成这一现象的原因：一是医学心理学本身还没有一个成熟的理论体系为大家所接受，因此学者皆根据各自的见解和经验阐述医学心理学的内容；二是学者的专业背景不同，研究重点和工作范围不一样。心理学出身的医学心理学工作者、医学出身的精神病学工作者以及未曾受过上述两种专业训练而又从事医学临床诊断、治疗和心理卫生工作的其他人员，在阐述疾病和健康的问题时，其着眼点都各有侧重。在他们的著作中，章节标题和所叙述的内容有很大的不同。我国医学心理学工作者用辩证唯物主义的观点分析了国外的有关著作和他们的学说后，对医学心理学、临床心理学和变态心理学三者的关系作了如下叙述。

（一）医学心理学研究和解决整个医学领域中的心理学问题

医学心理学主要从总体上阐述心理因素在健康和疾病发展中的作用，以及它所引起的躯体生理、生化过程的机理，提出关于人的健康和疾病的心理学观点和医学心理学的研究方法。

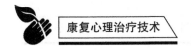

（二）临床心理学和变态心理学是医学心理学的分支学科

临床心理学和变态心理学的区别在于：临床心理学重视临床各科疾病的心理学问题，并着重介绍心理测验和心理治疗的方法；变态心理学则重点阐述精神病的心理学问题，并较多地从理论和心理变态上进行分析。

医学心理学的分支学科包括临床心理学、变态心理学、神经心理学、护理心理学、健康心理学。医学心理学研究的其他领域包括药物与心理、缺陷心理等。

二、医学心理学的流派

（一）精神分析理论

精神分析理论属于心理动力学理论，由奥地利精神科医生弗洛伊德于 19 世纪末 20 世纪初创立。精神分析理论是现代心理学的奠基石，它的影响远不局限于临床心理学领域，它对于整个心理科学乃至西方人文科学的各个领域均有深远的影响，其影响可与达尔文的进化论相提并论。精神分析理论有以下几种基本理论。

（1）意识层次理论 该理论主要阐述人的精神活动，包括欲望、冲动、思维、幻想、判断、决定、情感等，这些精神活动会在不同的意识层次里发生和进行。弗洛伊德将人的心理活动分为 3 个层次，即意识、前意识和潜意识（无意识）。

（2）人格结构理论 精神分析理论认为，人格结构由本我、自我和超我三部分组成。

（3）性本能理论 弗洛伊德认为，人的精神活动的能量来源于本能，本能是推动个体行为的内在动力。弗洛伊德将人的性心理发展划分为 5 个阶段：①口欲期；②肛门期；③性器期；④潜伏期；⑤生殖期。

（二）行为学习理论

行为主义者认为，学习是刺激与反应之间的联结。他们的基本假设是，行为是学习者对环境刺激所做出的反应。行为主义者把环境看成是刺激，把个体相应的行为看成是对环境的反应，认为所有行为都是通过学习得到的。行为学习理论主要包括 3 个方面：经典条件反射理论、操作性条件反射理论和社会学习理论。这三种理论的一个共同点就是学习，它们都是关于有机体学习的发生机制和条件的理论，其中每种理论各说明一种学习形式。因此，学习的概念是行为学习理论的核心。

（三）人本主义理论

马斯洛作为人本主义心理学的创始人，充分肯定了人的尊严和价值，积极倡导人的潜能的实现。另一位重要代表人物罗杰斯，同样强调人的自我表现、情感与主体性接纳。他认为教育的目标是要培养健全的人格，而积极的成长环境是培养健全人格的必要条件。人本主义强调爱、创造性、自我表现、自主性、责任心等心理品质和人格特征的培育，对现代教育产生了深刻的影响。人本主义理论的实质就是让人领悟自己的本性，不再依附于外来的价值观念，让人重新信赖、依靠机体本身的评价来处理问题，消除外界环境通过内化作用而强加给他的价值观,让人可以自由表达自己的思想和感情,从而健康发展。

（四）认知理论

认知理论是 20 世纪 50 年代中期在西方兴起的一种心理学思潮,它研究人的高级心理过程,主要是认知过程,如注意、知觉、表象、记忆、思维和语言等。认知理论的一个基本观点是可以用计算机来类比人的内部心理过程。在临床工作中,认知理论强调认知对人的整个心理活动的重要作用,患者对事件的解释和思考方式决定了它们的情感和行为反应,各种心理障碍与认知曲解有关,因此,矫正不良认知是治疗各种心理障碍的关键。与心理治疗有关的认知理论主要有艾里斯的 ABC 理论和贝克的认知行为治疗假说。

（五）心理生理学理论

心理生理学是心理学的一个重要分支,研究对象主要是心理现象的生理机制,也可以说是研究在大脑中产生的心理活动的物质过程。这一学科的研究主要集中于神经系统的有关结构和功能,内分泌系统的作用,感知、思维、情感、记忆、学习、睡眠、本能、动机等心理活动和行为的生理机制。该学派的代表人物及理论包括沃尔夫及其心理应激理论和巴甫洛夫及其情绪理论等。

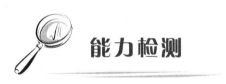

能力检测

1. 历史上经历了哪些医学模式?其含义是什么?
2. 医学心理学包括哪些流派?其基本观点是什么?

（付　莉）

项目 ② 康复医学与康复心理治疗技术

任务 1 康复医学与康复心理治疗技术概述

一、康复医学概述

康复用于现代医学领域，主要是指身心功能、职业能力、社会生活能力的恢复。1993 年世界卫生组织(WHO)医疗康复专家委员会把康复定义为：康复是一个帮助患者或残疾人在其生理或解剖缺陷的限度内和环境条件许可的范围内，根据其愿望和生活计划，促进其在身体上、心理上、社会生活上、职业上、业余消遣上和教育上的潜能得到最充分发展的过程。

康复医学是一门新兴的学科，是 20 世纪中期出现的一个新的概念。它是一门以消除和减轻人的功能障碍，弥补和重建人的功能缺失，设法改善和提高人的各方面功能的医学学科，也是研究功能障碍的预防、诊断、评估、治疗、训练和处理的医学学科。康复医学是一门有关促进残疾人及患者康复的医学学科，更具体地说，康复医学是为了康复的目的而应用有关功能障碍的预防、诊断、评估、治疗、训练和处理方法的一门医学学科。康复医学被称为第三医学(临床医学为第一医学，预防医学为第二医学)。在现代医学体系中，已把预防、医疗、康复相互联系，组成一个统一体。康复医学起始于第二次世界大战之后，原以残疾人为主要服务对象。现代康复医学是最近半个世纪蓬勃发展起来的，它的发展是人类医学事业发展的必然趋势，也是现代科学技术进步的结果。

康复医学是医学的分支学科，主要涉及利用物理因子和方法(包括电、光、热、声、机械设备和主动活动等)以诊断、治疗和预防残疾与疾病(包括疼痛)，研究使病、伤、残者在体格上、精神上、社会上、职业上得到康复，消除或减轻功能障碍，帮助他们发挥残留功能，恢复其生活能力、工作能力以使其重新回归社会。康复医学主要面向慢性患者及伤残者，强调功能上的康复，而且是强调体功能康复，使患者不但在身体上，而且在心理和精神上得到康复。它的着眼点不仅在于保存伤残者的生命，而且还要尽量恢复其功能，提高生活质量，使其重返社会。

二、康复心理治疗技术

(一)康复心理治疗技术的内涵

康复心理治疗技术主要研究残疾人和患者在康复过程中的心理规律。按照这些心理规律,使其克服消极心理因素,发挥心理活动中的积极因素,唤起他们乐观、积极的情绪,调动其主观能动性,发挥机体的代偿能力,使其丧失的功能获得恢复或改善、心理创伤得到愈合、社会再适应能力获得恢复,而且能享受正常人应该享受的权利。

康复心理治疗技术是运用心理学的理论和技术研究揭示康复中的心理活动、心理现象及规律的学科。康复心理治疗技术的目的是解决康复对象的一系列心理障碍,帮助他们接受并逐渐适应残疾现实,挖掘他们的潜能,使其重新回归社会。康复心理治疗技术主要研究疾病康复者心理变化的规律性,心理因素在疾病的发生、发展、变化中的作用,以及如何使患者重新保持其心理与环境、社会之间的平衡等内容。

（二）康复心理治疗技术的产生和发展

康复心理治疗技术是在康复医学和心理学相互交叉、相互渗透的基础上发展起来的一门新兴学科。第二次世界大战以后,美国政府采取了一系列措施,成立了各种各样的康复机构,使康复医学得到迅猛发展。康复的目标也由只重视器官、肢体等生物功能方面向完整的人（心身并重）的整体功能的康复转变,并提出了由医学康复、教育康复、职业康复、社会康复等构成的全方位的康复体系。康复心理治疗技术得以发展不是偶然的,而是有其诞生的历史背景。促使康复心理治疗技术出现的条件如下。

（1）医学模式转变的结果　根据生物—心理—社会医学模式,医学的服务对象不再仅仅是患者,还应包括健康人和长久以来被遗忘、忽视了的残疾人。医学服务的目的也不仅仅是治愈伤痛,还应保证人类的健康与幸福,以提高人类的生存质量。医学服务的方式是对人全面负责:健康时要防病,生病后要治病,对疾病后遗的残疾和不幸要给予康复处理。为此,在医学领域内便出现了健康医学、康复医学,健康心理学、康复心理治疗技术也应运而生。

（2）社会的进步和发展为康复心理治疗技术创造了发展的条件　在物质文明有了一定提高的时候,人类更加重视精神文明。首先要重视人的价值,强调人道主义和提高人的素质。在发达国家,卫生保健事业已走向与社会福利事业相结合的道路。这种世界趋势启示我们,应当去关怀那些不幸的残疾人和病后伤残者的处境,尽力改变他们的不幸现状。在这种背景下,康复心理治疗技术逐渐诞生了。

（3）科学的发展为康复心理治疗技术提供了多学科的理论和实践指导　康复心理治疗技术不是孤立地诞生的,它是在心理学、行为科学、社会学、管理学以及现代医学发展过程中诞生的。这些学科的发展,大大丰富了康复心理治疗技术的内容,并指导着康复实践和提供了康复治疗技术。

任务2　康复心理治疗技术的研究内容和方法

一、康复心理治疗技术的研究内容

康复心理治疗技术重点研究康复中的心理问题,社会、生活、学习、文化等应激源对

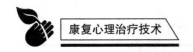

人的刺激作用与康复的关系,机体应激后的心理反应特点及其与康复的关系,康复过程中患者的心理评估,以及康复治疗中有关的心理治疗和行为治疗等。

（一）研究应激源和残疾的关系

研究心理行为因素与残疾之间的相互影响,改变不良行为反应模式,增强个体的社会适应能力和心理承受能力,减少心理伤残的产生等。

（二）研究康复对象的心理

掌握康复对象在康复过程中的心理规律,为心理康复提供科学的依据,充分调动患者的主观能动性,促进其心身功能的康复。

（三）研究心理治疗在康复中的应用

根据患者不同的心理状况给予适当的心理治疗,解决在康复过程中出现的心理问题,促进患者康复。目前常用的心理治疗方法有支持心理疗法、认知疗法、行为疗法、人本主义疗法、精神分析疗法和家庭治疗法等。

（四）康复心理评定

应用心理诊断技术(特别是心理测验方法)对康复患者的心理活动水平进行评定,为制订心理康复计划提供依据,同时对心理康复的效果做出客观评价。

（五）为康复对象、家属等提供心理咨询

帮助患者及家属正确面对残疾,改善和消除不良情绪,矫正不良行为,特别是及时干预心理危机,避免患者自杀。

（六）研究康复治疗方法对心理活动的影响

研究运动疗法、作业疗法等康复手段对患者心理的影响,避免负面影响,充分发挥它们的积极作用。

二、康复心理治疗技术的研究方法

康复心理治疗技术作为心理学和康复医学的交叉学科,其研究方法从属于现代心理学和现代康复医学,但又有其自身学科的特殊性。常用的研究方法如下。

（一）观察法

观察法是指在自然条件下,实验者通过自己的感官或录音、录像等辅助手段,有目的、有计划地观察被试者的表情、动作、语言、行为等,来研究人的心理活动规律的方法。

1. 观察法的一般要求

（1）养成观察习惯,形成观察的灵敏性;集中精力,全面、多角度地进行;观察与思考相结合。

（2）制订好观察提纲。观察提纲因只供观察者使用,应力求简便,只需列出观察内容、起止时间、观察地点和观察对象即可,为使用方便还可以制成观察表或卡片。

（3）按观察提纲（计划）实施观察，做好详细记录，最后整理、分析、概括观察结果，作出结论。

2. 观察法的主要优点

（1）能通过观察直接获得资料，不需其他中间环节，因此，观察的资料比较真实。

（2）通过自然状态下的观察，能获得生动的资料。

（3）观察法具有及时性的优点，它能捕捉到正在发生的现象。

（4）观察法能收集到一些无法言表的材料。

3. 观察法的主要缺点

（1）受时间限制。某些事件的发生是有一定时间限制的，过了这段时间就不会再发生。

（2）受观察对象限制。如研究青少年犯罪问题时，有些秘密团伙一般不会让别人观察。

（3）受观察者本身限制。一方面人的感官都有生理限制，超出这个限度就很难直接观察；另一方面，观察结果也会受到主观意识的影响。

（4）观察者只能观察外表现象和某些物质结构，不能直接观察到事物的本质和人们的思想意识。

（5）观察法不适应于大面积调查。

（二）调查法

调查法是指通过书面或口头回答问题的方式，了解被调查者心理活动的方法。

调查法的主要特点是以问题的方式要求被调查者针对问题进行陈述。根据研究的需要，可以向被调查者本人做调查，也可以向熟悉被调查者的人做调查。调查法可以分为访谈法和问卷调查法两种。调查法能够收集到大量的资料，使用方便，并且效率高。

（1）访谈法 研究人员通过与被调查者直接交谈，来了解被调查者的心理状态的研究方法即为访谈法。访谈调查时，研究者与被调查对象面对面地交流，针对性强、灵活、真实、可靠，便于深入了解人或事件的多种因素，但访谈法比较花费人力和时间，调查范围比较窄。访谈可以是个别访谈，与被调查者逐个谈话，也可以是集体访谈，即以座谈会的形式展开访谈，还可以是非正式或正式访谈。非正式访谈不必详细设计访谈问题，自由交谈，根据实际情况展开，而正式访谈应有预先较完善的计划，按部就班地进行。

（2）问卷调查法 范围大一些的调查，常采用问卷调查法进行。问卷即是书面提问的方式。问卷调查法通过收集资料，作出定量和定性的研究分析，归纳出调查结论。采用问卷调查法时，最主要的是根据需要确定调查的主题，然后围绕主题，设立各种明确的问题，进行全面摸底了解。

（三）实验法

实验法是指有目的地控制一定的条件或创设一定的情境，以引起被试者的某些心

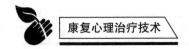
理活动进行研究的一种方法。一般实验法可分为实验室实验法和自然实验法。

（1）实验室实验法　这是在实验室内利用一定的设施，控制一定的条件，并借助专门的实验仪器进行研究的一种方法，该方法也是探索自变量和因变量之间关系的一种方法。

采用实验室实验法便于严格控制各种因素，并通过专门仪器进行测试和记录实验数据，一般具有较高的可信度。通常该方法多用于研究心理过程和某些心理活动的生理机制等方面的问题，但对研究个性心理和其他较复杂的心理现象，这种方法仍有一定的局限性。

（2）自然实验法　这是在日常生活等自然条件下，有目的、有计划地创设和控制一定的条件来进行研究的一种方法。

自然实验法比较接近人的生活实际，易于实施，又兼有实验法和观察法的优点，所以这种方法被广泛用于研究康复心理的大量课题。

能力检测

1. 简述康复心理治疗技术的研究内容和方法。

（付　莉）

项目 3 心理现象及其实质

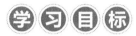

掌握：心理现象、心理过程、心理状态、心理特征、个性心理的概念；心理的实质等。

熟悉：个体心理的分类；意识的特点；心理学的研究内容。

了解：生活中常见的心理现象。

任务1 心理现象与心理学

一、心理现象

心理现象简称心理，是最常见、最普遍的精神现象。它反映了人的各种活动，也调节、指导着人的活动，同时在人的活动中表现出来。如我们能看到事物形状、听到声音、尝到味道，能想起以前的一些事情、能设想未来，在这个过程中，我们会有一些体验，如高兴、满意、悲伤、忧愁、内疚等。这些发生在人身上的种种复杂的精神现象，心理学上称之为心理现象。心理现象多种多样，同时也错综复杂。不仅人有各种心理现象（如感觉、知觉、记忆、情绪、思维、做梦等），社会也有许多心理现象（如从众、流行、偏见、风俗习惯等）。

（一）个体心理

心理现象是非常复杂的，从不同角度可以对心理现象进行不同的分析。从动态到稳态的角度可以从心理过程、心理状态和心理特征三个方面对心理现象进行研究。

1. 心理过程、心理状态和心理特征

心理过程是指心理操作、加工的过程，包括认识过程、情绪与情感过程和意志过程。它们经常处于动态变化的过程中。认识过程又称认知过程，它是人们获取和运用知识的过程，是对客观事物由表及里、由浅入深、从现象到本质的反映。这一过程包括感觉、知觉、记忆、思维、想象等。感觉和知觉是人们认知活动的起始。通过感觉我们可以获取事物个别的属性，如形状、颜色、气味、硬度等。知觉则反映客观事物的整体属性，如一朵花、一个人、一幢房子等。感知过的经验、信息储存于大脑中，在需要时可以提取出来，这称为记忆。有时人们在头脑中能构想出从未感知过的新形象，这称为想象。感觉和知觉对客观世界的认识是很有限的，人们还能通过已有的知识经验去获取间接知识，认识客观事物的本质和规律，这称为思维。感觉、知觉、记忆、想象、思维等心理活动是一个连续的过程，我们在对认识过程进行研究时要注意它们之间的联系。人们在认知客观事物过程中，会表现出某种态度，产生某种感受或体验，如高兴或不高兴、满意或不满意、欢欣或忧虑，还有我们常说的喜、怒、哀、乐、憎恨和恐惧等，这些在认知基础上产生的态度体验就是情绪与情感过程。人们在认识和改造客观世界的过程中，会遇到这样或那样的困难和障碍，因此在一定的认识的基础上，人们有目标、有计划地在一定动机的激励下，克服困难，排除障碍，努力实现目标，这一心理过程就是意志过程。认识、情绪与情感、意志是心理过程的三个不同侧面。它们既有各自的特点，又相互联系、相互影响、相互制约，一方面认识过程是情绪与情感过程和意志过程的基础，另一方面，情绪与情感过程和意志过程也会反过来影响人的认识活动，并且情绪与情感过程和意志过程也会相互影响。因此，我们在对心理过程进行研究的时候，要用联系的观点来看待这三个方面。

人们的心理活动在一段时间里会出现一种相对持续、稳定的状态，我们称之为心理状态。例如：人们在观察事物的过程中出现的投入状态；在思维过程中出现的刻板状态；在科学探索和文学创作中出现的灵感状态；在情绪体验中出现的心境状态和激情状态。心理状态只是在一段时间内相对稳定，并不是持久的稳定。

心理特征是指人们在心理活动时常常表现出来的稳定特征。例如：有的人观察敏锐、细致，而有的人则比较马虎、不注重细节；有的人记得快，也忘得快，而有的人则记得慢，但记忆深刻；有的人思维活跃，而有的人则思维呆板；有的人做事优柔寡断，而有的人则坚定果断。在一个人的认识过程、情绪过程、意志过程的心理活动中经常表现出来的稳定特征就是这个人的心理特征或个性心理特征。

2. 个性心理

从心理的整体性、稳定性、差异性角度，可以把心理看成是个性。个性心理是指一个人在心理活动过程中，经常表现出来的那些比较稳定的心理倾向和心理特点。它包括个性倾向性和自我。

个性倾向性是指个人所具有的心理倾向，它决定着人对客观世界的态度以及对认识活动对象的选择和趋向。个性倾向性是个性结构中最具活力的一个因素，是人们从事各种活动的基本动力。它包括需要、动机、兴趣、理想、价值观等。个性倾向性是在实践中逐渐形成和发展起来的，当其发展成一种稳定的心理特征时，就构成了个性心理特征。

自我也称自我意识，是指一个人对自己的知觉，它包括自我认识、自我体验和自我控制，如自我观察、自我评价、自爱、自卑、自尊、自立、自信、自强等。

3. 意识和潜意识

上述个体的心理活动大多是能被人所觉察到的，但也有个体不能觉察到的心理活动,因此,从心理活动能否被觉察到的角度,可以将人的心理分为意识和潜意识。

意识是指能被人所觉察到的心理现象。意识是心理活动的高级形式,是人区别于动物的特有的心理现象。例如:我们能意识到自己的行为目标,并对行为进行控制;我们能把自己与他人区别开来,进行自我觉知;我们能觉知到现在正在学习,能觉知物体的颜色、气味、声音、形状等。

人的意识具有三个基本特点。①概括性:人的意识是对一类事物共同的本质属性及其内在规律的反映,概括性是人的意识的重要特点,是动物所不具有的,所以动物也不可能有意识。②自觉性:个体能自觉地意识到自我的存在、客观世界的存在及自己同客观世界的各种复杂的关系。③能动性:个体意识的能动性主要体现在对现实的有意识的反映,能够认识事物的本质和规律,保持和监督活动的进行。

潜意识,也称无意识,是指不能被人所觉察到的个体心理活动的总和。例如,我们都有做梦的经历,梦境常常是能被人意识到的,而梦为什么会产生,是如何进行的,却是无法意识到的。人们常常有各种自动化的活动或条件反射性的动作,但这些活动和动作的结构与过程通常我们是意识不到的。潜意识和意识一样,都是人的大脑所不可缺少的心理反映形式,对人类的各项活动的意义也是不可低估的。

（二）群体心理

在上述的内容中,我们把人看成是独立的个体,只考虑了个体心理的内部过程及特点,但个体是社会中的一员,必然与其他成员建立各种联系,形成各种关系,组成各种大大小小的群体。在群体内,个体之间也存在着相互作用,表现出与群体生活相联系的心理活动与心理特点。群体心理是指群体生活中的心理现象。常见的群体心理现象有风俗习惯、社会规范、时尚、舆论、谣言等。

二、心理学

心理学是指研究行为和心理现象发生、发展和活动规律的一门科学。它既研究动物的心理,也研究人的心理,主要以人的心理现象为主要研究对象。心理学最初包含于哲学之中,1879 年,德国生理学家、心理学家冯特创建了第一个心理学实验室,标志着心理学作为一门独立的科学从哲学中分离出来。随着社会的发展,心理学得到广泛应用,心理学作为一门科学也得到快速发展。目前已经发展成为有丰富学科分支的学科体系,包括普通心理学、实验心理学、管理心理学、生理心理学、变态心理学、社会心理学、教育心理学、人格心理学、心理咨询与治疗学、军事心理学、犯罪心理学、医学心理学、商业心理学、人际关系心理学和心理统计学等。这些分支学科的发展,使心理学在生产和实践中得到了更加广泛的应用。

任务 2　心理的实质

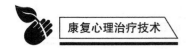

1920 年 9 月 19 日,在印度加尔各答西面约 1 000 km 的丛林中,发现了两名由狼哺育的女孩。年长的估计八岁,年幼的一岁半。大概都是在出生后半年内被狼叼去的。人们把这两人救出后,放在孤儿院里养育,分别取名为卡玛拉与阿玛拉。从她们的言语、动作姿势、情绪反应等方面都能看出很明显的狼的生活痕迹。

她们不会说话,发音独特,但不是人的声音。她们不会直立行走,只能依靠两手、两脚或两手、两膝爬行。她们惧怕人,对于狗、猫似乎特别有亲近感。白天她们一动不动,一到夜间,到处乱窜,像狼一样嚎叫,人的行为和习惯几乎没有,但具有不完全的狼的习性。

辛格牧师夫妇俩为使这两个"狼孩"能转变为人,作出了各种各样的尝试,但效果非常不理想。阿玛拉在来到孤儿院第 2 个月时,可以发出"波、波"的声音,诉说饥饿和口渴了,到第 11 个月时,就死去了。

卡玛拉在来到孤儿院 2 年后,才会发两个单词。4 年后她掌握了 6 个单词,第 7 年学会了 45 个单词。她动作姿势的变化也很缓慢。1 年 4 个月时,她只会使用两膝步行,1 年 7 个月后,可以靠支撑两脚站起来。不用支撑的站立,是在 2 年 7 个月后。到两脚步行,她竟花费了 5 年的时间,但快跑时又会使用四肢。经过 5 年的时间,她能照料孤儿院幼小儿童了。她会为跑步受到赞扬而高兴,为自己想做的事情做不好而哭泣。这些行为表明,卡玛拉正在改变"狼孩"的习性,显示出获得了人的感情和进步的样子。大女孩卡玛拉一直活到 17 岁,但她直到死时还没真正学会说话,智力只相当于三四岁的孩子。在大脑结构上,这个"狼孩"和同龄人没多大差别。一个 10 岁儿童的大脑在重量和容量上已达成人的 95%,脑细胞间的神经纤维发育也接近完成。只是因为"狼孩"长期脱离人类社会,大脑的功能得不到开发,智力也就低下。从"狼孩"的故事可以看出,一个人智力的高低,并不完全取决于大脑的生理状态,而更多地受到后天成长环境的影响。

心理现象虽然在人的各种活动中发生、发展着,是每个人都非常熟悉的现象,但是,它究竟是怎样产生的?是否有专门的产生器官?它同物质现象有怎样的关系,即心理的实质是什么?这些都是需要解决的问题。

一、脑是产生心理的器官

唯物主义观点认为心理的产生依赖于物质的存在,物质是第一性的,心理是第二性的,心理是某种器官的一种机能。

经研究发现,人在睡眠和醉酒时,检测其心脏活动并无异常,但精神状态却大不相同。生理心理学的许多研究也证明,当脑的某些部位受损伤时,相应器官的活动受阻。例如:大脑皮层的额叶受损,人的活动便失去了方向性,任何偶然的诱导性情况都会引起其不正确的行为;大脑皮层的顶叶受损,人的活动便失去了均衡性,甚至不能停止已经开始的活动,直到精疲力竭为止;大脑皮层的枕叶受损,人的视觉便会发生障碍甚至失明等。

列宁说:心理的东西,如意识等是物质的最高产物,是称作人脑的这样一块特别复杂的物质的机能。因此,心理与脑的活动是直接相关的,产生心理的器官是脑。

二、心理是脑的机能

大脑是产生心理的主要器官,那么大脑是怎样产生心理的呢?研究表明,人的心理就其产生方式而言是反射。当刺激产生时,通过感受器接受刺激,感受器接受刺激后,发放神经冲动由传入神经系统将信息传入中枢神经系统,再由中枢神经系统传入大脑皮层,引起大脑皮层有关区域神经元的兴奋,大脑皮层经分析器对传入信息进行分析、综合加工后,再由传出神经系统将信息传导给效应器,从而产生各种反应,这就是反射。

大脑皮层中不同区域在人的心理活动中有不同的作用,当某部位受损伤时,相应器官的活动就会受阻。大脑复杂的结构和特殊的机能决定了大脑在人的心理活动,尤其是高级的心理活动中起着至关重要的作用。脑功能分区如图 3-1 所示。

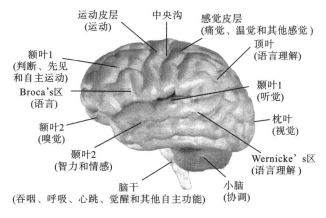

图 3-1 脑功能分区图

三、心理是客观现实的主观反映

脑是心理产生的器官,心理是脑的机能,但脑本身是不会直接产生心理的,脑的机能只是为心理的产生提供了可能性和物质前提。脑只有在与客观现实的相互作用下,才能产生心理。

(一)客观现实是心理的源泉

脑具有反映的机能,但必须有一定内容才能实现其反映机能,这些内容就是客观现实。通过大脑的机能,把客观现实转化为主观的心理。人脑好比是一个"加工厂",客观现实就是"原材料",没有"原材料",大脑这个"加工厂"就不能生产出任何产品。没有客观现实的作用,就不能实现脑的反映机能。只有在客观现实的作用下,人脑的反映机能才能由可能性变为现实性。人的各种心理活动都能在客观现实中找到源泉,即使是各种虚构的形象,也能在生活中找到其原形,这是客观现实在大脑中的反应。对人而言,一旦离开了社会生活条件,尽管他有着正常人的大脑,也不可能产生正常人的心理。客观现实制约着人心理发展的方向、速度和可能达到的水平。因此,人的心理所反映的是客观现实,客观现实是人的心理的源泉。对人来说,客观现实包括自然环境和社会环境。自然环境所包括的日月山川、飞禽走兽等是人的心理的源泉;而社会环境所包括的城市、乡村、工厂、学校、家庭、风俗习惯、文化传统、人际关系等是人的心理的最重要的、起决定性作用的源泉和内容。

（二）心理是对客观现实的主观的、能动的反映

人的心理是由客观现实引起的,在脑中形成的主观的、能动的反映,是在脑的物质过程中实现的。因此,人的心理按其内容和源泉及其发生方式来说,是客观的。由于每个人在生理遗传、发展成熟度、知识经验、生活经历、世界观、需要、态度、个性特征以及当时的心理状态等方面存在差异,就必然使人的心理活动带上鲜明的个人色彩,表现出对客观事物反映的主观性。因而,不同的人对同一个事物的反映不同,同一人在不同时期和条件下的反映也不同。例如:同一次课程的内容,不同的学生理解各有不同;同一学生,在不同的时候阅读同一篇文章,也有不同的感受,这就是"温故而知新"。因此,人的心理是对客观现实的主观反映。

人的心理是对客观现实的主观反映,这并不是指人的心理是对客观现实的主观臆测或任意附加,而是指人是反映的主体,客观现实是反映的客体,人对客观现实的反映总是带有作为主体的具体人的特点。正是由于人对当前事物的每一个反映都有过去的知识经验、个性特征参与而起作用,才保证了人对客观现实的反映不断深入。

人对客观现实的反映,并不是像照镜子一样,是机械的、刻板的,更不是对客观现实的简单复制,而是在实践活动中,对客观现实进行积极的、能动的反映;人不仅可以反映客观现实的表面现象和外部联系,而且可以反映客观现实的本质和规律,从而有目的、有计划地改造客观现实。因此,人的心理活动不仅具有客观性,而且具有主观性和能动性,是对客观现实的主观的、能动的反映。

能力检测

1. 什么是心理过程、心理状态和心理特征?
2. 心理的实质是什么?
3. 什么是心理学?

（张仲兵）

項目
4

心 理 过 程

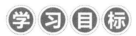

掌握：各种心理现象的概念；知觉的基本特征。

熟悉：记忆的过程与方法；解决问题的思维过程；情绪的分类及其对健康的影响。

了解：意志的品质；动机冲突的类型。

生命过程中的高级运动形式是心理活动，心理过程是人的心理现象发生、发展的过程，包括认知过程、情绪与情感过程和意志过程，它们之间是相互联系、相互渗透、相互制约的。当人们对客观事物产生认知的同时，已经对该事物产生了态度体验并引发了相应的意志行为，与此同时人们的情感和意志也将使认识活动得到进一步深化。

人们在认识和改造客观世界的心理活动中，每个人的心理活动表现出了不同特点，构成了心理活动的差异，即形成个性。个性中与先天因素有关且相对稳定的心理特征，称为个性特征，主要表现在能力、气质和性格等方面。个性中与后天社会环境条件及实践活动有关且随环境而变化的心理倾向性，称为个性倾向性，主要表现在需要、动机、兴趣、信念和世界观等方面。现在许多心理学家将自我意识也作为个性结构的组成部分，自我意识是指个体对自己作为客体存在的各方面的意识，由自我认识、自我体验和自我调控组成。

任务 1 认 知 过 程

认知过程也称为认识过程，是指接纳感觉输入并将之转换为抽象代码的过程。人的认知过程是一个非常复杂的过程，是人认识客观事物的过程，即对信息进行加工处理的过程，是人由表及里、由现象到本质反映客观事物特征与内在联系的心理活动。另外，虽然注意不是独立的心理过程，但它是由人的感觉、知觉、记忆、思维和想象等认知要素组成的，是伴随在心理活动中的心理特征，故本节一并加以阐述。

一、感觉

（一）感觉的概念

感觉是指客观刺激作用于感觉器官所产生的对事物个别属性的反映。

人对客观事物的认识是从感觉开始的，它是最简单的认识形式。例如，当波萝作用

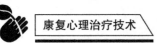

于我们的感觉器官时，我们通过视觉可以反映它的颜色，通过味觉可以反映它的酸甜味，通过嗅觉可以反映它的清香气味，通过触觉可以反映它的粗糙的凸起。人类是通过对客观事物的各种感觉认识到事物的各种属性的。

感觉不仅反映客观事物的个别属性，而且也反映我们身体各部分的运动情况和状态。例如，我们可以感觉到双手在举起，感觉到身体的倾斜，以及感觉到肠胃的剧烈收缩等。

感受器是脑的工具，脑是借助于感受器来反映外部世界的。感觉的产生是由刺激作用经换能过程产生神经冲动，沿传入神经传到大脑皮层的相应区域而形成的。因此，感觉是感受器、传入神经、大脑皮层相应区域共同活动的结果，其中任何一个部分受损都会影响感觉的产生。

感觉虽然是一种极简单的心理过程，可是它在我们的生活实践中具有重要的意义。有了感觉，我们就可以分辨外界各种事物的属性，因此才能分辨颜色、声音、软硬、粗细、重量、温度、味道、气味等；有了感觉，我们才能了解自身各部分的位置、运动、姿势、饥饿、心跳；有了感觉，我们才能进行其他复杂的认识过程。失去感觉，就不能分辨客观事物的属性和自身状态。因此，我们说，感觉是各种复杂的心理过程（如知觉、记忆、思维等）的基础，就这个意义来说，感觉是人关于世界的一切知识的源泉。如果一个人丧失了感觉，就不能产生认知，更不能产生情感和意志。如果感觉被剥夺，人的心理就会出现异常，如著名的感觉剥夺实验（图 4-1）。

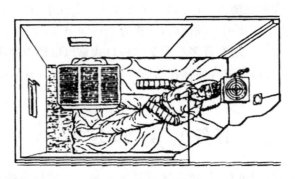

图 4-1　感觉剥夺实验

 知识链接

感觉剥夺实验

1954 年，加拿大麦克吉尔大学的心理学家首先进行了感觉剥夺实验：实验中给被试者戴上半透明的护目镜，使其难以产生视觉；用空气调节器发出的单调声音限制其听觉;手臂戴上纸筒套袖和手套,腿、脚用夹板固定,限制其触觉。被试者单独呆在实验室里,几个小时后开始感到恐慌,进而产生幻觉……在实验室连续呆了三四天后,被试者会产生许多病理心理现象,如出现幻觉、注意力涣散、思维迟钝、紧张、焦虑、恐惧等,实验后需数日被试者才能恢复正常。

(二)感觉的种类

感觉分为外部感觉和内部感觉两大类。

1. 外部感觉

外部感觉的感受器位于身体表面,或接近身体表面的地方,可感受外界环境的变化,反映外界客观事物的属性。外部感觉可分为视觉、听觉、嗅觉、味觉和肤觉五种。

(1)视觉 人类可以看得到 0.39～0.77 μm 波长之间的电磁波。

(2)听觉 人类能听到物体振动所发出的 20～20 000 Hz 的声波,可以分辨出声音的音调(高低)、音强(大小)和音色(波形的特点),通过音色我们可以分辨出火车、汽车的声音,能够分辨出熟人的说话声,甚至走路声,还可以确定声源的位置、距离和移动。

(3)嗅觉 嗅觉是挥发性物质的分子作用于嗅觉器官的结果。通过嗅觉我们可以分辨出物体。

(4)味觉 味觉是溶于水的物质作用于味觉器官(舌)产生的。一般认为,基本味觉包括甜、酸、咸、苦四种。

(5)肤觉 肤觉也称触觉,是具有机械和温度特性的物体作用于肤觉器官引起的感觉,分为痛、温、冷、触(压)四种基本感觉。

2. 内部感觉

内部感觉的感受器位于身体内部,可感受内环境变化,反映机体活动和内脏器官的状态。这类感觉的感觉器位于各有关组织(如肌肉)的深处或内部器官(如胃、呼吸道)的表面,它包括运动觉、平衡觉和机体觉。

(1)运动觉反映四肢的位置、运动及肌肉收缩的程度。运动觉的感受器是肌肉、筋腱和关节表面上的感觉神经末梢。

(2)平衡觉反映头部的位置和身体平衡状态的感觉。平衡觉的感受器位于内耳的半规管和前庭。

(3)机体觉反映机体内部状态和各种器官的状态。机体觉的感受器多半位于内部器官,分布在食道、胃肠、肺、血管及其他器官。

(三)感受性与感觉阈限

感受性是指感受器官对刺激的敏感程度。感受性的高低常用感觉阈限的大小来衡量。感觉阈限是指刚刚能引起感觉的最小刺激量。感受性的高低与感觉阈限的大小成反比关系。能够分辨同时或先后出现的刺激物之间的最小差异量的感觉能力,称为差别感受性。刚刚能引起差别感觉的最小刺激量称为差别感觉阈限。差别感觉阈限的大小同差别感受性的高低同样成反比关系。

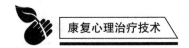

（四）感受性变化的规律

（1）感觉的适应　感受性可由刺激物的持续作用而发生改变的现象称为感觉的适应。感觉的适应可使感受性提高或减弱，如将手放在热水中，初感很热，但不久热的感觉减弱，这就是皮肤对温度的适应，是温觉感受器的感受性降低了。大部分感觉都有适应现象，但适应程度和速度有很大差别，嗅觉的适应速度较快，正如古人所言：入芝兰之室，久而不闻其香，入鲍鱼之肆，久而不闻其臭。听觉的适应不太明显，而痛觉则很难适应。

（2）感觉对比　同一感受器接受不同刺激而使感受性发生变化的现象称为感觉对比。这是同一感受器中不同刺激效应的相互作用的表现。感觉对比分为同时对比和继时对比。两个刺激同时作用于同一感受器，同时产生的感觉之间的对比称为同时对比。例如，两个同样的灰色的小方块，一个放在黑色背景上则灰色显得亮些，而另一个放在白色背景上则灰色显得暗些。若两个刺激先后作用于同一个感受器，两种感觉先后发生的对比称为继时对比。例如，在喝苦药水之后再喝白开水也会觉得有甜味。

（3）感觉的相互作用　在一定条件下，各种不同的感觉都可能发生相互作用，从而使感受性发生变化。例如：强烈的声音刺激可使牙痛更厉害，而咬紧牙关、紧握双拳会使疼痛减轻一些；食物的温度、颜色会影响对食物的味觉等。一般说来，弱刺激能提高其他感受器的感受性，而强刺激则产生降低的效果。

（4）感觉的联觉　感觉的联觉可作为感觉相互作用的一种特殊表现形式，它是指一种感觉兼有另一种感觉的心理现象，其中以视听联觉最常见。例如：红色使人产生温暖的感觉，令人兴奋；浅绿色使人感到凉爽，令人轻松平静。

（5）感受性的发展与补偿　人的各种感受性都是在生活实践中发展起来的，由于每个人的生活实践不同，人的各种感觉的感受性发展也各异，通过职业的训练，可使某些人的某种感觉的感受性明显高于一般人的。例如，调音师具有高度精确的听觉，评酒师的味觉高度敏感。丧失某种感觉的人，由于生活的需要，会在生活实践中发展其他感觉来补偿，例如，盲人的听觉、触觉高度灵敏。可见，人的感受性通过训练是可以充分发展的。

由于感受性的变化具有以上规律，在我们的实际工作中，应该根据这些规律来安排工作学习和生活环境，以提高工作效率和生活质量。如布置医疗环境时，应考虑到颜色对情绪的影响，使其能达到促进患者康复的目的。

二、知觉

（一）知觉的概念

知觉是指人脑对当前直接作用于感觉器官的客观事物的整体属性的反映。感觉和知觉都是当前事物在人脑中的反映，其差别在于感觉是对外界事物的个别属性的反应，而知觉是在头脑中产生的由各种感觉整合而成的具体事物的反映，如房屋、车子、树木等。在实际生活中，当感觉到某个事物的个别属性时，马上就知觉到该对象的整体。感觉和知觉统称为感知觉。

感觉和知觉不同,但又不可分割。感觉是知觉的基础,感觉越清晰、越丰富,知觉就越完整、越正确。但知觉并不是感觉的简单总和,知觉在很大程度上受人的主观态度和过去经验的影响。人的态度、需要等使知觉具有一定的倾向性,直接影响知觉过程。知识经验的积累,可以使人借助以往的知识经验把当前的模糊刺激物认知为现实中的确定事物。如果所感知的事物同过去的知识经验没有联系,就不能立刻把它确认为一定的对象。

（二）知觉的种类

知觉可以根据参与知觉的起主要作用的分析器的不同分为视知觉、听知觉、嗅知觉、味知觉、触知觉等,也可以依据知觉对象存在的形式分为空间知觉、时间知觉、运动知觉等。空间知觉反映事物的空间特性（形状、大小、深度、方位等）,时间知觉反映事物的延续性和顺序性,运动知觉反映事物在空间的移动速度。

（三）知觉的特征

（1）整体性　知觉的对象总是由许多部分或许多属性组成的。在感知对象时,人们总是把它作为具有一定结构的整体来反映。例如,我们去认识一个人时,不是分别去看他的眼睛、鼻子、耳朵、手、脚,而是把他作为一个整体形象来知觉。在护理患者时,同样要兼顾躯体疾病和精神状态,做好整体护理。

（2）选择性　人周围的事物是多种多样的,但人们总是有选择性地把某一事物作为知觉的对象,而把对象周围的事物作为知觉的背景。一般知觉的对象较清楚、突出,而知觉背景较模糊、暗淡,但它们之间是可以相互转换的,知觉对象改变了,知觉的结果也就不一样了。如图4-2所示的双关图就说明了这一问题。

（3）理解性　人们知觉事物时总是用以往的知识经验去解释它、理解它,并用词把它标识出来。人们的知识经验越丰富,对事物的知觉就越深刻、越精确、越迅速。例如,医生对患者的观察要比一般人全面和深刻。

（4）恒常性　当知觉的条件在一定范围内改变时,知觉的反映仍然保持不变,这就是知觉的恒常性。例如,我们分别在 5 m 和 10 m 远看一个人时,虽然他在我们视网膜上成像的大小改变了,但我们仍感知他是同一个人。知觉的恒常性主要是过去经验的作用,一个有丰富经验的老护士对患者及疾病的知觉比无经验的年轻护士的深刻得多。因此,对知觉对象的知识经验越丰富,就越有助于保护知觉的恒常性。

（四）错觉

人的知觉并不总是正确地反映客观事物,有时候也会产生各种各样的歪曲或错误。这种对客观事物不正确的知觉就是错觉（图4-3）。错觉是在特定条件下产生的,常带有固定的倾向,只要条件具备,它就必然产生。

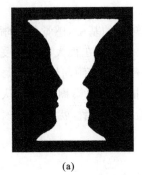
(a)

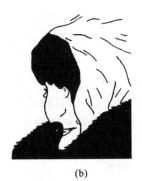
(b)

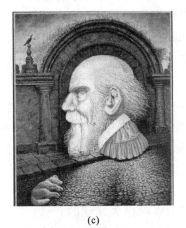
(c)

图 4-2　各种双关图

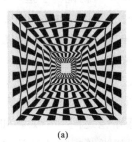
(a)

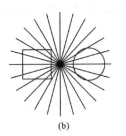
(b)

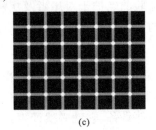
(c)

图 4-3　图形错觉

三、记忆

(一)记忆的概念

记忆是指个体对其经验的识记、保持和再现(回忆和再认)。从信息加工的观点来看,记忆就是信息的输入、编码、储存和提取。感知过的、思考过的、体验过的和行动过的事物都可以成为个体的经验。例如,从前见过的人,现在不在面前,我们能想得起他的姿态、相貌,见到他时能认得出来,这就是记忆。不仅感知过的事物能保持于头脑中,而且思考过的问题、理论,体验过的情绪、情感,练习做过的动作都能保持于头脑中。在生活实践中见过、学过、做过的事情以及体验过的情绪,都可以成为我们的经验而保持在我们的头脑中,在以后生活的适当时候回想得起,或当他们再度出现时能认得出来,这些都是记忆。

(二)记忆的过程

识记、保持和再现是记忆的三个基本过程。

1. 识记

识记是记忆的开初阶段,是获得知识经验的记忆过程。识记具有选择性。环境中的各种刺激只有被个体注意才能识记住。从信息加工的观点来看,识记是信息的输入和编码过程。在输入时,人试图将当前经验同某一名称相联系。这一过程通常是自动的、迅速的,因而未被意识到。进一步的编码过程是使新输入的信息同已有的知识经验建立广泛的联系,从而形成知识网络。识记可分为无意识记和有意识记两种。

(1)无意识记　无意识记是指事先没有预定目的,也没有努力的识记。无意识记具有很大的选择性,一般在生活中对人有重大意义的事情、符合人的兴趣需要的事物常容易记住。人的许多知识经验都是通过无意识记积累起来的,如一些生活经验、歌曲、故事等多半是无意中自然而然记住的。但由于无意识记具有偶然性、片面性的特征,因而不能获得系统的知识。

(2)有意识记　有意识记是指事先有明确的目的、计划并经过一定努力,运用一定方法的识记,如记住药品的剂量、外语单词等。有意识记在学习、工作中具有重要的意义,是掌握系统科学知识的主要识记手段。有意识记根据材料的性质又可分为以下两种。①机械识记,是指识记的材料没有联系、没有系统性,或虽有意义而识记者不能理解,找不到材料的内部联系,只能根据材料的外部形式,采用简单重复的方法来记忆,如通过死记硬背记忆英文单词、历史年代等。②意义识记,也称语词逻辑记忆或词的抽象记忆,是指根据材料的内在联系,运用已有的知识经验,进行积极的思维,找出规律加以识记。例如理解了公式、定义以后再把它记住就属于意义识记。一般来讲,意义识记比机械识记迅速、持久并易于再认或回忆。平时我们需要将机械识记和意义识记两者结合起来以互相补充。

2. 保持

保持是指识记过的经验在脑中的巩固过程。从信息加工观点来看,保持就是信息的储

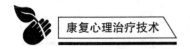

存。储存是一个积极的过程,储存的信息在内容和数量上都会发生变化。保持是一个动态过程。随着时间的推移,保持的内容会发生数量和质量的变化,从而体现了人脑对识记材料的主动加工。由于每个人的知识和经验不同,加工的情况不同,保持的变化也不同。

3. 再现

再现包括回忆和再认。回忆和再认是在不同的情况下恢复经验的过程。从信息加工的观点来看,回忆和再认是提取信息的过程。

(1)回忆 经验过的事物不在眼前,能把它重新回想起来的过程,称为回忆。例如学过的诗歌,我们不看书而把它背出来,就是回忆。回忆根据是否有一定的目的、任务,可以分为有意回忆和无意回忆。如触景生情就是无意回忆;询问病史,启发患者有目的地回忆疾病的材料就是有意回忆。根据回忆过程中是否有中介物引起的联想分为直接回忆和间接回忆。直接回忆是由任务和当前某些情景因素所引起来的,如对乘法表或十分熟悉的外语单词,可直接被回忆起来。间接回忆需要借助中介性联想达到对有关经验的回忆。如唐诗所云:十年离别后,长大一相逢,问姓惊初见,称名忆旧容。对过去事物回忆的速度和准确性,取决于所掌握的知识经验是否成体系、是否经常应用、是否进行了积极的思维。

(2)再认 经验过的事物再度出现时,能把它认出来的过程,称为再认。再认即过去识记过的事物再度出现时仍能认识。再认要依靠与事物有关的线索进行提取。如事物的个别部分、特点,当时识记事物的情景等都可作为线索唤起对事物整体的记忆。再认与回忆没有本质的区别,但再认比回忆简单、容易。

记忆的三个基本过程是密切联系在一起的。没有识记,就谈不上对经验的保持;没有识记和保持,也就不可能对经验过的事物回忆或再认。识记和保持是回忆和再认的前提,而回忆和再认则是识记和保持的结果,并可进一步巩固和加强识记和保持。

（三）记忆的分类

1. 根据记忆的内容分类

(1)形象记忆,也称表象记忆,是指以感知过的事物形象为内容的记忆。这种记忆所保持的是事物的具体形象。其中视觉刺激停止后,视觉系统对信息的瞬间保持称为图像记忆。听觉系统对信息的瞬间保持称为音响记忆。

(2)逻辑记忆,也称词语记忆,是指用词的形式以概念、判断、推理等为内容的记忆。这种记忆所保持的不是事物的具体形象,而是关于事物的意义、性质、关系等方面的内容,通过词语表现出来。逻辑记忆是人类特有的记忆。

(3)情绪记忆,也称情感记忆,是指以体验过的某种情绪情感为内容的记忆。如记起令人高兴的事情、想起过去的不幸,这些都是情绪记忆。情绪记忆常成为人们当前活动的动力,推动人去从事某些活动,也能制止某些行为,回避那些可能遭受危害的事物。

(4)运动记忆,也称动作记忆,是指以自己做过的运动或学过的操作为内容的记忆,如一般的生活习惯和已熟悉的技能。此类记忆比较牢固。

上述记忆的分类不是绝对的,实际上各种记忆是互相联系着的。记忆任何事物时,常有两种或多种记忆参与。

2. 根据输入信息编码加工方式的不同和储存时间长短分类

（1）感觉记忆，又称感觉登记或瞬时记忆，它是记忆的开始阶段。其含义有两方面：一方面表明外界信息通过相应的感觉器官在此阶段中以感觉形式保持着；另一方面表明信息仅有瞬间的停留，只是登记一下。视觉后像就是一种感觉记忆。

感觉记忆具有以下一些特征。①感觉记忆在瞬间能储存大量的信息，进入感受器的信息几乎都被储存。②感觉记忆中的信息保持时间很短，视觉信息约在 1 s 内衰退，听觉信息约在 4 s 内衰退。③感觉记忆中的信息未经任何加工，按刺激的物理特征编码，有鲜明的形象性。④感觉记忆中的一部分信息由于模式识别而被传送到短时记忆中，并在那里赋予它意义。所谓模式识别就是从感觉记忆向短时记忆传递信息并赋予它意义的过程。确定选择哪些信息传输到短时记忆，而让哪些信息从感觉记忆中衰退，是由于注意的作用。感觉记忆就犹如所谓"登高远眺，尽收眼底"，虽然都收入眼底但什么都记不住，但瞬间记忆因注意可转入短时记忆。

（2）短时记忆，是感觉记忆和长时记忆的中间阶段，信息保持时间较短。短时记忆对信息编码的方式是：语言材料主要以语音听觉形式编码储存，字意和字形也有影响。对非语言材料的编码，视觉表象起主要作用。短时记忆中的信息经过复述可以进入长时记忆，如果不复述则随时间延长自动消失。

与感觉记忆、长时记忆相比，短时记忆具有一些有趣的特征：短时记忆的容量是有限的，较之记忆的其他两个阶段，它储存的信息要少得多，一般为 7±2 个组块。所谓组块就是记忆材料的单位。它的容量可大可小，可把识记材料的几个小单位组成一个较大的单位。例如，可以把兔子、帽子和自行车看成三个单位，或通过想象构成"一个戴着帽子的兔子骑着自行车向你招手"的画面看成一个单位，这个较大的单位也是一个组块。信息在短时记忆中储存约 20 s 消失。但是，短时记忆又是唯一对信息进行有意识加工的记忆阶段。如果加以注意，信息在短时记忆中的保持同注意的时间一样长，可以远远超过 20 s。感觉记忆和长时记忆中的信息是我们意识不到的，这两种记忆中的信息只有被传送到短时记忆中才能被检测、组织和思维。短时记忆也称工作记忆，所谓工作记忆是指个人当时注意着的信息，为现实进行加工、操作服务的记忆过程。

 知识链接

短时记忆组块理论

可以用下面的小实验来验证短时记忆组块理论。

请你读一遍下面的随机数字，然后合上书，按照原来的顺序，尽可能多地默写出来：71863945284。现在再读一遍下列随机字母，然后用上述相同的方法来测试自己的记忆：HJMROSFLBTW。假如你的短时记忆像一般人那样，你可能回忆出 7 个数字或字

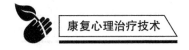

母,至少能回忆出 5 个,最多回忆出 9 个,即 7±2 个。

(3) 长时记忆,是指信息保存时间较长的记忆,一般来源于短时记忆的加工和重复。其特点是:信息以储存的形式保持;保持时间长,可保持几天、几个月、几年甚至终身难忘。长时记忆的信息储存量大,其编码以意义或联想组合进行储存,它的提取与信息归类有关,归类有序则较易提取。长时记忆的信息受到干扰或其他因素的影响,也会产生遗忘。

(四) 长时记忆加工

1. 信息的编码

信息从短时记忆转换到长时记忆时,必须经过将学习材料的关键特征与长时记忆中已经存在的信息建立联系的编码加工。这种将新信息附加到原有信息上的编码加工是学习活动的关键成分,这就是背景知识重要的理由。

长时记忆储存的知识分为"是什么"和"如何做"两大类,前者称为陈述性知识,后者称为程序性知识。陈述性知识包括词的知识和所知道的事实的知识,如"油比水轻",这种知识可以用语言交流。程序性知识是指我们所知道的如何进行有先后顺序的活动,它包括动作技能与认知技能两部分。此外,长时记忆还包括元认知知识和技能。

2. 信息的提取

有效编码是信息提取的前提。任何信息都必须通过编码加工才能进入长时记忆。编码是指建立起一个能代表我们正在考虑的信息的表征。这种建构可以有意识地、精细地进行,也可以无意识地、偶然地进行。当我们要提取信息时,就要重建这个记忆表征。例如,在某种场合偶然碰到某个人或某件事时,并没有想到对他或它形成一种评价,后来由于某种原因要考虑那个信息时,你就会从长时记忆中去提取有关的信息,重新构造那个最初的输入。在重建过程中,最初建构的记忆表征保持得越完整,则重建的表征也就越真实,所以,有效的编码是信息提取的前提。

3. 信息的理解

知识的获得与保持,有赖于对学习材料的理解,理解是一个需要个体创造性加工的活动。音位、语义、句法和实用水平等言语材料本身的特点均可指导理解。运用期望基础上形成的假设,或者先前的知识和背景线索,可预测讲话者(作者)说(写)什么。对陈述性知识理解起主要作用的因素是主题、先前的知识、观点和图式。

感觉记忆、短时记忆和长时记忆的相互关系如图 4-4 所示。

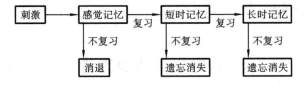

图 4-4 感觉记忆、短时记忆和长时记忆的相互关系

(五) 遗忘

遗忘是指对识记过的事物不能或错误地再认和回忆。它与保持是完全对立的过程。遗忘有两种：一种是永久性遗忘，即不重新学习，永远不能再认或回忆；另一种是暂时性遗忘，只是一时不能再认或回忆，在适当条件下记忆还可能恢复。

遗忘是人们生活中的正常现象。生活中某些事件和经历需要遗忘，如一些不幸和痛苦，就无须念念不忘。但是，一般来讲，为了提高学习和工作效率，我们需要增强记忆，防止遗忘。

1．遗忘的原因

（1）干扰说　学习前、后的事件互相干扰而影响记忆，心理学上称之为前摄抑制（先学的经验影响新的学习）、倒摄抑制（新学的内容干扰先前的经验）。研究表明前、后学习内容越相似则干扰越严重。

（2）衰减（消退）说　储存的信息没有得到强化而逐渐减弱以致最后消退。短时记忆、感觉记忆的遗忘多属此类。

（3）压抑说　弗洛伊德提出记忆是永恒的，所有遗忘都是动机性的。压抑是一种潜意识的防御机制，用来阻止不愉快的记忆进入意识领域。

（4）线索依赖性遗忘说　记忆有时需要线索的提示。老年记忆障碍中常会发生"提笔忘字"或"话到嘴边说不出来"，但如有适当的线索提示就可回忆。

2．遗忘的规律

（1）遗忘速度是先快后慢　德国心理学家艾宾浩斯对遗忘规律作了系统研究，其所发现的遗忘曲线（图4-5）表明，识记后最初一段时间遗忘快，随着时间推移和记忆材料的减少，遗忘速度便逐渐减慢，最后稳定在一定水平上。

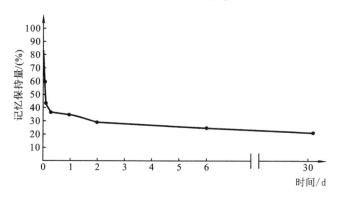

图 4-5　艾宾浩斯遗忘曲线

 知识链接

艾宾浩斯保持曲线

德国心理学家艾宾浩斯对记忆保持量的变化进行了系统的研究。他以自己为被试者，以无意义音节为记忆材料，以再学法的节省率为记忆保持量的指标。用再学法测量

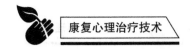

记忆保持量时,他先让自己把无意义音节字表学习到一个标准(如百分之百正确),然后隔 20 min、1 h、9 h、1 d、2 d、6 d、31 d 后,再学习该材料,并求出各阶段的节省率,其结果如图 4-5 所示,学习后的不同时间里记忆保持量是不同的,刚学完时记忆保持量最大,在学完后的短时间内记忆保持量急剧下降,然后记忆保持量渐趋稳定地下降,最后稳定在一定水平上。这条曲线称为艾宾浩斯保持曲线。保持的反面是遗忘,因此这条曲线也被称为艾宾浩斯遗忘曲线。

(2)遗忘的多少因材料数量、性质而异 识记材料的多少和遗忘的速度成正比,识记材料越多,忘得越快;有意义的诗词或有生动例证的内容比无意义的音节、单词、抽象的数据遗忘的要少。对真正达到理解程度的原理、公式可以经久不忘。

(3)遗忘具有选择性 个人爱好、感兴趣和需要的材料不易遗忘。如工科的学生对数学、物理定义、公式记忆清晰;爱好医学的学生,对人体解剖名词记忆清晰。

(4)材料的"支柱"、"骨架"不易遗忘 遗忘时材料的细节部分首先遗忘,而"支柱"、"骨架"则不易遗忘。

(六)提高记忆力

记忆的大敌是遗忘。提高记忆力,实质上就是尽量避免和克服遗忘。在学习活动中只要进行有意识的锻炼,掌握记忆的规律和方法,就能改善和提高记忆力。以下介绍的是提高记忆力的 10 种方法。

(1)注意力集中 记忆时只要聚精会神,专心致志,排除杂念和外界干扰,大脑皮层就会留下深刻的记忆痕迹而不容易遗忘。如果精神涣散,一心二用,就会大大降低记忆效率。

(2)兴趣浓厚 如果对学习材料、知识对象没有兴趣,即使花再多时间,也难以记住。

(3)理解记忆 理解是记忆的基础。只有理解的东西才能记得牢、记得久。仅靠死记硬背则不容易记得住。对于重要的学习内容,如果能做到理解和背诵相结合,记忆效果会更好。

(4)过度学习 对学习材料在记住的基础上,多记几遍,达到熟记、牢记的程度。

(5)及时复习 遗忘的速度是先快后慢,对刚学过的知识,趁热打铁,及时温习巩固,是强化记忆痕迹,防止遗忘的有效手段。

(6)经常回忆 学习时,不断进行尝试回忆,可使记忆中的错误得以纠正,遗漏得以弥补,使学习内容中的重难点记得更牢。闲暇时经常回忆过去识记的对象,也能避免遗忘。

(7)视听结合 可以同时利用语言功能和视觉、听觉器官的功能来强化记忆,提高记忆效率,这样比单一默读的效果好得多。

(8)多种手段 根据情况灵活运用分类记忆、图表记忆来缩短记忆过程,或者采取编提纲、记笔记、做卡片等方法来增强记忆力。

（9）最佳时间　一般来说，上午 9：00—11：00，下午 15：00—16：00，晚上 19：00—22：00 为最佳记忆时间。利用上述时间来记忆重难点和学习材料，效果要好得多。

（10）科学用脑　在保证营养，积极休息，进行体育锻炼等保养大脑的基础上科学用脑。只有防止过度疲劳，保持积极乐观的情绪，才能大大提高大脑的工作效率。这是提高记忆力的关键。

以上介绍的 10 种提高记忆力的方法可以归纳为：培养兴趣、集中精神、掌握规律和方法、讲求科学原则。

四、思维

（一）思维的概念

思维是指个体对客观事物间接的和概括的反映。思维和感知觉、记忆一样都是对客观事物的反映过程，但思维可使人们更深入、更全面地反映客观事物。从反映内容来看，思维反映的是客观事物的本质特性和内部联系的规律；从反映形式来看，思维是对客观事物间接的和概括的反映；从反映时间看，思维不仅能反映当前事物，而且可以处理过去储存在记忆中的信息，甚至可以思考未来。

 知识链接

思维在人脑中的分区

思维在人脑中的分区如图 4-6 所示。

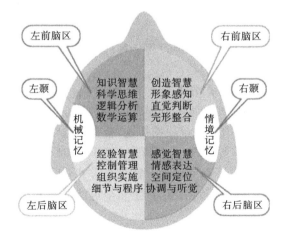

图 4-6　思维在人脑中的分区

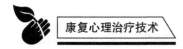

（二）思维的特征

（1）间接性　个体对客观事物的反映不是直接的,而是通过其他事物或已有的经验为媒介来认识客观事物的。例如,医生通过听诊得知患者肺部是否有炎症,是以啰音作为媒介来间接认识的。

（2）概括性　人脑反映的不是个别事物或事物的个别特征,而是反映同一类事物的共同特征、本质特征和事物间的规律性联系和关系。思维的概括性是借助概念（词）来实现的。例如,"笔"这个词可以概括毛笔、钢笔、圆珠笔等各式各样的笔,各种笔虽然都有各自的外形和特点,但它们共同的、本质的特征是书写的工具。概括水平随着语言的发展、经验的丰富、知识的增加,由低级向高级发展。一切科学的概念、定理、定律都是思维概括的结果。

（三）思维的分类

1. 根据思维的方式分类

（1）动作思维,又称实践思维,是指通过实际动作,运用已有的知识经验发现问题、解决问题的思维。如护士为解决输液过程中液体不滴的问题,需要边思考边动手操作。3 岁以前的幼儿掌握的语言很少,记忆表象也不发达,其思维方式主要靠动作思维来解决问题。

（2）形象思维,是指利用具体形象和已有的表象解决问题的思维。如布置环境时,首先头脑中有多种布局的图像在构思,然后选择一种最佳方案,实践时还需不断调整直至完善,这些过程都离不开形象思维。

（3）抽象思维,又称语词逻辑思维,是指以抽象的概念和理论知识来解决问题的思维。如护士制订护理计划时,须将医学、心理学的知识和护理理论相结合进行思考,拟订出各项护理措施和评价方法。这个思维过程属于抽象思维。抽象思维是思维的一种高级形式,是人类思维的重要形式。其发展较晚,一般成长到青年期以后,才有比较发达的抽象思维。

成年人进行思维时,通常不是单纯运用一种思维形式,往往是三种思维互相联系起来解决问题,但以某一种思维占优势。

2. 根据思维探索答案的方式分类

（1）聚合思维,是指将解决问题所能提供的各种信息集中起来得出一个正确的或最好的答案的思维。如考试时回答单项选择题,就是从数个答案中选择一个正确答案。

（2）发散思维,是一种求异思维,是指解决一个问题时根据已有信息,从不同角度、不同方向思考,寻求多样性答案的一种展开性思维方式,如一题多解。这种思维需要重新组织现有的信息和记忆中储存的信息,产生多个可能的答案。

3. 根据解决问题的态度分类

（1）习惯性思维,又称常规思维,是指经验证明行之有效的程序化思维。这种思维可不经思考按程序完成,既规范又节约时间。如发现患者高热时,立即给予物理降温。

（2）创造性思维,是指具有主动性和独创性的思维,是多种思维的综合表现,它是在一般思维的基础上发展起来的,但又不同于一般的思维活动,它不依赖于现成的表象或有关条件的描述,而是在现有资料的基础上,进行想象,加以构思,既需要集中思维,又需要发散思维,给人带来新的、具有社会价值的产物,是智力水平高度发展的表现。

（四）思维的认知加工方式

思维是对反映事物外部现象和特性的感知觉材料进行加工,以揭露事物内部的、本质的特征和规律性联系的心理过程。它是通过对新输入的信息与脑内储存的知识经验进行分析与综合、比较与分类、抽象与概括等一系列活动而实现的。只有经过思维,人们对事物的认识才会深入、全面和正确。

（1）分析与综合　分析与综合是思维活动最基本的认知加工方式,其他的思维加工方式都是由分析与综合派生出来的。分析就是将事物的心理表征进行分解,以把握事物的基本结构要素、属性和特征。分析与综合是相反而又紧密联系的同一思维过程中不可分割的两个方面。如急性感染的局部表现可分为红、肿、热、痛、机能障碍等五个共同特征,对于皮肤脓肿的诊断就是综合上述表现作出的。

（2）比较与分类　比较就是将各种事物的心理表征进行对比,以确定它们之间的相异或相同的关系。有比较才有鉴别,才能对事物的认识更精确。分类是在比较的基础上,在确认事物的主要特征、次要特征、共同点和异同点的基础上,把事物归入相应的属、种、类之中,揭示出事物之间的从属关系,使知识系统化。如稽留热与弛张热都是高热,但两者又有所不同,稽留热的温差一日之内不超过1 ℃,弛张热的则在1 ℃以上,它们是不同发热疾病的表现,也是鉴别诊断的依据之一。

（3）抽象与概括　抽象与概括是更高级的分析与综合活动。抽象就是将事物的本质属性抽取出来,舍弃事物的非本质属性。例如,对各种钟、表的抽象,将"能计时"这个本质属性抽取出来,而舍弃大小、形状等非本质的属性。概括是指将抽取出来的本质属性综合起来,并推广到同类事物中去。例如,把"由三条线段组成的封闭图形"称为三角形,一个图形无论大小、形状、位置如何,只要它具有"由三条线段组成"和"封闭图形"这两个特征,就是三角形。抽象与概括是密切联系的,抽象与概括的结果形成了概念和理论,即从感性认识上升到理性认识,实现了认识过程的飞跃。

（4）具体化与系统化　具体化就是把抽象出来的概念与一般原理应用到具体事物中去。系统化就是把知识要素分门别类地构成一个层次分明的整体系统。系统化在掌握知识的过程中具有十分重要的意义,例如,护士根据现代医学模式的转变对患者实施整体护理需要具有从具体化到系统化的思维过程。临床护士要运用科学的工作方法,即护理程序,为服务对象解决心身的健康问题,这是具体化过程。

（五）解决问题的思维

思维过程主要体现在解决问题的活动中。人们对事物不能理解或遇到困难问题时,就会在头脑中寻求答案来解决。

1. 解决问题的基本阶段

（1）发现问题　解决问题从发现问题开始,发现问题是指认识问题的存在,并产生

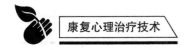

解决问题的需要和动机。问题的发现与否与个人的需要、动机、认识水平和知识经验有关。责任感强、求知欲强、知识雄厚的人勤于思考,容易发现问题。

(2)分析问题　分析问题即找出问题的关键所在,弄清问题的要求是什么,哪些是可供解决问题的条件,条件和要求之间有什么联系和关系。把握住问题的实质,确定解决问题的方向。

(3)提出假设　提出解决问题的方案、策略,确定解决问题的原则、方法和途径。在解决问题时,常常要从长时记忆中提取以前解决类似问题时所用的策略;或根据问题的性质和内容结合已有的知识经验形成新的策略。提出假设并不是轻而易举的,往往要经过多次"尝试错误"之后才能得到正确的方案。

(4)检验假设　假设的正确程度如何,需要进行检查和验证。检验假设的方法有实践检验和通过智力活动进行检验两种。

解决问题的思维过程不是按照一个阶段直线式地进行,而是一个反复的、曲折的过程。

2. 影响解决问题的心理因素

影响解决问题的因素很多,有自然因素、社会因素、心理因素等。这里仅介绍几种影响解决问题的心理因素。

(1)定势　定势是指在过去经验的影响下对解决后来相似问题时的心理准备状态。定势对解决问题有时起促进作用,有时则会妨碍问题的解决和创造性的发挥。例如有9个点,排成横、竖都为3个点的正方形,要求笔不离纸连续画4条直线把这9个点全连起来。在解决这个问题时,由于受到定势的影响,起初可能感到较难,如果能突破9个点组成的正方形空间这个框框的限制,问题就会迎刃而解。

(2)功能固着　人们习惯于看到某一物品的通常功能和用途,而难以看出此物品的其他功能和用途的现象称为功能固着。如红砖,人们通常的认识是砌墙,其实还可以压纸等。功能固着可以说是一种特殊类型的定势,它对创造性地解决问题是一个很大的障碍,是思维活动的一种惰性。

(3)迁移　迁移是指已获得的知识经验和技能等对学习新知识、技能和解决新问题所产生的一种影响。这种影响如果是积极的、有利的,称为正迁移,如学好英语之后,再学法语就很容易。这种影响如果是消极的、不利的,称为负迁移,它起到干扰作用,因此,负迁移也称干扰,如初学英语,又同时学汉语拼音,就会造成相互干扰。

(4)个性　解决问题的效率常受个性影响,其中较重要的是个性中的智力因素,其次是动机,解决问题的动机太弱或过强,都不利于问题的解决,另外,自信心、灵活性、创造精神、毅力也会影响问题的解决。

(六)思维品质及其培养

思维能力是智慧的主要标志,主要表现在思维品质上,包括以下几个方面。

(1)广阔性　在思维过程中,能全面分析问题,顾全大局。既看到事物的整体,又看到各个细节;既看到正面,又看到反面;既知己,又知彼,周密无误。

（2）**深刻性**　在思维过程中，善于透过问题的现象而深入问题的本质，及时发现问题，抓住问题的关键，恰如其分地解决问题。例如发现高血压患者出现偏瘫、失语时，就应立刻想到患者可能发生了脑血管意外，须马上进行处理。

（3）**独立性**　在思维过程中，善于独立思考问题，不依赖他人，能提出个人见解，富有开拓创新精神。

（4）**逻辑性**　在思维过程中，能严格遵守各种逻辑规则，条理清楚，层次分明，概念准确，判断有据，论证有理，始终如一。

（5）**灵活性**　在思维过程中，思维活动十分迅速、果断，对问题的变化觉察快，应变能力强，并有创新，这是一种以较深刻、成熟的思维为前提的优秀品质，它保证了思维活动的高效率。

以上几种思维品质都是互相联系的。要培养良好的思维品质，除大脑先天遗传因素的影响外，主要靠后天的努力。

五、想象

（一）想象的概念

想象是指人脑对已有的表象进行加工改造形成新形象的过程。例如，没有到过大草原的人，读到"天苍苍，野茫茫，风吹草低见牛羊"诗句时，头脑中会浮现出一幅美丽图景：蓝天下，无边的草原，茂密的牧草，在微风吹动下不时显露出牛羊，这就是通过想象来实现的。

（二）想象与表象的关系

想象是在表象的基础上形成的，表象是指过去感知过的事物在记忆中保留下来的印象。想象以表象为基本材料，但不是表象的简单再现，任何想象都是在人的实践活动中发生的，是借助改造表象的个别方面而创造出来的。如中国旧小说中的仙人，不外乎是现实生活中的童颜、白发、鹤骨、松姿等形象所组合而成的新形象。因此，想象也是人脑对客观现实反映的一种形式。

（三）想象的种类

1. 无意想象

无意想象是一种没有预定目的、不自觉的想象，是人在某种刺激下，不由自主地想象某种事物的过程。例如，当人看到天上的朵朵白云，想象它像某种动物就是无意想象。梦是无意想象的最明显的例子。人在觉醒时接触了客观外界环境，获得了丰富的感性材料，经人脑加工成为经验和表象。在睡眠状态下，这些经验和表象中的一部分重新呈现出来，就成了梦的内容。所谓"日有所思，夜有所梦"，就是有人在梦中解决了日思夜想问题的原因。一些个人的某些需要和愿望，在清醒时受到高级中枢的抑制，只能在梦中直接或间接地得到一定的表现。

2. 有意想象

有意想象是指根据一定的目的，自觉进行的想象，这种想象有时还需要一定的意志

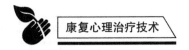

努力。例如,建筑设计师设计前在头脑中的构图,文学家对人物形象的构思等。有意想象在人的认识和实践活动中具有极为重要的作用。根据想象内容的新颖性和独特性不同,可将有意想象分为以下三种。

(1) 再造想象　根据言语描述或图形等的提示形成相应的新形象的心理过程,即再造想象。在这个过程中,也会运用自己的记忆表象和感知觉材料做一些补充。例如我们能想象出小说中描写的人物形象和生活情境,这就是再造想象。

(2) 创造想象　不依据现成的描述,而是运用头脑中储存的记忆表象或感知材料作为原型或素材,经选择、加工、改造而形成新形象的过程,即创造想象,如文学家的写作、科学家的创造发明。

(3) 幻想　幻想是创造想象的一种特殊形式,一种与生活愿望相结合并指向未来的想象。幻想有两种,一种是在正确世界观的指导下,符合现实生活发展规律,并且可能实现的幻想,如古代的嫦娥奔月、龙宫探宝等离奇的幻想,在今天都成为现实。另一种是完全脱离现实的发展规律,并且毫无实现的可能,这种幻想就是空想。

六、注意

(一) 注意的概念

注意是指人的心理活动对一定事物的指向和集中。所谓指向是指心理活动有选择地针对某一事物。例如学生上课时只注意听老师讲课,不去关心教室里发生的其他事情。集中是指心理活动深入到所选择的事物中去,也就是说,上课时学生的心理不仅离开与讲课无关的事,而且也抑制一切有碍于听课的活动,专心致志地聆听并理解老师的讲述。

注意不是独立的心理过程,而是一种始终伴随在心理活动中的心理状态。注意在人的实践活动中起着很重要的作用,它保证个体能够及时正确地反映客观事物及其变化,使人能更好地适应环境,改造世界。

(二) 注意的分类

根据注意有无目的性和意志努力的程度不同,可将注意分为以下三种。

(1) 无意注意　无意注意是指没有预定目的,也不需要意志努力而产生的注意,即由外界事物引起的不由自主的注意。主观的情绪、兴趣、需要,客观的刺激强度、新异性、活动性、对比差异性等,与无意注意的产生有关。

(2) 有意注意　有意注意是指有预定目的,需要一定努力而产生的注意。有意注意是一种主动地服从于一定活动任务的注意,受人的意志支配。护士在处理医嘱、进行治疗、观察病情时都应集中注意力,以免发生差错。要保持有意注意须加深对目的、任务的理解,或依靠间接兴趣的支持,并需要坚强的意志与干扰作斗争等。

有意注意和无意注意可相互转换。

(3) 有意后注意　有意后注意是指有预定目的,但不需要意志努力而产生的注意。有意注意在一定条件下可转化为有意后注意。有意后注意服从于一定的任务,开始时需要意志努力参与。例如开始学骑自行车时特别注意,这是有意注意,以后骑熟练了,就不用特别去关注,只需要在交通复杂的情况下留神就行了,这就是有意后注意。有意后注意是一种高级类型的注意,具有高度的稳定性,对完成长期任务有积极的意义,是人类从事创造性活动的必要条件。

（三）注意的品质

（1）注意的范围　注意的范围又称注意的广度,是指同一时间内注意到的对象的数量。注意的广度与知觉的对象是否集中、规律、相互联系有关,也与个体的知识经验、活动任务、情绪与兴趣状态有关。如医学生初读专业论文时速度很慢,注意范围较小,但随着专业知识的积累,注意范围扩大了,阅读速度也提高了。

（2）注意的稳定性　注意的稳定性是指注意集中于某一事物持续的时间。稳定性直接影响学习和工作的效率。注意持续时间的长短与个体差异和兴趣状态有关,同时与训练有关。如做复杂手术时,医护人员需要集中注意手术部位几个小时。

（3）注意的分配　注意的分配是指在同一时间内进行两种或两种以上活动的能力。例如,护士一面倾听患者诉说病情,一面对患者进行护理操作等。注意分配的基本条件是熟练,只有熟练,才可能"双管齐下",才能提高工作效率。注意分配的能力是可以通过训练提高的。

（4）注意的转移　注意的转移是指有目的、根据需要主动地将注意从一个对象转移到另一个对象上。例如,某护士正在摆放口服药,突然一名患者病情恶化,该护士必须很快转移注意,停止摆药,立即投入抢救工作。

注意的表现在每个人身上是有差异的,正常人通过有意识的训练,可改善注意的品质,提高注意能力。一般需要从以下几个方面做起:①培养自觉性和提高对学习、事业的兴趣;②增强纪律性,培养坚强的意志和自制力;③养成良好的生活习惯和学习习惯。

任务 2　情绪与情感过程

人在认识客观世界和改造客观世界的实践活动中,不是无动于衷、冷漠无情的,总会表现出喜、怒、哀、乐、爱、恨等一定的态度体验,这就是人的情绪与情感过程。

一、情绪与情感的概念

情绪与情感是人对客观外界事物的态度体验,是人脑对客观外界事物与主体需要之间关系的反映。

首先,情绪与情感是以人的需要为中介的一种心理活动,它反映的是客观外界事物与主体需要之间的关系。外界事物符合主体的需要,就会引起积极的情绪体验,否则便会引起消极的情绪体验,这种体验构成了情绪与情感的心理内容。其次,情绪与情感是主体的一种主观感受,或者说是一种内心的体验,它不同于认识过程,因为认识过程是

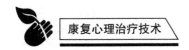

以形象或概念的形式来反映外界事物的。再次,情绪与情感有其外部表现形式,即人的表情。表情包括面部表情、身段表情和言语表情。面部表情是指面部肌肉活动所组成的模式,它能比较精细地表现出人的不同的情绪和情感,是鉴别人的情绪与情感的主要标志;身段表情是指身体动作上的变化,包括手势和身体的姿势;言语表情是指情绪与情感在说话的音调、速度、节奏等方面的表现。表情既有先天的、不学而会的性质,又有经过后天模仿学习获得的性质。最后,情绪与情感会引起一定的生理上的变化,包括心率、血压、呼吸和血管容积上的变化。例如,愉快时面部微血管舒张,害怕时脸色变白、血压升高、心跳加快、呼吸减慢等。

情绪与情感在心理学上是两个既有联系、又有区别的概念。

1. 情绪与情感的联系

(1)情绪依赖于情感　情绪的各种不同变化一般都受到已经形成的情感及其特点的制约。

(2)情感也依赖于情绪　人的情感总是在各种不断变动着的情绪中得到表现。离开了具体的情绪过程,人的情感及其特点就不可能存在。

因此,在某种意义上可以说,情绪是情感的外在表现,情感是情绪的本质内容。同一种情感在不同的条件下可以有不同的情绪表现。例如,当一个人形成爱国主义情感之后,看到祖国日新月异地发展,就会非常兴奋和喜悦;看到祖国在过去遭受列强蹂躏的纪录片时,就会非常愤怒和激动;当祖国处于危难时刻时,就会表现出十分忧虑的情绪。

2. 情绪与情感的区别

(1)情绪是生理需要是否获得满足所引起的较低级的简单的体验,例如,由于饮食需要满足与否而引起的满意或不满,在危及生命时所产生的恐惧;而情感则是与人的社会性需要相联系的高级而复杂的体验,例如,由交际的需要、遵守社会道德的需要所引起的友谊感、道德感等高级、复杂的情感。因此,情绪是低级的,是人类和动物所共有的,而情感则是人所独有的,受社会历史条件制约。

(2)情绪带有情境性和不稳定性的特点,当某种情境消失时,情绪立即随之减弱或消失;而情感则具有稳定性和长期性特点。例如,朋友之间为某个问题而争执,感到非常气恼,但时过境迁,这种气恼情绪很快消失,朋友之间的友谊仍然保持,因为朋友间的这种友谊是一种比较高级的情感。

(3)情绪较为强烈,冲动性大,具有明显的外部表现,例如,狂热的欣喜、强烈的愤怒等;情感具有深刻性和内隐性,较少有冲动性,外部表现也不明显,例如,深沉的爱、殷切的期望等,往往深深地埋藏在内心深处。

二、情绪与情感的内容

(一)情绪与情感的内部体验

情绪与情感是一种主观的体验,所谓体验是指某种情绪、情感发生时人的内心感受。这种体验是主观的,只有本人才能感受到。

人的情绪与情感体验按照对立的性质配合成对,形成两极状态。具体表现在以下几个方面。

(1)肯定与否定　凡能满足人的需要或能促进这种需要得到满足的事物,便可引起肯定的情绪与情感体验;凡不能满足人的需要或妨碍这种需要得到满足的事物,便会引起否定的情绪与情感体验。例如满意—不满意、快乐—悲哀、热爱—憎恨等。当然,由于客观事物的复杂性,这类对立的内部体验之间并不绝对排斥,它们可以在同一事件中同时或相继出现。例如,分别多年的亲人重新团圆是愉快的,但却引起对离别期间痛苦经历的辛酸回忆,从而同时体验到悲喜交加的情感。另外,否定的情绪与情感体验不等于消极,有时否定体验可以激励人去拼搏,可以"化悲痛为力量";同样,肯定的、愉快的情绪与情感体验也不都是积极的。

(2)强与弱　人的情绪在强度上存在由弱到强的等级变化。例如:喜可以从满意、愉快、欢乐到大喜、狂喜;怒可以从轻微不满、生气、愤怒到大怒、暴怒;惧可以从担心、害怕、惧怕到惊骇、恐怖。情绪强度越大,人的行为受情绪支配的倾向也越大。

(3)积极与消极　积极的情绪与情感体验,可以明显地提高人的活动能力,起着"增力"作用。如"人逢喜事精神爽"指的就是这类积极的情绪与情感体验;消极的情绪与情感体验(如悲伤和厌恶)起着"减力"作用,表现为精神不振、心灰意懒。但有时同一种客观事物可引起两种不同的情绪与情感体验。例如,危险的情境可能使人感到恐怖,也可能使人产生亢奋的情绪。

(4)紧张与轻松　紧张的体验通常是与对人具有决定意义的时刻相联系的。活动的成败对人的意义越重大,则关键时刻人的情绪紧张水平就越高。如在高考或重大的国际比赛之前,当事人都有这种感受。关键时刻过去以后,可以体验到轻松或紧张的解除。之前的紧张水平越高,之后就越感到轻松。

(二)情绪与情感的外部表现

与情绪状态相联系的身体外部变化称为表情。对人类来说,表情已变成社会上通用的表达和交流的符号,成为和语言平行的交流手段。表情可分为面部表情、身段表情和言语表情。面部表情是主要的表情形式,人们往往通过对方面部变化来判断其喜、怒、哀、乐等内心情绪与情感体验,其中眼睛是最能表达情绪的面部器官,故有"心灵的窗户"之称。身段表情也称体态表情,它通过身体的不同姿态和手、足、躯干的动作来反映一个人的情绪。例如,愤怒时身体直立,紧握拳头,咬牙切齿等。言语表情是指通过言语的声调、节奏、音域、速度等方面的变化及转折、口误等所表现出的情绪和情感。例如激动时声音尖、语速快、起伏大,带有颤音;悲哀时语调低沉、节奏缓慢、断断续续。

(三)情绪与情感的类别

1. 基本的情绪形式(原始情绪)

(1)快乐　快乐是愿望得以实现导致紧张解除时的情绪体验。快乐的程度可从满意、愉快到欢乐、大喜、狂喜。目的的突然达到和高度紧张的解除,都会引起巨大的

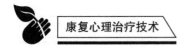

快乐。

（2）悲哀　悲哀是与失去所盼望、所追求的东西和目的有关的情绪体验。悲哀的强度依赖于失去的事物的价值。悲哀的程度可从遗憾、失望到难过、悲伤、哀痛。

（3）愤怒　愤怒是由于目的和愿望不能达到，一再受到挫折，内心的紧张逐渐积累而产生的情绪体验。它可以从轻微不满、生气、愤怒到大怒、暴怒。

（4）恐惧　恐惧是面临或预感危险而又缺乏应付能力时产生的情绪体验。恐惧的关键因素是缺乏处理、摆脱可怕的情境的能力。奇怪、陌生等都可能引起恐惧。

2. 情绪状态

情绪状态是指在特定的时间内，情绪活动在强度、紧张水平和持续时间上的表现。根据发生的强度和持续时间的长短，可将情绪分为以下三种基本状态。

（1）心境　心境是一种比较持久而微弱的具有渲染性的情绪状态。心境的特点是弥散性，不具有特定指向。所谓"人逢喜事精神爽"、"感时花溅泪，恨别鸟惊心"，指的就是心境。心境产生的原因是多种多样的，人们不一定都能意识到。事业的成败、机体的健康程度等都会影响人的心境。心境影响日常活动，如工作效率、学习成绩、人际关系等。良好的心境可使人有"万事如意"感，遇事易于处理；不良的心境可使人感到凡事枯燥无味。

（2）激情　激情是短时间的而猛烈暴发的情绪状态。激情通常由生活中的重大事件、对立意向冲突、过度的抑制或兴奋等因素所引起。激情状态往往伴有明显的外部表现，例如，暴怒时拍案而起、暴跳如雷，狂喜时捧腹大笑、手舞足蹈等。这一类情绪就像狂风暴雨，突然侵袭，并笼罩整个人。在激情状态下，人的意识活动的范围往往会缩小，仅仅指向与体验有关的事物，理智分析能力减弱，往往不能约束自己的行动，不能正确地评价自己行为的意义和后果，会出现不顾一切的不良行为。对于这种负性的激情应当避免，如转移注意力以冲淡激情的爆发程度。而正面的激情可以成为动员人们积极投入行动的巨大动力，如舍生忘死勇救落水儿童，这时抑制激情是不必要的。

（3）应激　应激是在出乎意料的紧急情况下引起的高度紧张的情绪状态，是人对意外的环境刺激做出的适应性反应。人在突如其来的或十分危险的情况下，必须迅速地、几乎没有选择地采取决策和行动，如遭遇车祸、火灾、地震等时，需要人们根据以往的知识经验，迅速地判明情况，在一瞬间做出决定。紧急情境刺激了整个机体，使心率、血压、体温、肌肉紧张度、代谢水平等均发生显著变化。

应激可分为积极和消极两类。积极的应激状态能使人意识清晰、思维敏捷、动作准确利落，可谓"急中生智"，及时摆脱困境；消极的应激状态会使人目瞪口呆、手足无措，陷入一片混乱之中，常"急中丧智"，无法应付危急情境。人如果长期处于应激状态会降低健康水平，导致躯体疾病。

3. 社会性情感（高级情感）

社会性情感起因于社会文化因素，为人类所独有。社会性情感调节着人们的社会行为，也称之为高级情感，它包括道德感、理智感和美感。

（1）道德感　道德感是人们根据一定的道德标准,在评价他人或自身言行时所产生的一种情感体验。在社会主义制度下道德的主体包括:对自己祖国的自豪感和尊严感;对民族敌人的仇恨感;对社会劳动和公共事务的义务感、责任感;对社会集体的集体主义感、荣誉感等。医务人员的职业道德就是医德。医德是医务人员在本职工作中必须遵守的行为规范,这种行为规范是用以调整医务人员与服务对象之间关系的行为准则,它对于提高医疗护理质量具有重要意义。

（2）理智感　理智感是人在智力活动过程中认识和追求真理的需要是否满足而产生的情感体验。这类情感和人的求知欲望、科学探索、认识兴趣等有着密切联系。它体现着人们对自己认识活动的过程与结果的态度。例如,科学研究中发现新线索、学习中有了新进展而产生的陶醉感,工作中多次失败后获得成功的欣喜感等都属于理智感的范畴。此外惊奇(讶)感、怀疑感、确信感、求知感以及对真理的热爱感,对谬误与迷信的鄙视和憎恨感等也都是理智感的表现形式。

（3）美感　美感是指人根据个人的审美标准对客观事物、人的行为和艺术作品作出评价时所产生的情感体验。美感包括自然美感、社会美感和艺术美感三种。自然美感是人们欣赏自然景物时产生的一种美好的情感体验,如壮丽的山河、无边的草原、蔚蓝的大海,给人以自然之美的体验;社会美感是人们对国家的社会制度、生活方式、社会风貌等欣赏评价时体验到的一种美,如端庄的举止、高尚的品格和规范的行为,体现着人类自身之美;艺术美感是人们在欣赏评价各类艺术时产生的美感,如引人入胜的绘画、巧夺天工的雕塑、动人心弦的乐曲,都蕴含着艺术之美。美感受多方面因素的制约。大量的心理活动观察表明:患者对美的感受比正常人要敏感得多。这是由于疾病本身易使患者感到生活无望、环境无趣,从而造成感情脆弱。患者希望从医务人员的仪表、言行中得到美的享受,从而唤起他们对生活的依恋和追求。所以医务人员应该懂得美、理解美,并用自己的双手去为患者创造美。

三、情商

情商又称情绪智力(EQ),最初由两位美国心理学家约翰·梅耶(新罕布什尔大学)和彼得·萨洛维(耶鲁大学)于 1990 年首先提出,但直到 1995 年时任《纽约时报》的科学记者丹尼尔·戈尔曼出版《情商:为什么情商比智商更重要》一书后,才引起全球性的情商研究与讨论,因此,丹尼尔·戈尔曼被誉为"情商之父"。

（一）情商的概念

关于情商的概念,众说纷纭。我们将其理解为测定和描述人的"情绪和情感"的一种指标。也有学者认为情商就是对情绪信息加工的能力。1995 年,美国学者高尔曼著书《情绪智商》,提出情商主要由以下五个方面构成。

（1）认知自己情绪的能力　了解自我,能够察觉某种情绪的出现,观察和审视自己的内心体验,监视情绪时时刻刻的变化的能力。它是情商的核心。

（2）控制自己情绪的能力　能调控自己、安抚自己,摆脱强烈的焦虑、抑郁,并能有

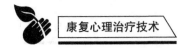

效控制不良情绪的产生,自我管理,使之适时、适度地表现出来的能力。

(3)自我激励的能力　能够整顿情绪,增强注意力与创造力,依据活动的某种目标,调动、指挥情绪的能力。

(4)识别他人情绪的能力　能够通过细微的社会信号敏感地感受到他人的需求与欲望,具有同情心的能力。这是与他人正常交往,实现顺利沟通的基础。

(5)维系人际关系的能力　在了解别人的心态、尊重别人的想法的同时,能够理解并适应别人的情绪,学习建立人际网络的能力。它可以采用团队动力方式来进行促进,且在实践中取得重大成效。

(二)情商与成功

情商随着人生阅历的丰富和知识的积累而增长。情商水平高的人社交能力强,外向而愉快;为人正直,对事业较投入;待人宽容,富于同情心;情感生活较丰富但不逾矩,无论是独处还是与他人在一起都能怡然自得,不陷入恐惧或伤感中。现代心理学家认为,在一切成功要素中,情商的作用占60%。在美国企业界,人们普遍认为"智商决定录用,情商决定提升",这在某种程度上也准确地反映了企业中人力资源管理的现实,并为现代教育人才的培养带来了启示。

情商是一种能力,情商是一种创造,情商又是一种技巧。既然是技巧就有规律可循,就能掌握,就能熟能生巧。只要我们多点勇气,多点机智,多点磨炼,多点感情投资,我们也会像"情商高手"一样,营造一个有利于自己生存的宽松环境,建立一个属于自己的交际圈,创造一个更好发挥自己才能的空间。

四、情绪的作用

(一)情绪的动机作用

情绪与动机的关系十分密切,主要体现在以下两个方面。

1. 情绪具有激励作用

情绪能够以一种与生理性动机或社会性动机相同的方式激发和引导行为。有时我们会努力去做某件事,只因为这件事能够给我们带来愉快与喜悦。从情绪的动力性特征看,情绪可分为积极增力的情绪和消极减力的情绪。快乐、热爱、自信等积极增力的情绪会提高人们的活动能力;恐惧、痛苦、自卑等消极减力的情绪则会降低人们活动的积极性。有些情绪同时兼具积极增力与消极减力两种动力性质,如悲痛可以使人消沉,也可以使人化悲痛为力量。

2. 情绪被视为动机潜力分析的指标

情绪也可能与动机引发的行为同时出现,情绪的表达能够直接反映个体内在动机的强度与方向,所以,情绪也被视为动机潜力分析的指标,即对动机的认识可以通过对情绪的辨别与分析来实现。动机潜力是在具有挑战性环境下所表现出的行为变化能力。例如,当个体面对一个危险的情境时,动机潜力会发生作用,促使个体做出应激的行为。对这个动机潜力的分析可以由对情绪的分析获得。当面对应激场面时,个体的情绪会发生生理的、体验的和行为的三方面的变化,这些变化会告诉我们:个体在应激场合动机潜力的方向和强度。当面临危险时,有的人头脑清晰,沉着冷静地离开;而有些人则惊慌失措,浑身发抖,不能有效地逃离现场。这些情绪指标可以反映出人们动机潜力的个体差异。

(二) 情绪的调控功能

情绪对于人们的认知过程具有影响作用,其中有积极作用,也有消极作用。大量研究表明:适当的情绪对人的认知活动具有积极的促进功能,而不当的情绪则对人的认知活动具有消极的瓦解功能。

1. 促进功能

良好的情绪会提高大脑活动的效率,提高认知操作的速度与质量。耶尔克斯-道森定律说明了情绪与认知操作效率的关系,不同情绪水平与不同难度的操作任务有相关关系。不同难度的任务,需要不同的情绪唤醒水平。在困难复杂的工作中,低情绪唤醒水平有助于保持最佳的操作效果;在中等难度的任务中,中等情绪水平是最佳操作效果的条件;在简单工作中,高情绪唤醒水平是保证工作效率的条件。总之,活动任务越复杂,最佳的情绪唤醒水平也越低。了解了情绪与操作效率之间的关系,就能更好地把握情绪状态,使情绪成为认知操作的促进力量。

2. 瓦解功能

情绪对认知操作的消极影响主要体现在不良情绪对认知操作功能的瓦解上。消极情绪(如恐惧、悲哀、愤怒等)会干扰或抑制认知操作功能。恐惧情绪越强,对认知操作的破坏就越大。考试焦虑就是一个典型例子,考试压力越大,考生考试失败的可能性越大。一般来说,中等程度的紧张是考试的最佳情绪状态,过于松弛或极度紧张都会瓦解学生的认知功能,不利于考生正常水平的发挥。当一个人悲哀时,会影响到他的工作或学习状态,导致注意力不集中,易分神,思维流畅性降低等。

由此可见,情绪的调控功能是非常重要的。情绪的好坏与情绪唤醒水平会影响到人们的认知操作功能。

(三) 情绪的健康功能

人对社会的适应是通过调节情绪来进行的,情绪调控的好坏会直接影响身心健康。在喜、怒、哀、乐、爱、惧、恨中,正面情绪占 3/7,负面情绪占 4/7。情绪对健康的影响作用是众所周知的。积极的情绪有助于身心健康,消极的情绪会引起人的各种疾病。我国古代医书《内经》中就有"怒伤肝,喜伤心,思伤脾,忧伤肺,恐伤肾"的记载。有许多心因性疾病与人的情绪失调有关,如溃疡病、偏头痛、高血压、哮喘、月经失调等。有些人患癌症也与长期心情压抑有关。一项长达 30 年的关于情绪与健康关系的追踪研究发现,年轻时情绪压抑、焦虑和愤怒的人患结核病、心脏病和癌症的概率是性情沉稳的人的 4 倍。所以,积极而正常的情绪体验是保持心理平衡与身体健康的条件。

(四) 情绪的信号功能

情绪是人们社会交往中的一种心理表现形式。情绪的外部表现是表情,表情具有

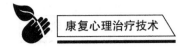

信号传递作用,属于一种非言语性交际。人们可以凭借一定的表情来传递情感信息和思想愿望。心理学家研究了英语使用者的交往现象后发现,在日常生活中,55%的信息是靠非言语表情传递的,38%的信息是靠言语表情传递的,只有7%的信息才是靠言语传递的。表情是比言语产生更早的心理现象,婴儿在不会说话之前,主要是靠表情来与他人交流的。表情比言语更具生动性、表现力、神秘感和敏感性。特别是在言语信息不清楚时,表情往往具有补充作用,人们可以通过表情准确而微妙地表达自己的思想感情,也可以通过表情去辨认对方的态度和内心世界。所以,表情作为情感交流的一种方式,常被视为人际关系的纽带。

五、良好情绪的培养

情绪对人的疾病和健康有重要的作用,所以保持稳定而良好的情绪是维护身心健康的重要措施。培养和发展良好的情绪可通过以下几个方面实现。

(1)培养坚定、正确的人生观和世界观　有正确人生观、世界观的人常常热爱生活和工作,对人生充满希望,意志坚强,生活充实,心情愉快,对于生活、工作、学习上的艰苦也不大在意。正如爱迪生所说:"有人说我在实验室里很艰苦,那是不对的,我觉得很愉快"。相反,没有正确人生观和世界观的人,没有健康的精神支柱,虽然整天吃喝玩乐,但实际上并没有得到真正的快乐。

(2)要做情绪的主人,不做情绪的俘虏　当喜则喜,当悲则悲,喜怒哀乐,不可没有,也不可过度。如果感到情绪压抑,最好设法将内心的积郁倾吐出来。如大哭一场,找亲友倾诉、发泄,共同分析问题,找到妥善解决的方法。长期压抑对身心健康不利。

(3)增加积极情绪的体验　在自己平凡的工作学习中制订适宜的进取目标,经过努力达到后会感到愉快和喜悦;积极参加集体活动,在活动中发挥自己的特长,得到大家的肯定和支持;多结交知心朋友,互相鼓励和帮助会增添生活的乐趣;碰到困难和挫折时,要学会多看光明面和积极面。如失恋是痛苦的,但一想到也许对方不值得爱下去,婚后离婚不如婚前分手好,这样就会想得开,使自己逐渐成熟起来。培养幽默感也是一种培养良好情绪的好方法,有幽默感的人生活常常充满乐趣。用幽默的态度去对待令人痛苦烦恼的事情,生活往往会变得轻松起来。

(4)正确处理人际关系　处理人际关系时要做到:对人热情、大方、诚恳、守信,养成对己严、对人宽的好作风;对一些争论要有原则性和灵活性,"大事清楚,小事糊涂",不要斤斤计较;对长辈要尊重,对同辈要宽容,对小辈要理解,这样才能搞好人际关系,使情绪保持愉快、乐观。

任务3　意志过程

一、意志的概述

(一)意志的概念

意志是指人自觉地确定目的,并支配行动,克服困难,实现目的的心理过程,即人的思维过程见于行动的心理过程。人的认识活动是为了认识客观事物及其规律,但人的认识活动并不是随机的,而是有目的的。人为了达到一定的目的而活动,但活动并非都是一帆风顺的,往往会遇到一些困难,这时候就需要有毅力和决心去克服困难,坚定不移地去实现自己的目标。这种自觉地确定目的、克服困难、实现目标的心理过程就是意志。

意志是人珍贵的心理品质,它充分体现了人心理活动的主观能动性,主要表现在我们的各种工作和学习中。学生的成绩优劣,不仅与他的基础知识、智力水平有关,更重要的还在于他是否有坚韧不拔的毅力和勤奋学习的精神。近代护理学的创始人南丁格尔,在1854年克里米亚战争中的野战医院工作时,条件很艰苦,但她克服了种种困难,艰苦奋斗、精心护理,在不到半年时间内使伤病员的死亡率由50%下降到2.2%。经过战争的考验,她虽然疲惫不堪,然而坚强的意志鼓舞着她继续奋斗,后来南丁格尔创办了护理学校,为近代护理学奠定了基础。所以,意志是一种力量,没有这种力量,人很难达到预定的目标。

意志和认识、情感有着密切的联系。认识是意志形成的前提,人确定意志行动的目的取决于对客观事物的认识。我们常发现一些人,在追求某种高尚的、对社会有价值的行动中,精神饱满、孜孜不倦,表现出顽强的意志力。情感是意志行动的动力,如爱能激发强烈的意志和动力,对祖国的爱,对敌人的恨,可激发战士的英勇行为。

(二)意志行动的特征

意志不是隐蔽在个体内心中不可捉摸的神秘的东西,意志总是表现在个体的行动之中,受意志支配和控制的行为称为意志行动。人的意志行动主要有以下三个基本特征。

(1)意志行动的目的性　人的意志由于具有明确的目的性,它才能既发动符合目的的某些行动,又能制止不符合目的某些行动。意志行动效应的大小,是以人的目的水平的高低和社会价值为转移的。目的越高尚、越远大、越有社会价值,意志表现水平就越高。只有人类才能在自然界打上自己意志的印记。动物虽然也能作用于环境,但从根本上说,动物的行为是盲目的、无意识的。尽管它们的行动看起来好像是有目的的,知道饿了去找食物,下雨了到大树下或山洞内避雨,但这些都是在无意识中进行的,只能消极地适应环境,所以动物并没有意志。

(2)意志行动总是与克服困难相联系　克服困难的过程也就是意志行动的过程。困难有外部困难和内部困难两种。人的意志坚强与否、坚强程度如何,是以困难的性质和克服困难的难易程度来衡量的。自觉有目的性的行动如果不与克服困难相联系,就不属于意志行动。所以像散步、聊天、娱乐、喝水等行动,并没有什么困难需要克服,就不属于意志行动。困难可来源于内部自身,也可来源于外部环境。一般情况下,外部困难是通过内部困难起作用的。

(3)意志行动以随意运动为基础　人类的行动可分为非随意运动和随意运动。非随意运动是指不以人的意志为转移的、自发的、控制不了的运动,主要指的是由植物神

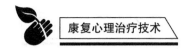

经支配的内脏运动和非条件反射活动。随意运动是指可以由人的主观意识控制的运动，主要是由躯体运动神经控制的四肢躯干的运动，属于条件反射性质。意志行动的目的性决定了意志行动必须是在人的主观意识控制下的随意运动，所以随意运动是意志行动的基础。工作中各种操作都是随意运动，都具有一定目的和熟练程度，是意志行动的必要条件。如在护理工作中，肌肉注射、静脉滴注等各种护理操作都是随意运动，护士要想有熟练的技术，就要不辞劳苦，练好基本功，才能顺利完成各项医疗及护理任务。

意志行动的这三个基本特征并不是互相割裂的，而是互相联系的。目的性是意志行动的前提，克服困难是意志行动的核心，随意运动是意志行动的基础。

二、意志行动的心理过程

（一）采取决定阶段

采取决定阶段预先决定意志行动的方向和结果，是意志行动的重要的、不可缺少的开端，是在实践活动之前完成的。

（1）动机斗争与目的确定　人的行动总是由一定的动机引起的，并指向一定的目的。动机是激励人去行动的原因，目的是期望在行动中所要达到的结果。在意志行动初期，人的动机是多样的，人在动机斗争过程中，需要权衡各种动机的轻重缓急，反复比较各种动机的利弊得失，这种动机的斗争有时是非常激烈的。当某种动机通过斗争居于支配行动的主导地位时，目的也就确定下来，动机斗争才告结束。

（2）方法和策略的选择　这是意志行动的决策步骤。行动方式的选择和行动计划的拟订是对各种方法和策略进行分析比较，权衡利弊而加以选择的过程。

（二）执行决定阶段

执行决定阶段是意志行动的完成阶段，是意志行动的关键，在这个阶段，意志由内部意识向外部行动转化。再高尚的动机、再美好的目的、再完善的手段，如果不付诸实际行动，这一切也就失去了意义，不可能构成意志行动。

（1）执行决定是意志、情感和认识活动协同作用的过程　人在行动中，必然伴随着种种肯定和否定的情感体验。人要想使自己的行动始终瞄准预定的目的，就要有认识活动的积极参与，这样才能随时对自己的行动进行自我调节。

（2）执行决定是克服各种困难的过程　人在按预定目的去执行决定的过程中，必然要遇到各种主观或客观的困难，只有克服困难，才能实现目的。

三、认知、情感与意志的辩证关系

人的三种基本的主观心理活动（认知、情感与意志）分别反映了三种基本的客观事物（事实关系、价值关系和行为关系）。人为了生存和发展必须做到：首先感知和了解各种事物的事实关系；其次要掌握这些事物对于人的价值关系；最后要掌握每个行为的价值关系并且判断、选择、组织和实施一个最佳的行动方案。第一步由认知活动来完成，第二步由情感活动来完成，第三步由意志行动来完成。因此，从认知到情感，再从情感到意志,是一条基本的、不可分割的人类自控行为的流水线。

认知、情感与意志的辩证关系在根本上取决于事实关系、价值关系与行为关系的辩证关系。

(1)认知、情感与意志的区别 认知一般是以抽象的、精确的、逻辑推理的形式出现,情感一般是以直观的、模糊的、非逻辑的形式出现,意志一般是以潜意识的、随意的、能动的形式出现;认知主要是关于"是如何"的认识,情感主要是关于"应如何"的认识,意志主要是关于"怎么办"的认识。如果把情感与认知割裂开来,就会使情感没有客观依据而变成"公说公有理,婆说婆有理";如果把情感与认知混淆起来,又会使情感失去公正性而变成"成者为王,败者为寇";如果把情感与意志割裂开来,就会使情感变成空洞的情感;如果把情感与意志混淆起来,又会使情感变成糊涂的情感。

(2)认知、情感与意志相互依存、相互联系 没有事实关系,价值关系就成了无源之水,没有价值关系,行为关系也就成了无源之水,因此,认知是情感的源泉,情感是意志的源泉。事实关系以价值关系为导向,价值关系又以行为关系为导向,因此,认知以情感为导向,情感以意志为导向。情感最初是从认知中逐渐分离出来的,它又反过来促进认知的发展。意志最初是从情感中逐渐分离出来的,它又反过来促进情感的发展。认知、情感与意志相互渗透,相互作用,互为前提,共同发展。

四、意志品质与意志的培养

(一)意志品质

意志品质是指一个人在实践过程中所形成的比较明确的、稳定的意志特点。评价意志品质的优劣,最根本的是看其意志活动的社会价值。判断一个人意志力的强弱,要看其意志表现的程度。在人的意志行动过程中,主要的意志品质包括自觉性、果断性、自制性和坚韧性(顽强性)。

(1)自觉性 自觉性是指人的行动有明确的目的性,尤其是能充分地意识到行动结果的社会意义,使自己的行动服从社会、集体利益的一种品质。它具体表现在意志行动过程中确定目的的自觉性、行动服从目的的自觉性、行动过程中克服困难的自觉性、行动结束时自我评价的自觉性。意志的自觉性的品质贯穿于意志行动的全过程。这种品质反映着一个人的坚定立场和信仰,是产生坚强意志的源泉。

与自觉性相反的特征是意志的盲目性,通常表现为受暗示性和独断性。受暗示性是指容易接受他人的影响,不加分析的接受别人的思想和行为,轻率地改变或放弃自己的决定,表现为盲目行动。独断性则是指对自己的决定深信不疑,一概拒绝别人的批评、建议。这两种特征都是由于对自己行动的目的和意义缺乏明确而深刻的认识,因而不能理智地判断是否应该坚持或放弃自己的决定。

(2)果断性 果断性是指善于明辨是非,当机立断地采取和执行决定的品质。意志的果断性是以正确的认识为前提,以深思熟虑和大胆勇敢为基础。它是人的聪明、机智的有机结合。具有果断性的人往往善于捕捉时机,不迟疑,不退却,及时行动。如护

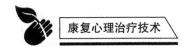

士发现患者窒息时,立即清除患者呼吸道分泌物,进行人工呼吸,迅速供氧使患者转危为安的过程,就体现出了意志的果断性。

与果断性品质相反的是优柔寡断和草率决定。优柔寡断的主要特征是不善于处理矛盾的思想和情感,在各种动机、目的、手段之间迟疑不决、患得患失。草率决定是对任何事物都不假思索,单凭盲目冲动,贸然行事,而不考虑后果的一种莽撞行为,是意志薄弱的表现。

(3)自制性 自制性是指人在意志行动中善于控制自己的情绪,约束自己言行的品质。人们在执行决定的过程中,会遇到各种各样的困难,在困难面前不低头,能自觉地调节自己的言行,控制和约束不良情绪,就是意志自制性的表现。

与自制性品质相反的是任性。任性是指不能控制和约束影响自己目标实现的情绪、愿望、动机、兴趣等。一个任性的人,常受情绪等心理过程支配,影响了意志行为而难以达到目的。

(4)坚韧性(顽强性) 坚韧性(顽强性)是指在执行决定时能坚持到底,顽强地克服各种困难的意志品质。具有坚韧性品质的人,表现为目标专一、不为一时的冲动或困难而改变方向,始终不渝地朝着目标一步一个脚印地向前进,在行动上表现为坚韧不拔的毅力,具有克服困难、勇往直前、百折不挠的精神。

与意志的坚韧性品质相反的是动摇和顽固执拗。动摇是指在执行决定的过程中,常因遇到困难就动摇自己的决心,甚至放弃自己的目标,这种人常立志,无常志,做事朝秦暮楚、见异思迁、虎头蛇尾,甚至半途而废。顽固执拗是指在意志行动过程中,已发现自己所设定的目标无法达到,但仍固执己见、执迷不悟、一意孤行,其结果往往是受到客观规律的严厉惩罚。

以上四种意志品质是相互联系的,其中坚韧性是自觉性、果断性和自制性的综合表现。意志品质受世界观、信念和理想的制约,并与人的认知、情感和修养等有着极为密切的关系。

在临床上,我们可以观察到患者的意志品质与疾病的治疗和康复有高度相关性。意志品质可通过人的认知和情感等心理过程,造成对疾病产生正确的或错误的认知、积极的或消极的情感,从而影响患者与疾病作斗争的具体行动。

(二)意志的培养

(1)形成积极坚定的世界观、人生观和信念 顽强意志的动力来自于崇高而伟大的理想和对自己所从事的事业抱有的必胜信念。具有远大理想的人,必定是豪情满怀、奋发向上、不畏艰险、不辞劳苦、勇于探索、勇于前进的人。

(2)脚踏实地,从点滴做起 惊天动地的大事业能锻炼人的意志,同样,日常的工作、学习、劳动,乃至于治病、走路、按时起床、按时交作业这样这一点一滴的小事也能培养人的意志。一个人如果能始终如一,从不马虎,那么他的意志必然会得到很好的锻炼;相反,老是原谅自己,总是明日复明日,那么他必定会成为意志薄弱的人。

(3)进行意志锻炼 人在实践活动中经常会遇到各种困难。面对困难,有的人坚韧不拔,战而胜之;而有的人遇难则退,一事无成。事实表明,越是困难的、不感兴趣的事情,越需要付出意志的努力,这样才能培养起坚韧的意志。

（4）加强体育锻炼 体育锻炼不仅可以增强体质,而且能够培养人的勇敢、果断、顽强、坚韧等良好的意志品质。

（5）发挥榜样的作用 文艺作品（如戏剧、电影、音乐、小说等）中的英雄人物,他们热爱祖国的情感、坚定果断的意志、英勇的行为等都能成为人们学习的榜样。通过对文艺作品的欣赏,激励自己学习英雄人物的品质,培养自己的意志。

能力检测

1. 解释下列概念:感觉、知觉、记忆、遗忘、思维、想象、注意、情绪、情感、意志。

2. 遗忘的原因是什么？通过学习,你对遗忘有哪些新认识？

3. 思维如何分类？基本过程是什么？举例说明解决问题的基本阶段。

4. 情绪与情感如何分类？有何作用？

5. 感觉记忆有哪些特征？

6. 短时记忆有哪些特征？

7. 分析自己的观察力、记忆力、想象力、注意力、情绪特征、思维品质、意志品质,根据分析结果,为自己制订出今后学习、工作中发挥上述心理品质的长处、克服其短处的措施。

（张仲兵 史 诺）

人　格

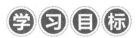

掌握：人格的概念、特点及构成；气质、性格、自我调控的概念；弗洛伊德的人格理论；艾里克森的人格理论。

熟悉：气质、性格的常见类型；气质和性格的关系；特质理论；马斯洛的人本主义人格理论。

了解：人格形成的影响因素；人格与健康的关系。

任务1　人格及相关概念

"人格"是我们日常生活中经常使用的词汇，我们有时会说，这个人人格不错，有时也会说这个人人格恶劣，但到底什么是人格？多少年来，哲人、诗人、科学家们都在用他们各自的理解诠释着人格的概念。

一、人格的概念

人格（personality）一词，最初源于古希腊语"persona"，最初主要是指演员在舞台上戴的面具，面具随人物角色的不同而变换。在文艺复兴时期，一个演员往往要扮演许多角色，而区别不同角色的道具就是面具，不同的面具代表不同的人物性格。而这种面具模式与我国的京剧脸谱有异曲同工之妙——红脸代表忠义，白脸代表奸诈，黑脸代表刚强，不同的面具体现了角色的特点和人物性格。在舞台表演时，一个演员所表现的行为要与所扮演的角色相称，即面具规定与限制了演员的行为。

后来心理学借用这个术语来说明：在人生的大舞台上，人也会根据社会角色的不同来换面具，这些面具就是人格的外在表现。面具后面还有一个实实在在的真我，即真实的人格，它可能和外在的面具截然不同。

人格从心理学意义上来说，是构成一个人的思想、情感及行为的特有模式，这种特有模式包含了一个人区别于他人的稳定而统一的心理品质。人格具有整体性、稳定性、独特性与社会性四个基本特性。

1. 整体性

人格的整体性是指人格虽有多种成分和特质，如能力、气质、性格、情感、意志、认知、需要、动机、态度、价值观、行为习惯等，但在真实的人身上它们并不是孤立存在的，而是密切联系、综合形成一个有机组织。人的行为不仅是某个特定部分运作的结果，而且总是与其他部分紧密联系、协调一致进行活动的结果。正像汽车一样，它要顺利运行，各部分必须协调一致朝着一定的目标，作为一个整体而运作。当一个人的人格结构的各方面彼此和谐一致时，人们就会呈现出健康的人格特征；否则，就会使人发生心理冲突，产生各种生活适应困难，甚至出现"分裂人格"。

2. 稳定性

"江山易改，禀性难移"说的就是人格的稳定性。其表现为两个方面：一方面是人格的跨时间的持续性；另一方面是人格的跨情境的一致性。这两个方面是密切联系的。在人生的不同时期，人格持续性首先表现为"自我"的持续性。每个人的"自我"在世界上不会存在于其他地方，也不会变成其他东西。昨天的我是今天的我，也是明天的我。一个人可以失去一部分肉体，改变自己的职业，变穷或变富，幸福或不幸福，但是他仍然认为自己是同一个人，这就是自我的持续性，它是人格稳定性的一个重要方面。例如，一位性格外向的大学生，他不仅在家里爱说话，而且在外面，面对同学、朋友、老师等也都表现及出爱表现爱讲话的特点，即使毕业几年后也依然如此。

但心理学家在研究人格的稳定性时，也看到了人格的可变性，即人格在长时间的生活过程中，也许会有一定的变化。但人格的改变和行为的改变是不同的，行为的改变是一种外在、表层的变化，人格的改变是内在、深层的变化。例如，焦虑特质（一种一般性的人格特点或特质，它表现为一种持续的担心和不安）在不同的时间状况下表现不同，如当一个人是学生时，他会表现出考试焦虑、升学焦虑、考前睡不着、考试发挥失常；当他进入社会工作时，他对竞争与压力有焦虑反应，可能表现为逃避行为，不去面对竞争。虽然在不同的时间表现出来的行为是不同的，但焦虑的特质是相同的。如果能得到心理咨询与治疗专家的帮助，他最终摆脱了焦虑特质，则说明他的人格发生了改变。在心理学临床研究中，人格改变也常被作为心理与行为异常的指标。

3. 独特性

人格的独特性是指人与人之间的心理和行为是不相同的。由于人格结构组合的多样性，使每个人的人格都有自己的特点。在日常生活中，我们随时随地都可以观察到每个人的行动都异于他人，每个人各有其能力、爱好、认知方式、情绪表现和价值观，如有的人爱助人，有的人较冷漠，有的人很易处，有的人较难打交道等。而人格之所以具有独特性是和一个人的遗传、环境、教育等先天、后天因素的交互作用分不开的，不同的遗传、环境及教育因素，形成了各自独特的心理特点。

强调人格的独特性，并不意味着否定心理的共同性，心理学家仍然关注在某一文化或某一团体背景下人们所共有的人格特征，如中国人含蓄、西方人开放等。我们知道共性中包含着个性，同时个性中也体现着共性，所以我们在研究人格时，也不能忽视共性的一面。

4. 社会性

人格的社会性是指社会化把人变成社会的成员。人格是社会的人所特有的。人格

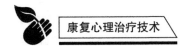

是在个体的遗传物质基础上形成的,受个体生物特性的制约。从这个意义上也可以说,人格是个体的自然性和社会性的综合。但是人的本质并不是所有属性相加的混合物,或者是几种属性相加的混合物。构成人的本质的东西,是那种为人所特有的,失去了它人就不能称其为人的因素,而这种因素就是人的社会性。其实,即使是人的生物性需要和本能,也是受人的社会性制约的。例如,人满足食物需要的内容和方式是受具体的社会历史条件制约的。

5. 功能性

人格决定一个人的生活方式,甚至决定一个人的命运,因而是人生成败的根源之一。当面对挫折与失败时,坚强者能发奋拼搏,懦弱者会一蹶不振,这就是人格功能性的表现。

二、人格的内容

人格是一个复杂的内容系统,它包括很多成分,其中主要包括气质、性格、自我调控系统等方面。

1. 气质

气质是指那些由遗传和生理因素决定的心理和行为特征,是在个体生活早期就表现出来的稳定的个性差异。具体来说,它是指在人的心理活动发生时力量的强弱、变化的快慢和均衡程度等稳定的动力特征。气质主要表现在情绪体验的快慢、强弱、表现的隐显以及动作的灵敏或迟钝等方面,因而它为人的全部心理活动表现染上了一层浓厚的色彩。它与日常生活中人们所说的"脾气"、"性格"、"性情"等含义相近。

气质是一个很古老的概念。古希腊医生希波克拉底认为,人体内有四种体液,即血液、黏液、黄胆汁和黑胆汁,不同的人体内占优势的体液不同。后人在这一理论的基础上,逐步形成了气质类型学说。胆汁质(黄胆汁占优势)的人像夏天一般暴躁;多血质(血液占优势)的人像春天一般热情;黏液质(黏液占优势)的人像冬天一般冷漠;抑郁质(黑胆汁占优势)的人像秋天一般忧伤。用四种体液来解释气质类型,虽然没有科学依据,但四种气质类型的用语一直沿用至今。四种气质类型与心理特性的不同组合如表5-1所示。

表5-1　四种气质类型与心理特性的不同组合

气质类型	胆汁质	多血质	黏液质	抑郁质
感受性	低	低	低	高
灵敏性	快、不灵活	快、灵活	慢、不灵活	慢、不灵活
耐受性	较高	较高	高	低
倾向性	外	外	内	外
情绪兴奋性	高	高	低	体验深
可塑性	较小	大	稳定	刻板性

（1）胆汁质　胆汁质的人坦率热情、精力旺盛、容易冲动、脾气暴躁、思维敏捷、准确性差、情感外露，但表现持续时间不长，胆汁质又称兴奋型、不可遏止型或战斗型。典型表现有强烈的兴奋过程和比较弱的抑郁过程，情绪易激动，反应迅速，行动敏捷，暴躁而有力。在语言、表情和姿态上都有一种强烈而迅速的情感表现；在克服困难上具有不可遏止和坚韧不拔的精神，不善于考虑是否能做到；性急，易暴躁而不能自制。

（2）多血质　多血质的人活泼好动、善于交际、思维敏捷、容易接受新鲜事物，情绪容易产生也容易变化、消失和外露，体验不深刻，多血质又称活泼型。典型表现为敏捷好动，善于交际，在新的环境里不感到拘束。在学习或工作上富有精力，效率高，表现机敏，善于适应环境变化；能迅速地把握新事物，在有充分自制能力和纪律性的情况下，会表现出巨大的积极性；兴趣广泛，但情感易变，如果事业上不顺利，热情可能消失。

（3）黏液质　黏液质的人稳重、考虑问题全面、安静、沉默、善于克制自己、善于忍耐、情绪不易外露、注意力稳定而不容易转移、外部动作少而缓慢，黏液质又称安静型。典型表现为在生活中其是一个坚持而稳健的辛勤工作者。其行动缓慢而沉着，严格恪守既定的生活秩序和工作制度，不会无故分心；态度持重，交际适度，情绪上不易激动，也不易流露情感，能自制；这种人长期坚持性很好，能有条不紊地从事自己的工作；不足之处在于不够灵活，不善于转移自己的注意力。

（4）抑郁质　抑郁质的人沉静，对问题感受和体验深刻、持久，情绪不容易表露，反应迟缓但深刻、准确性高，抑郁质又称抑制型。典型表现为感受能力很强，易动感情，情绪体验的方式较少，但是体验持久而有力，能观察到别人不容易察觉到的细节，对外部环境变化敏感，内心体验深刻，外表行为表现为迟缓、扭怩、怀疑、孤僻、优柔寡断、易恐惧。

巴甫洛夫根据神经过程的强度、均衡性和灵活性，把动物和人类的高级神经活动类型划分为四种：兴奋型、活泼型、安静型和抑制型，与之相对应的是胆汁质、多血质、黏液质和抑郁质（表5-2）。

表5-2　高级神经活动类型及特征

高级神经活动类型	强　度	均衡性	灵活性	行　为　特　点
兴奋型（胆汁质）	强	不均衡	—	攻击性强，易兴奋，不易约束，不可抑制
活泼型（多血质）	强	均衡	灵活	活泼好动，反应灵活，好交际
安静型（黏液质）	强	均衡	惰性	安静，坚定，迟缓，有节制，不好交际
抑制型（抑郁质）	弱	—	—	胆小，消极，防御反应强

另有许多学者也对气质类型做了不少探索。如艾森克提出由情绪稳定性和内、外向两个基本维度所构成的四个象限与传统的四种气质完全吻合，稳定的外向性属于多血质，不稳定的外向性属于胆汁质，不稳定的内向性属于抑郁质，稳定的内向性属于黏液质。又如德国的精神病学家克瑞奇米尔根据他对精神病患者的表现和体型分析提出了体型气质理论：肥胖型气质类型为躁狂型，特征为善交际、表情活泼、亲切热情；瘦长

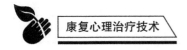

型气质类型为分裂型,特征为不善交际、孤独、神经质、多思虑;健壮型气质类型为黏着型,特征为固执、认真、理解问题慢。

而当代的研究者一般认为,气质是体质特征的一种功能,同时还与神经递质(如5-羟色胺)缺乏、去甲肾上腺素系统或中脑多巴胺通道的性质有关。

气质是人的天性,无好坏之分。它只给人的言行染上某种色彩,但不能决定人的社会价值,也不直接具有社会道德评价含义。任何一种气质类型的人既可以成为道德高尚、有益于社会的人,也可以成为道德败坏、有损于社会的人。气质也不能决定一个人的成就。任何气质类型的人只要经过自己的努力都能在不同实践领域中取得成就。

 知识链接

测试你属于哪种气质类型

本测试采用陈会昌等人编制的《陈会昌气质量表》,在回答这些问题时,你认为:很符合自己情况的记2分;比较符合的记1分;介于符合与不符合之间的记0分;比较不符合的记—1分;完全不符合的记—2分。

1. 做事力求稳妥,一般不做无把握的事。

2. 遇到可气的事就怒不可遏,想把心里话全说出来才痛快。

3. 宁可一个人干事,不愿很多人在一起。

4. 到一个新环境很快就能适应。

5. 厌恶那些强烈的刺激,如尖叫、危险镜头等。

6. 和人争吵时,总是先发制人,喜欢挑剔别人。

7. 喜欢安静的环境。

8. 善于和人交往。

9. 羡慕那种善于克制自己感情的人。

10. 生活有规律,很少违反作息制度。

11. 在多数情况下情绪是乐观的。

12. 碰到陌生人觉得很拘束。

13. 遇到令人气愤的事,能很好地自我克制。

14. 做事总是有旺盛的精力。

15. 遇到问题总是举棋不定,优柔寡断。

16. 在人群中从不觉得过分约束。

17. 在情绪高昂的时候,觉得干什么都有趣,情绪低落的时候,又觉得什么都没有意思。

18. 当注意力集中于一事物时,别的事很难使我分心。

19. 理解问题总比别人快。

20. 碰到危险情境,常有一种极度恐怖感。

21. 对学习、工作怀有很高的热情。

22. 能够长时间做枯燥、单调的工作。

23. 符合自己兴趣的事情,干起来劲头十足,否则就不想干。

24. 一点小事就能引起情绪波动。

25. 讨厌做那种需要耐心、细致的工作。

26. 与人交往不卑不亢。

27. 喜欢参加热烈的活动。

28. 爱看感情细腻、描写人物内心活动的文学作品。

29. 工作学习时间长了,常感到厌倦。

30. 不喜欢长时间谈论一个问题,愿意实际动手干。

31. 宁愿侃侃而谈,不愿窃窃私语。

32. 别人总是说我闷闷不乐。

33. 理解问题常比别人慢。

34. 疲倦时只要短暂的休息就能精神抖擞,迅速投入工作。

35. 心里有话宁愿自己想,不愿说出来。

36. 认准一个目标就希望尽快实现,不达目的,誓不罢休。

37. 学习、工作同样一段时间后,常比别人更疲倦。

38. 做事有些莽撞,常常不考虑后果。

39. 老师或他人讲授新知识、技术时,总希望他讲得慢些,多重复几遍。

40. 能够很快忘记不愉快的事情。

41. 做作业或完成一件工作总比别人花更多时间。

42. 喜欢运动量大的剧烈体育运动,或者参加各种文艺活动。

43. 不能很快地把注意力从一件事转移到另一件事上去。

44. 接受一个任务后,就希望把它迅速解决。

45. 认为墨守成规比冒风险强些。

46. 能够同时注意几件事物。

47. 当我烦闷的时候,别人很难使我高兴起来。

48. 爱看情节起伏、激动人心的小说。

49. 对工作持认真严谨、始终如一的态度。

50. 和周围的人总是相处不好。

51. 喜欢复习学过的知识,重复做较熟练的工作。

52. 希望做变化大、花样多的工作。

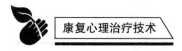
续表

53. 小时候会背的诗歌，我似乎比别人记得清楚。

54. 别人说我"出语伤人"，可我并不觉得是这样。

55. 在体育活动中，常因反应慢而落后。

56. 反应敏捷，头脑机智。

57. 喜欢有条理而不麻烦的工作。

58. 兴奋的事常使我失眠。

59. 老师讲新概念，常常听不懂，但是弄懂了以后很难忘记。

60. 假如工作枯燥无味，马上就会情绪低落。

气质类型	题 号	总 分
胆汁质	2、6、9、14、17、21、27、31、36、38、42、48、50、54、58	
多血质	4、8、11、16、19、23、25、29、34、40、44、46、52、56、60	
黏液质	1、7、10、13、18、22、26、30、33、39、43、45、49、55、57	
抑郁质	3、5、12、15、20、24、28、32、35、37、41、47、51、53、59	

评分方法：

1. 如果某一项或两项的得分超过 20 分，则为典型的该气质类型。例如胆汁质项超过 20 分，则为典型胆汁质；黏液质和抑郁质项得分都超过 20 分，则为典型黏液质-抑郁质混合型。

2. 如果某一项或两项以上得分在 10 分以上，20 分以下，其他各项得分较低，则为该项一般气质。例如，一般多血质；一般胆汁质-多血质混合型。

3. 如果各项得分都在 10 分以下，但某项或几项得分较其余项高（相差 5 分以上），则为略倾向于该气质（或几项混合型）。例如，略偏黏液质；多血质-胆汁质混合型。

2. 性格

性格是一种与社会关系最密切的人格特征，它包含了许多社会道德含义。"性格"一词源于古希腊语，意为雕刻的痕迹，它强调了个人的典型外显行为表现。在我国，性格常常被定义为个体对现实的稳定的态度和习惯化了的行为方式。所谓态度，是指个体对社会、自己及他人的评价、好恶和趋避。习惯化了的行为方式是指个体在活动的过程中，受外界环境，特别是受社会环境的影响而构成一定的态度体系，并以一定的形式表现在行为之中，成为特有的行为方式。例如，雷锋在各种场合总是表现出对同志热情、诚实、与人为善。

性格的形成既受生物因素的影响，也是在后天社会环境中逐渐形成的，受人的价值观、人生观、世界观的影响，是人的最核心的人格差异。性格同时也表现出了一个人的品德，如有的人大公无私、热爱人民，有的人自私自利、为所欲为。

此外,性格也是个人社会行为的特征,主要包含性格的认知特征(如有的人看到事物的正面,而有的人总是看到事物的负面),性格的意志特征(如有的人很有目的性、主动性、果断性、坚持性、自制力等,而有的人正好相反),个人在对社会、对集体、对他人的态度中所表现出来的性格特征(如是否善交际、孤僻、正直、诚实、狡诈,是否富有同情心、正义感等),个人在对待学习、工作、劳动的态度中所表现出来的性格特征(如是否勤奋、是否认真细致、是否勤俭节约等)。

许多心理学家都对性格类型的划分做过研究,例如,瑞士著名人格心理学家荣格依据"心理倾向"来划分性格类型,最先提出了内-外向性格类型学说。荣格认为,当一个人的兴趣和关注点指向外部客体时,就是外向性格,而当一个人的兴趣和关注点指向主体内部时,就是内向性格。在荣格看来,任何人都具有外向和内向这两种特征,但其中一种可能占优势,因而可以确定一个人是内向,还是外向。外向性格的特点是:注重外部世界,情感表露在外,热情奔放,当机立断,独立自主,善于交往,行动敏捷,有时轻率。内向性格的特点是:善于自我剖析,做事谨慎,深思熟虑,多疑虑、困惑,交往面窄,有时适应性较差。奥地利心理学家阿德勒根据个体竞争性的不同,将人的性格分为优越型和自卑型:优越型性格的人好强,总想胜过别人;自卑型性格的人遇事退让,不愿与人竞争,有很深的自卑感。也有人根据人们是否有好胜心,是否觉得时间紧张把性格分为 A型与 B 型:A 型性格的人时间感强,闲不住,同一时间可以做不同的事,争强好胜,效率高,易冲动,缺乏耐性等;B 型性格的人悠然自得,一般不紧张,没有时间紧迫感,有耐性,能容忍。德国的哲学家与教育家斯普兰格将人的性格划分为理论型、政治型、经济型、审美型、社会型、宗教型六种类型。

3. 性格与气质的关系

(1)区别:

① 气质是个体心理活动的动力特质,它使个体活动带有某种特定的色彩。与性格相比较,气质受先天因素影响大,在后天中难以变化;性格是后天的,受社会文化与生活事件影响很深,所以有可能改变。

② 气质与行为的内容无关,因此气质无好坏、善恶之分;性格涉及行为的内容,表现个体与社会的关系,因而有好坏、善恶之分。

(2)联系:

① 气质影响性格的动态,使性格"涂上"一种独特的色彩。例如,多血质的人往往会情感外露,动作敏捷;而黏液质的人则可能情感不外露,动作有条不紊。

② 性格可以在一定程度上掩盖或改造气质,使之符合社会实践的要求。例如,一名优秀的外科医生需要具备沉着冷静、随机应变的性格特征,这种性格特征的形成可能掩盖或改造胆汁质个体容易冲动、不沉着的气质特征。

③ 不同气质类型的人可以形成同样的性格特征,相同气质类型的人也可以形成不同的性格特征。

4. 自我调控系统

自我调控系统包含自我认知、自我体验和自我控制三个子系统,其作用是对人格的

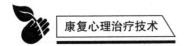

各成分进行调控,保证人格的完整、统一、和谐。

(1) 自我认知　自我认知是对自己的洞察和理解,包括自我观察和自我评价。自我认知使个体认识到自己的身心特点、自己和他人及自然界的关系。自我认知主要涉及"我是一个怎么样的人"、"我为什么是这样的一个人"等问题。如果一个人不能正确地认识自我,只看到自己的不足,就会觉得自己处处不如人而变得自卑。相反,如果一个人过高地估计自己,就会骄傲自大、盲目乐观,导致工作失误。因此,恰当地认识自我,实事求是地评价自己,是自我调控和人格完善的前提。

(2) 自我体验　自我体验是伴随自我认知而产生的内心体验,是自我意识在情感上的表现。自我体验主要涉及"我是否满意自己"、"我是否悦纳自己"等问题。当一个人对自己做积极评价时,就会产生自尊感;做消极评价时,则会产生自卑感。自我体验可以使自我认知转化为信念,进而指导一个人的言行;自我体验还可伴随自我评价激励适当的行为,抑制不适当的行为。

(3) 自我控制　自我控制是自我意识在行为上的表现,是实现自我调控的最后环节。自我控制包括自我监控、自我激励和自我教育等。它表现为个体对自己行为活动的调节、自己对待他人和自己态度的调节等。自我控制主要涉及"我怎样节制自己""我怎样成为理想中的人"等问题。

 知识链接

自尊及自我妨碍

有些人有着消极的自我概念,我们称之为低自尊。自尊是个体对自己的一种概括性评价。自尊对思维、情绪和行为都有强烈的影响。低自尊的人对自己各方面的评价普遍偏低。大多数人都会尽力维护自尊,以保持自我概念的完整性。人们会采用多种形式维护自尊,例如,当你担心自己没有能力完成某任务的时候,你也许会采取自我妨碍行为。例如,当你担心自己不能通过医师资格考试时,你也许会与朋友聚会,而不是努力去准备这一考试,这样,如果你没有取得成功,你可以将失败归咎于不够努力。

有两位研究者通过询问大学生是否同意下面的叙述,来测量他们的自我妨碍。

(1) 如果努力的话我可以做得更好。

(2) 我比大多数人更多时候感到不舒服。

(3) 我总是把事情拖到最后一刻。

在第一次考试前询问同学们,什么成绩能让他们满意。考试结束后,他们得到假的反馈信息,即告诉他们得到的成绩比"满意的"成绩低 1/3 级(例如,如果他们的满意成绩是 B,则告诉他们得了 B⁻)。此时,由研究者评定这些学生的自尊水平。如果自我妨碍保护了自尊,我们可以预期高自我妨碍者在得到不满意成绩时其自尊受到轻微的伤害。这正是研究中男生表现出来的模式。而女生并没有表现出自我妨碍与自尊有任何相关。研究者推论：男性有更强的保护自我免受威胁的倾向。

自我妨碍现象提示了自尊的某些重要方面和自我表现有关。当人们知道结果要公开的话，采取自我妨碍的可能性就会增加。毕竟，既然你所面临的困难是那么明显，人们又怎么会降低对你的好感呢？类似的自我表现问题有助于解释高自尊者与低自尊者之间的行为差异。高自尊者展现给人们的是一个雄心勃勃、有进取心的冒险者形象。低自尊者常表现出的是处处小心、谨慎。

三、人格形成与发展的影响因素

人格的形成与发展离不开先天遗传因素与后天环境的关系与作用。心理学家认为，人格是在遗传因素与环境的交互作用下逐渐形成并发展的。

1. 人格的遗传基础

多年前，心理学家对"生物遗传因素与人格"的研究已经开始了。由于人格具有较强的稳定性特征，因此人格研究者也会注重遗传因素对人格的影响。在研究遗传因素与人格关系时最常用的方法便是双生子的研究。曾有心理学家分析研究了139对同卵双生子与异卵双生子，观察与研究他们的情绪是稳定还是激动，个性是爱动还是好静，是大方还是羞怯。按照常理，他们同样都是双生子，出生后又生活在同一家庭中，环境因素的影响应该大致相同。然而，该研究却发现，同卵双生子人格之间的相似度远远高于异卵双生子的，各人格因素之间的相关系数高于 0.60。这说明，遗传因素对人格特质的形成的确有相当大的影响。一般来说，大多与个人身体或生理有密切关系的人格特质，诸如情绪、气质、外貌方面的自我概念等，受遗传因素影响较大。索里曾比较了"外貌好"与"外貌不好"的两组女孩，发现"外貌不好"的一组，无论对自己还是对别人的外貌持否定态度的人数都比另一组的要多，且大多具有一种用特定的消极方式应对外部世界的倾向，例如，她们不喜欢参加同龄伙伴的大多数活动，不愿突出自己或去做领导工作，有着一种排斥社会的倾向以及愧不如人的自我概念。这说明，外貌这一遗传因素的确影响了个体的人格特征。

另外，研究发现，遗传因素对人格障碍的形成也有一定的影响。Kallmann 等心理学家通过对家谱的研究发现，人格障碍患者的亲属中人格异常的发生率与血缘关系的亲近程度成正比，即血缘关系越近，发生率越高。Lange 和 Slight 对同卵双生子与异卵双生子的研究也表明，前者比后者在人格障碍方面的一致率更高。对双生子犯罪问题的研究也表明，同卵双生子的犯罪率显著高于异卵双生子的。有关寄养子的研究也发现，人格障碍患者的子女寄养出去后，人格障碍的发生率也较高。

2. 环境影响

（1）家庭环境　个体一出生，与之联系最紧密的首先是家庭，因此家庭常被视为人类性格的加工厂，它塑造了人们不同的人格特征。家庭是社会的细胞，家庭不仅具有其自然的遗传因素,也有着社会的遗传因素。这种社会遗传因素主要表现为家庭对子女的教育作用以及家长行为的潜移默化的作用上,俗话说"有其父必有其子",其中有一定的道理。父母们按照自己的意愿和方式教育孩子,使他们逐渐形成了某些人格特征。正如西蒙斯认为:儿童人格的发展和他(她)与父母之间的关系息息相关。

个体的人格是个体在与其父母相互作用中逐渐形成的,父母是怎样的人及父母是何种教育方式都会影响个体人格的塑造,家庭教养方式的不同也会导致不同的人格形成。家庭教养方式按"爱-规则"维度划分为四类。第一类是专制型教养方式,这类父母在与孩子的接触中"规则"太多,表达的"爱"太少,因此在对子女的教育中,表现得过于强势,愿意支配孩子的行为,孩子的一切都由父母来控制。成长在这种教育环境下的孩子容易形成消极、被动、依赖、服从、懦弱,做事缺乏主动性,甚至会形成不诚实的人格特征。第二类是溺爱型教养方式,这类父母在与孩子的接触中表达的"爱"太多,"规则"太少,这类父母对孩子过于溺爱,事事迁就孩子,在这样的环境下成长的孩子多表现为任性、幼稚、自私、野蛮、无礼、独立性差、唯我独尊、蛮横胡闹等。第三类是民主型教养方式,"爱"与"规则"同存,父母与孩子在家庭中处于一个平等、和谐的氛围中,父母尊重孩子,给孩子一定的自主权,并给予孩子积极正确的指导。父母的这种教育方式使孩子形成了一些积极的人格品质,如活泼、快乐、直爽、自立、彬彬有礼、善于交往、富于合作、思想活跃等。第四类是放任型教养方式,这类父母既没有"爱",也没有"规则",对于孩子的成长不太关心,这样环境下成长的孩子从小不懂得爱和关心,多表现为情感冷漠、自制力差、意志薄弱、自以为是、任性、固执、自由散漫、社会适应性差等。

(2)社会文化教育环境　个体一出生,便置身于某一社会文化之中,在与社会文化的接触中不断受其熏陶与影响,或者说社会文化对人格的影响伴随着人的终生。社会文化塑造了社会成员的人格特征,使其成员的人格结构朝着相似性的方向发展,而这种相似性又具有维系一个社会稳定的功能。这种共同的人格特征又使得个体正好稳稳地"嵌入"整个文化形态里。例如中国人崇尚集体主义,而西方人崇尚个人主义。社会文化对个体影响力的强弱是根据其行为的社会意义的大小而定的,对于不太具有社会意义的行为,社会允许有较大的变异(如个体何时睡觉);但对于在社会功能上具有十分重要意义的行为,社会文化的制约作用很大,不允许有太大的变异(如性行为的限制)。因此,当个人极端偏离其社会文化所要求的人格基本特征,而不能融入社会文化环境中时,可能就会被视为行为偏差或心理疾病,如恋童癖、恋尸癖等。

社会文化对人格的影响,还反映在不同文化的民族有其固有的民族性格。例如,米德等人研究了新几内亚的3个民族的人格特征,结果表明:居住在山丘地带的阿拉比修族人,崇尚男女平等的生活原则,成员之间互相友爱、团结协作,一派亲和景象;居住在河川地带的孟都古姆族人,男女之间有权力与地位之争,对孩子处罚严厉,这个民族的成员表现出攻击性强、冷酷无情、嫉妒心强、妄自尊大、争强好胜等人格特征;居住在湖泊地带的张布里族人,男女角色差异明显,女人是社会的主体,掌握着经济实权,而男人则处于从属地位,其主要活动是艺术、工艺与祭祀活动,这种社会分工使女人表现出刚毅、支配、自主的性格,男人则有明显的自卑感。

社会文化对人格的影响力一直被人们所认可,后天形成的一些人格特征(如性格、价值观等)受社会文化影响颇深。

此外,教育对个体人格的发展具有指导、定向作用。教师与同辈群体的人格特征、行为模式与思维方式可对个体产生巨大影响。洛奇在一项教育研究中发现,在性情冷酷、刻板、专横的教师所管辖的班集体中,学生的欺骗行为增多;在友好、民主的教师教育下,学生的欺骗行为减少。心理学家勒温等人在研究中也发现,在专制型、放任型和民主型的教育管理风格下,学生可表现出不同的人格特点。

(3)自然环境　生态环境、气候条件等自然环境会影响人格。一个著名的跨文化心理学研究实例是关于美国阿拉斯加州的爱斯基摩人和非洲的特姆尼人的比较研究。这个研究说明了自然环境对人格的影响作用。

爱斯基摩人以渔猎为生,夏天在船上打鱼,冬天在冰上打猎,主要吃肉,少食蔬菜,过着流浪生活,以帐篷遮风避雨。这个民族以家庭为单元,男女平等,社会结构比较松散,基本没有什么政治与宗教权威。在这种生存环境下,父母就是要教会孩子独立生存下去,故男孩由父亲在外面教打猎,女孩则由母亲在家里教家务。子女教育比较宽松、自由,子女不受打骂,父母鼓励子女自立,使子女逐渐形成了坚定、独立、冒险的人格特征。而特姆尼人生活在灌木丛生地带,以种田为生,居住环境固定,形成了人数较少的村落,有一定的社会结构和社会阶层。在哺乳期时,父母对子女很疼爱,断奶后子女就要接受严格管教,使子女形成了依赖、服从、保守的人格特征。由此可见,不同的自然环境影响了人格的形成。

3. 儿童早期经验

中国有句俗话:"三岁看大,七岁看老",这说明早期的生活经验对于孩子成年后的人生会有重要影响。西方人也说早期的亲子关系决定了行为模式,塑成一切日后的行为。人生早期所发生的事情对人格的影响,历来为人格心理学家所重视。为什么人格心理学家会如此看重早期经验对人格的作用呢?

斯毕兹对孤儿院里的儿童进行了研究,发现这些早期没有母亲照顾的孩子,长大以后在各方面的发展均受到影响。许多孩子患了"失怙性忧郁症",其症状表现为哭泣、僵直、退缩、表情木然。鲍尔毕受世界卫生组织(WHO)的委托,对在非正常家庭成长的儿童和流浪儿做了大量的调查,在提交的《母性照看与心理健康》报告中,他得出的结论是:儿童心理健康的关键在于婴儿和年幼儿童与母亲建立的一种和谐而稳定的亲子关系。西方一些国家的调查发现,"母爱丧失"的儿童(包括受父母虐待的儿童),在婴儿早期会出现神经性呕吐、厌食、慢性腹泻、阵发性绞痛、不明原因的消瘦和反复感染,这些儿童还表现出胆小、呆板、迟钝、不与人交往、敌对、攻击、破坏等人格特征,这些人格特征会影响他们一生的发展,出现情绪障碍、社会适应不良等问题。

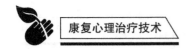

艾斯沃斯通过陌生情境进行婴儿依恋的研究，将婴儿依恋模式分为安全型依恋、回避型依恋与反抗型依恋三类，并做了数十年的追踪研究，结果发现：早期建立安全型依恋的婴儿在长大后有更强的自信与自尊，确定的目标更高，表现出对目标更大的坚持性及更小的依赖性，并容易与他人建立亲密关系。

任务2 人格理论

不同心理学理论学派有不同的人格理论，这里仅介绍其中三个学派的观点。

一、心理动力学理论

（一）弗洛伊德的人格理论

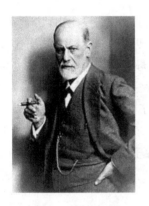

图 5-1 弗洛伊德

弗洛伊德，犹太人，奥地利精神病医生及精神分析学家（图 5-1），精神分析学派的创始人。他认为被压抑的欲望绝大部分是属于性的，性的扰乱是精神病的根本原因。他提出了心理结构理论、人格结构模型和人格发展的心理性欲阶段。

1. 心理结构理论

弗洛伊德把人的心理结构看成是一个由意识、前意识和潜意识组成的系统。意识是指人能明确地认识自己和认识环境的心理内容；前意识是指一度被遗忘，但还可以通过联想或集中注意，回忆起来的以往心理内容；潜意识则是指人意识不到、经过任何努力都无法浮现在眼前的、但又确实存在的并在暗中支配人的行为的心理内容。弗洛伊德认为，潜意识中的内容主要是个人的原始冲动、本能欲望和感情。由于这些往往与父母、长辈、教师等所教授的社会道德规范和行为标准相抵触，会受到社会舆论的谴责，所以被个人压抑或排挤到潜意识中去，而不愿和不能想起，只有在克服压抑的作用或压抑解除后才能进入意识，通常只有在睡眠、做梦、被催眠或精神失常时，压抑才会解除，人们才能意识到潜意识中的内容。因此，潜意识可以看成是人们被压抑的经验的储藏库。

在论述潜意识和意识的关系时，弗洛伊德曾以冰山为例。他认为，人的心理就像漂浮于海上的冰山，精神的意识部分就好像露出水面的小小的尖顶，而潜意识部分则是山尖下面藏在海洋深处的巨大的冰块（图 5-2）。弗洛伊德认为，就其数量而言，潜意识就像海下的巨大冰块一样多，而意识仅是尖顶的一小部分。因此，潜意识的心理活动远远超过意识心理活动的许多倍。就两者的关系而言，就像海面下的巨大冰块是海面上尖顶的基础一样，潜意识也是意识的基础。意识也常常是依赖于潜意识而活动的，因为意识只有借用潜意识的能量才能表现自己。

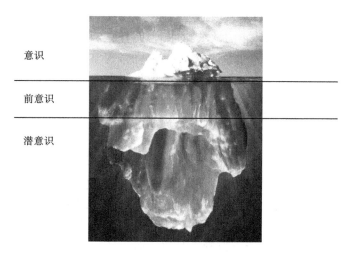

图 5-2 潜意识和意识的关系（以冰山为例）

2. 人格结构模型

弗洛伊德把人格看作是一个由本我、自我和超我三个心理结构组成的动力系统（图 5-3），并认为人的大多数行为都是由本我、自我和超我共同活动的结果。对一个心智健全的人而言，这三大系统是和谐统一的整体，它们的密切配合使人能够有效地展开与外界环境的各种交往，以满足人的基本需要和欲望，实现人的崇高理想与目的。反之，如果人格的三大系统难以协调、相互冲突，人就会处于失常状态，内外交困，活动效率也随之降低，甚至危及人的生存和发展。

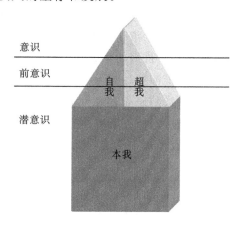

图 5-3 本我、自我、超我与意识的关系图

本我是天生就存在的人格结构成分，位于人格结构的最底层，靠遗传获得，由生物本能和欲望组成，它是混乱的、毫无理性的，只知按照快乐原则行事，盲目地追求满足。本我为人格的活动提供能量，这种能量称为力比多（弗洛伊德称"性"为"力比多"），它源于人的本能。本我的冲动都是潜意识的，是我们知觉不到的。

本我满足自己欲望、获得快乐的方式有两种：一种是反射动作，另一种是想象现实。

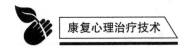

弗洛伊德把利用想象来满足自身欲望的过程称为原始过程。但是仅通过反射动作和原始过程根本无法满足本我无休止的欲求和冲动，而且在满足本我欲望的同时也必须与现实世界打交道。但现实世界对本我来说是残酷的，现实与本我的需求不可能完全一致，两者的矛盾冲突在所难免。在现实面前本我又是无能为力的，因为它不具备理智的功能，它不能区分自己的现实，只求趋乐避苦。这样，本我要满足自己的欲望求得生存，只靠自己的力量是不行的，一个新的人格结构成分呼之欲出。本我在与现实打交道的过程中，从自身中分化出一个新的结构，专门负责与现实打交道，解决本我与现实的矛盾冲突。这个新生的结构就是人格的第二个组成部分，即自我。

自我在个体出生后的头两年内逐渐发展起来。自我遵循现实原则行动，也就是说，自我的任务是在现实允许的条件下，满足本我的冲动，如果本我的欲望不能和现实达到一致，自我就把这些欲望冲动保留在潜意识中。自我充当本我与外部世界的联络者与仲裁者，而且自我在超我的指导下监管本我的活动，它能够根据现实环境来调节本我与超我的矛盾，然后决定自己的行为方式，它使个体既要获得满足，又要避免痛苦。

当个体成长到5岁左右时，人格结构的第三部分——超我开始形成。超我就是内化的社会规范和社会要求，其由两部分组成：一部分称为良心，即个人的道德标准，当个人的行为违反了这种标准时，就会受到良心的责备从而感到内疚；另一部分称为自我理想，自我理想是个人的目标和抱负的源泉，当达到这种标准时就会为此感到自豪。超我是儿童在生长发育过程中社会尤其是父母给他的赏罚活动中形成的，换言之，是父母作为爱的角色和纪律的角色的赏罚权威的内化。超我的主要职责是指导自我以道德良心自居，去限制、压抑本我的本能冲动，超我按至善原则活动。在弗洛伊德看来，如果超我缺乏控制力则可能使个体成为社会不良人员、罪犯，或具有反社会人格，但如果超我严格控制则可能使个体产生压抑感或难以承受的内疚感，使个体生活在苦闷中。

人格结构的三部分常常处在相互抗衡的状态中。如果把自我和本我比作是骑手和马的关系，那超我就是"马术表演"中的场外指导教练。健康人的自我会防止本我和超我过分操纵其人格，自我的目的是找到一条途径同时能满足本我和超我的需求。当三者处于协调状态的时候，人格就表现出健康的状况，但是，三者的行动原则是各不相同的，所以冲突是无法避免的，当三者平衡关系遭到破坏时，个体往往产生焦虑，导致神经症和人格异常。

3. 人格发展的心理性欲阶段

弗洛伊德认为，成人人格的本质在生命最初的五六年内形成，尽管有些人进入成年期后，会变成似乎与小时候不同的人，但弗洛伊德认为成人人格的根基在生命的早年已经形成了。弗洛伊德还认为，我们每个人在童年期经历了一系列发展阶段，由于每一阶段的标志是主要的动情区，而这个动情区就是力比多投射的区域，而且这些阶段会影响成年期的人格，因此被称为人格发展的心理性欲阶段。

（1）口腔期（0~18个月） 口、唇、舌是这个时期主要的动情区，性本能通过口腔活动得到满足，如咀嚼、吸吮或咬东西。若母亲对婴儿的口腔活动不加限制，儿童长大后的人格将倾向于开放、慷慨及乐观。若这一时期有吸吮或喂养的创伤经验,则会导致口腔期人格的形成,人格发展可能偏向悲观、依赖和退缩,而且这些人经常表现出对婴儿期口唇满足的需要,如嗜烟酒、经常把手放进嘴里等。自我的形成是口腔期的最重要的成就。

（2）肛门期（18～36个月）　肛门区是这一时期最重要的动情区。随着身体成熟,婴儿获得了依照自己的意愿大小便的能力。按自己的意志大小便是满足婴儿性本能的最主要的方式。但这一时期也正是成人对婴儿进行大小便训练的时期,要求婴儿在找到适当的场所之前必须忍住排泄的欲望,这与婴儿的本能产生了冲突。弗洛伊德认为对婴儿进行如厕时的情绪训练对其未来人格发展影响重大,如训练不当则会形成肛门期人格,即过分严格的训练可能会形成顽固、吝啬、固执、爱整洁的性格,而过于宽松的训练又可能形成浪费的习性。

（3）性器期（3～6岁）　阴茎或阴蒂成为这一时期最重要的动情区。这一时期的儿童开始对自己的性器官产生兴趣,性器官成为全身最敏感的部位,儿童常以抚摸性器官获得快感。弗洛伊德认为这一时期的儿童都会产生想与异性父母有性爱关系的欲望,即所谓恋母情结（俄狄浦斯情结）或恋父情结（伊莱克斯情结）,年幼男孩对母亲有强烈的乱伦欲望,而年幼女孩则对父亲有这种情感。在正常发展的情况下,恋母情结或恋父情结会通过儿童对同性父母的认同,吸取他们的行为、态度和特质进而发展出相应的性别角色而获得解决。

而且这种解决有重要作用,通过以同性父母自居,男孩开始具有男性特征,而女孩开始具有女性特征,同时,对父母的自居作用还与超我的发展相当吻合,这时儿童采纳父母的价值观和标准,以超我的形式表现出来,把恋父、恋母情结压抑到了潜意识中去了。因此,在解决恋父或恋母情结的过程中,儿童形成了超我。

如果这一时期经历创伤,则会形成性器期人格,即极端自私和自恋,它会妨碍良好人际关系的建立。性器期人格者力图表现自己的男子汉气概,因而对妇女往往是粗暴和具有敌意的。性器期女子受强烈的阴茎嫉妒所驱使,总想在生活中扮演男性角色,力求超越男子。

以上的三个阶段称为前生殖阶段。弗洛伊德认为,它们是人格发展的最重要的阶段,为成年后的人格模式奠定了基础。他主张,人格的最初形成是在5岁左右。

（4）潜伏期（6～11岁）　在这个阶段,儿童的性本能是相当安静的,有关性的和侵犯的幻想大部分都潜伏起来,埋藏在潜意识当中。性器期性的创伤已被遗忘,一切危险的冲动和幻想都潜伏起来,儿童不再受到它们的干扰。儿童可以自由地将能量消耗在为社会所接受的具体活动当中去,如运动、游戏和智力活动等,所以在这个时期可以看到男孩与男孩玩、女孩与女孩玩。

（5）生殖期（一般女孩于11岁开始,男孩于13岁开始）　随着生殖系统逐渐成熟,荷尔蒙分泌增多,性本能复苏,个体此时开始试图与父母分离,建立自己的生活,逐渐发

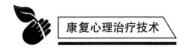

展出成年人的异性恋,以完成生儿育女的终极目标,使成熟的性本能得到满足。

弗洛伊德认为极少有人真正达到了人格发展的最高阶段——生殖阶段,生殖期人格是弗洛伊德最推崇的理想人格。具有这种人格的人,不仅在性的方面,而且在心理和社会方面都达到了完美的境界。他们能消除本能力量的破坏作用,使之富于建设性。他们有能力建立美满的爱情生活,获得事业上的成功。换句话说,具有生殖期人格的人,有能力控制和引导他们自身的大量力比多能量,使之通过升华的途径释放出来,为人类社会的文明和共同进步作出贡献。

(二)艾里克森的人格理论

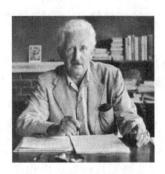

图5-4 艾里克森

艾里克森,美国精神病学家,著名的发展心理学家和精神分析学家(图5-4)。

艾里克森认为人的发展是依照渐成论原则进行的,人的一生可以分为八个发展阶段。每个阶段都存在着一对冲突,并形成一次危机。一个健康人格的发展,必须综合每一次危机的正、反两个方面,否则就会有弱点。艾里克森的心理社会性发展阶段(表5-3)如下。

1. 基本信任对基本不信任(0~1岁)

这个阶段的儿童对父母的依赖性很大。如果父母能够爱抚儿童,有规律地照顾他们,就能使儿童对人产生一种基本的信任感,感到世界和人都是可靠的,否则,儿童就会产生不信任感和不安全感,这样的儿童在今后一生中对他人都会是疏远的和退缩的。儿童的这种基本信任是形成健康人格的基础。

2. 自主对羞怯(1~3岁)

这个阶段儿童的活动能力已经大大增强,这使得儿童介入自己的意愿和父母意愿相互冲突的危机中。这要求父母一方面要按照社会的要求对儿童进行一定的管制,另一方面又要给他们一定自由,不能过于妨碍其自主性。如果父母对儿童的限制和批评过多,就会使儿童感到羞怯,并对自己的能力产生疑虑,变得依赖他人。

3. 主动对内疚(3~5岁)

3~5岁是学前期,这是获得主动感而克服内疚感的阶段。个体在这个阶段能把自己的活动扩展到社会,与其他同伴一起玩游戏,获得社会性发展,他们对周围的环境充满了好奇心,常常表现出问这、动动那。这时候,如果成人对于孩子的好奇心以及探索行为加以鼓励而不是禁止或者指责,那么孩子的主动性就会得到进一步发展,表现出很大的积极性与进取心。然而,如果父母对儿童采取否定与压制的态度,就会使他们认为自己的游戏是不好的,自己提出的问题是笨拙的,自己在父母面前是讨厌的,致使孩子产生内疚感（所谓内疚感，就是认为自己做错了事情、做坏了事情）与失败感，并且在社会交往或其他场合中很少表现出主动性。

4. 勤奋对自卑（5～12岁）

学习成为这一阶段儿童的主要任务。最开始，他们发现自己很能干，什么都会做，但不久他们就知道了并非如此，他们还得参与学习竞争，以得到大家的欢迎和教师的喜爱，于是他们不可避免地要和同龄儿童比较智力与其他能力，如果儿童体验到成功，他们的竞争意识就会增强，而生活中也充满了积极性，如果儿童长期体验失败，则会使儿童产生一种不适当的感情，使其对今后的生活感到希望不大。正是在这个时期，个体形成了勤奋感和对自己力量和能力的信任感，也可能形成了自卑感和对自己的天分和能力的低评价。

5. 同一性对角色混乱（12～20岁）

这一阶段他们进入了青春期。如果他们利用前几个阶段学到的知识，了解了自己是怎样一个人，自己由何而来，将要发展成为一个什么样的人，就获得了自我同一性，形成忠诚的品质，否则，就会产生角色混乱和消极的同一性，变得具有不确定性。如一个青年在十年中，变换了许多工作，走了许多地方，读了几所大学，仍然还充满幻想地想当个摇滚歌星，这就是由于其没有良好的自我认同感，而影响了其人格的发展。

6. 亲密对孤独（20～24岁）

这一阶段最重要的事情是发展亲密关系。年轻人开始寻求一种特殊关系来获得亲密感，他们可能通过结婚也可能通过对一个人爱的承诺来实现亲密感。这一阶段不能形成良好亲密感的人，就会面临孤独感，从而使一个人出现情绪问题或个人满足感发展滞后。

7. 繁殖对停滞（25～65岁）

当一个人顺利地度过了自我同一性时期，以后的岁月中将过上幸福充实的生活，他将生儿育女，关心后代的繁殖和养育。他认为，生育感有生和育两层含义，一个人即使没生孩子，只要能关心孩子、教育指导孩子也可以具有生育感。反之没有生育感的人，其人格贫乏和停滞，是一个过度自我关注的人，他们只考虑自己的需要和利益，不关心他人（包括儿童）的需要和利益。在这一时期，人们不仅要生育孩子，同时还要承担社会工作，这是一个人对下一代的关心和创造力最旺盛的时期，人们将获得关心和创造力的品质。

8. 自我整合对失望（65岁以后）

前面七个阶段都能顺利度过的人具有充实感和完善感。他们不惧怕死亡，在回忆自己过去的一生时，自我是整合的。而另外一些人在回忆过去的一生时，经常体验到失望，因为他们生活中的主要目标还没有达到，过去只是连贯的不幸，他们感到已处于人生的终末，再开始已经晚了。这一阶段的危机如果得到积极的解决，人就会形成智慧的品质，否则就会觉得失望，感觉生命无意义。

表 5-3　艾里克森的心理社会性发展阶段

年　龄	危　机	充 分 解 决	不 充 分 解 决
0～1 岁	基本信任对基本不信任	基本信任感	不信任感和不安全感
1～3 岁	自主对羞怯	知道自己有能力控制自己的身体、做某些事情	感到无法完全控制事情
3～5 岁	主动对内疚	相信自己是发起者、创造者	感到自己没有价值
5～12 岁	勤奋对自卑	丰富的社会技能和认知技能	缺乏自信心,有自卑感
12～20 岁	同一性对角色混乱	自我认同感形成,明白自己是谁,接受并欣赏自己	感到自己是充满混乱的、变化不定的,不清楚自己是谁
20～24 岁	亲密对孤独	有能力与他人建立亲密的、需要承诺的关系	感到孤独、隔绝,否认需要亲密感
25～65 岁	繁殖对停滞	更关注家庭、社会和后代	过度自我关注,缺乏未来的定向
65 岁以后	自我整合对失望	完善感,对自己的一生感到满足	感到无用、沮丧

艾里克森认为,在每一个心理社会性发展阶段中,解决了核心问题之后所产生的人格特质,都包括了积极与消极两方面的品质,如果各个阶段都保持向积极品质发展,就会完成这个阶段的任务,逐渐形成健全的人格,否则就会产生心理社会性危机,出现情绪障碍,形成不健全的人格。

二、人格特质理论

生活中,我们常用一些形容词来描述我们自己或其他人,如安静的、自主的、直率的等。其实,当我们在这样做的时候,实际上就采用了与人格特质理论者相同的假设。即这些形容词能使我们判定个体行为一致性的特点,并且据此可以预测个体在某一特殊情境中将怎样作出反应。所谓的特质,就是人格中使行为有一致性和倾向性的心理结构。

(一)奥尔波特的人格特质理论

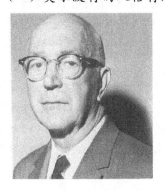

奥尔波特,美国人格心理学家,实验社会心理学之父,"社会促进"概念的提出者,美国人本主义心理学家的代表人物之一(图 5-5)。

心理学者公认的第一部关于人格特质的著作是 1921 年出版的《人格特质:分类与测量》一书,该书的作者就是奥尔波特。而奥尔波特真正提出人格特质理论是在 1937 年他写的著作《人格:一种心理学的解释》中。他把人格特质分为两类(图 5-6):一类是共同特质,是指在某一社会文化形态下,大多数人或一个群体所共有的、相同的特质;另一类是个人特

图 5-5　奥尔波特

质,是指个体身上所独具的特质。个人特质又可分为首要特质、中心特质和次要特质三种。首要特质是指最能代表一个人的特点的人格特质,它在个人特质结构中处于主导性的地位,影响着这个人行为的各个方面;中心特质是指能代表一个人的性格的核心成分;次要特质是指一个人的某种具体的偏好或反应倾向等。例如,马丁·路德金具有和平抵抗不公的首要特质;诚实是亚伯拉罕·林肯的中心特质;麦当娜·西科尼对于多变的时尚的偏好是一种次要特质。显然,可能某种特质是一个人的首要特质,但在另一个人身上却是中心特质,在第三个人身上可能只是次要特质。人们通常用中心特质来说明一个人的性格。

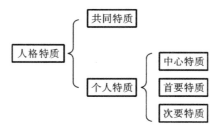

图 5-6　人格特质的分类

（二）卡特尔的人格特质理论

卡特尔是在英国成长的美国伊利诺大学心理学教授,他是用因素分析法研究人格特质的著名代表(图 5-7)。他是一名工作狂,因为工作勤奋,他先后出版了 56 本著作,发表了 500 多篇研究报告,是一位心理学巨匠。

卡特尔把人格的"可见部分"称为表面特质,表面特质是指从外部行为能直接观察到的特质。卡特尔通过问卷调查、直接观察和履历研究等获得的表面特质的数据进行因素分析,结果发现一些经常同时出现的表面特质词具有同源性,反映出具有某种更为基本的特质。卡特尔把这类更为基本的人格特质称为根源特质。为了测量这些根源特质,他首先从各种字典

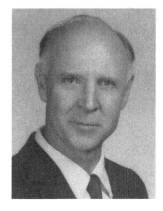

图 5-7　卡特尔

和有关心理学、精神病学的文献中找出约 4 500 个用来描述人类行为的词汇,从中选定171 项特质名称,让大学生应用这些名称对同学进行行为评定,因素分析后最终得到 16种人格特质。卡特尔认为这 16 种人格特质代表着人格组织的基本构成,并编制出"16种人格因素问卷"(16PF)来测量人们的人格。这 16 种人格特质如下。

（1）因素 A——乐群性　低分特征:缄默,孤独,冷漠。高分特征:外向,热情,乐群。

（2）因素 B——聪慧性　低分特征:思想迟钝,学识浅薄,抽象思考能力弱。高分特征:聪明,富有才识,善于抽象思考,学习能力强,思考敏捷正确。

（3）因素 C——稳定性　低分特征:情绪激动,易生烦恼,心神动摇不定,易受环境支配。高分特征:情绪稳定而成熟,能面对现实。

(4) 因素 E——恃强性　低分特征:谦逊,顺从,通融,恭顺。高分特征:好强固执,独立积极。

(5) 因素 F——兴奋性　低分特征:严肃,审慎,冷静,寡言。高分特征:轻松兴奋,随遇而安。

(6) 因素 G——有恒性　低分特征:苟且敷衍,缺乏奉公守法的精神。高分特征:有恒心,做事尽责。

(7) 因素 H——敢为性　低分特征:畏怯退缩,缺乏自信心。高分特征:冒险敢为,少有顾忌。

(8) 因素 I——敏感性　低分特征:理智,注重现实,自食其力。高分特征:敏感,感情用事。

(9) 因素 L——怀疑性　低分特征:依赖随和,易与人相处。高分特征:怀疑,刚愎,固执己见。

(10) 因素 M——幻想性　低分特征:现实,墨守成规,力求妥善合理。高分特征:爱幻想,狂放不羁。

(11) 因素 N——世故性　低分特征:坦白,直率,天真。高分特征:精明能干,世故。

(12) 因素 O——忧虑性　低分特征:安详,沉着,有自信心。高分特征:忧虑抑郁,烦恼自扰。

(13) 因素 Q_1——实验性　低分特征:保守的,尊重传统观念与行为标准。高分特征:自由的,批评激进,不拘泥于现实。

(14) 因素 Q_2——独立性　低分特征:依赖,随群附众。高分特征:自立自强,当机立断。

(15) 因素 Q_3——自律性　低分特征:矛盾冲突,不顾大体。高分特征:知己知彼,自律严谨。

(16) 因素 Q_4——紧张性　低分特征:心平气和,闲散宁静。高分特征:紧张困扰,激动挣扎。

后来,不少心理学家对这个问卷做了很多研究,并把它应用于实际的人格测试中。

(三) 艾森克的人格特质理论

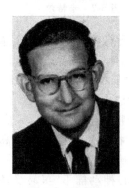

图 5-8　艾森克

艾森克,英国心理学家,主要从事人格、智力、行为遗传学和行为理论等方面的研究(图 5-8)。他主张从自然科学的角度看待心理学,把人看做是一个具有生物性和社会性的有机体。

艾森克认为,可以借助维度的概念来描述人格的个体差异,对人格的类型加以划分,而每一种维度又由许多人格特质组合而成。艾森克同样利用因素分析的方法提出了人格的三因素模型,主要内容为:①内倾性-外倾性,表现为内、外向的差异;②神经质,表现为情绪稳定性的差异;③精神质,表现为敌视、冷酷、怪异等偏向负面的人格特征。以上三个维度是相关的。例如,个性内向而又情绪不稳定的人,其精神病倾向的可能性较高。他根据这一模型编制了艾森克人格问卷(简称 EPQ),这个量表在人格评价中得到了广泛的应用。

这三个维度得分分别表示如下。

1. 内倾性-外倾性

(1)典型外向(E 分特高)　爱交际,喜参加联欢会,朋友多,需要有人同他谈话,不爱一人阅读和做研究,渴望兴奋的事,喜冒险,向外发展,行动受一时冲动影响,喜欢实际的工作,回答问题迅速,漫不经心,随和,乐观,喜欢谈笑,宁愿动而不愿静,倾向进攻。总的说来该类人是情绪失控制的人,不是一类很踏实的人。

(2)典型内向(E 分特低)　安静,离群,内省,喜爱读书而不喜欢接触人;保守,与人保持一定距离(除非挚友),倾向于事前有计划,做事瞻前顾后,不凭一时冲动;不喜欢兴奋的事,日常生活有规律,严谨;很少有进攻行为,多少有些悲观;踏实可靠;价值观念以伦理作标准。

2. 神经质

(1)典型情绪不稳(N 分特高)　焦虑,紧张,易怒,往往又有抑郁;睡眠不好,患有各种心身障碍;情绪表达过分,即对各种刺激的反应都过于强烈,情绪激发后又很难平复下来;由于强烈的情绪反应而影响了他的正常适应;不可理喻,甚至有时走上危险道路;在与外向结合时,这种人是容易冒火的和不休息的,以致激动,进攻。概括地说,该类人是一类紧张的人,好抱有偏见,以致形成错误。

(2)典型情绪稳定(N 分很低)　倾向于情绪反应缓慢,即使激起了情绪也很快平复下来;通常是平静的,即使生点气也是有节制的,并且不紧张。

3. 精神质

(1)P 分高的成人　常独身,不关心人;常有麻烦,在哪里都不合适;可能是残忍的,不人道的,缺乏同情心,感觉迟钝;对人抱敌意,即便是对亲友也如此;易进攻,即使是喜爱的人;喜欢一些古怪的不平常的事情,不惧安危;喜恶作剧,总要捣乱。

(2)P 分高的儿童　古怪,孤僻,易惹麻烦;对同伴和动物缺乏人类感情;易进攻,仇视,即使是很接近的人和亲人。这样的儿童缺乏是非感,不考虑安危,对他们来说,从来没有社会化概念,根本无所谓同情心、罪恶感和对人的关心。

但是,对 P 分的解释存在一些争议,有研究者认为:P 分高仅仅意味着被试者的创造性较强,有一些不切合实际的想法,不拘泥于世俗的规定而已。

(四)大五人格理论

20 世纪 80 年代以来,人格研究者们在人格描述模式上达成了比较一致的共识,提出了人格五因素模式,被称为"大五人格",这五个维度因素是神经质、外倾性、开放性、宜人性和认真性。

(1)神经质　神经质反映个体的情感调节能力,即个体是否总是体验消极情绪的倾向和情绪具有不稳定性。高神经质个体倾向于有心理压力,有过多冲动和不切实际

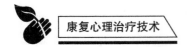

的想法,更偏向于体验消极情绪,如愤怒、焦虑、抑郁等。他们对外界刺激的反应比一般人的强烈,对情绪的调节和应对压力能力比较差,经常处于负性情绪状态之下。这类人的思维、决策以及有效应对外部压力的能力比较差。相反,神经质维度得分低的人较少有烦恼,较少情绪化,比较平静。

(2)外倾性　外倾性表示人与人之间交往的频率与紧密程度、对刺激的需要以及获得愉悦的能力。这个维度是将具有社会性、主动性、乐观性的个体与严肃性、含蓄性、安静性的人作对比。这个维度是由人际关系的卷入水平和活力水平两方面加以衡量的,前者评估个体喜欢他人陪伴的程度,而后者反映个体个人的节奏和活力水平。外倾性高的人喜欢与人接触,经常感受到积极的情绪。他们充满活力,喜欢运动,喜欢刺激冒险,在群体当中,他们非常健谈,自信,喜欢引起别人的注意。反之,外倾性低的人比较安静、谨慎、内省,不喜欢与外界过多接触,喜欢独处,不需要太多的刺激,但这并不是说他们就是不和善或难处的人。

(3)开放性　开放性描述一个人的认知风格。这个维度将那些好奇的、新颖的、非传统的及有创造性的个体与那些传统的、无艺术兴趣的、无分析能力的个体进行比较。开放性高的人喜欢挑战标准和传统,他们喜欢动脑筋,有丰富的想象力、好奇心、创造力、艺术品位和审美能力。与此相反,开放性低的人则喜欢具体的事物而不喜欢抽象的事物,喜欢了解的事物而不喜欢未知的事物。开放性高的代表人物是达·芬奇,他是意大利的画家,同时他还是一名工程师、建筑师、雕刻家、音乐家、数学家、解剖学家、天文学家、地质学家、生物学家和哲学家。

(4)宜人性　宜人性考察个体对其他人所持的态度,这些态度一方面包括亲近人的、有同情心的、信任他人的、宽大的,另一方面包括敌对的、愤世嫉俗的、爱摆布人的、复仇心重的、无情的。宜人性高的人是善解人意的、友好的、可靠的、慷慨大方的、乐于助人的、富于同情心的,愿意为了别人放弃自己的利益。宜人性高的人对人性持乐观的态度,相信人性本善。宜人性低的人多抱有敌意、为人多疑,不愿意去帮助他人,经常会把自己的利益放在别人的利益之上。另外,前者注重合作而不是竞争,而后者喜欢为了自己的利益和信念与人争斗。对于某些职位来说,太高的宜人性是没有必要的,尤其是需要强硬和客观判断的场合,例如科学家、评论家和士兵。

(5)认真性　认真性是指控制、管理和调节自身冲动的方式。它把可信赖的、讲究的个体和懒散的、马虎的个体作比较,同时反映个体自我控制的程度及延迟满足的能力。冲动并不一定总是坏事,有时候我们需要作出快速反应,这时候冲动反而是好事。但是冲动的行为也常常会给自己带来麻烦,虽然冲动会给个体带来暂时的满足,但却容易产生长期的不良后果,例如在冲动的驱使下攻击他人、吸食毒品等。最重要的是冲动总是与失败和低成就有高相关性。与之相对的,谨慎的人容易避免麻烦,能够获得更大的成功。人们一般认为谨慎的人更加聪明和可靠,但是谨慎的人可能是一个完美主义者或者是一个工作狂,极端谨慎的个体又会让人觉得单调、乏味、缺少生气。

大五人格特质因素和相关特征如表5-4所示。

表5-4 大五人格特质因素和相关特征表

高分者特征	特 质 量 表	低分者特征
烦恼、紧张、过度情绪化、不安全感、郁闷	神经质（N） 评鉴顺应与情绪不稳定,识别那些容易有心理烦恼、不现实的想法、过分的奢望式要求以及不良反应的个体	平静、放松、不情绪化、果敢、有安全感
好社交、活跃、健谈、乐观、好娱乐、重感情	外倾性（E） 评鉴人际间互动的数量和强度、活动水平、刺激需求程度和快乐的容量	谨慎、冷静、无精打采、冷淡、厌于做事、退让、话少
好奇、兴趣广泛、有创造力、有创新性、富于想象、非传统的	开放性（O） 评鉴对经验本身的积极寻求和欣赏;喜欢接受并探索不熟悉的经验	习俗化、讲实际、兴趣少、无艺术性、非分析性
有同情心、乐于助人、宽宏大量、易轻信、直率	宜人性（A） 评鉴某人思想、感情和行为方面在同情至敌对一连续体上的人际取向的性质	愤世嫉俗、粗鲁、多疑、不合作、报复心重、残忍、易怒、爱操纵别人
有条理、可靠、勤奋、自律、准时、细心、整洁、有抱负、有毅力	认真性（C） 评鉴个体在目标取向行为上的组织性、持久性和动力性的程度,把可靠的、严谨的人与那些懒散的、邋遢的人作对比	无目标、不可靠、懒惰、粗心、松懈、不检点、意志力弱、享乐

三、人本主义人格理论

人本主义人格理论家的代表是马斯洛（图5-9)和罗杰斯,这里主要介绍马斯洛的相关理论。马斯洛开创的人本主义人格理论实际上是建立在需要层次理论基础上的。马斯洛将人类的需要分为低层次和高层次两类。

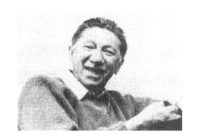

1. 低层次的需要

低层次的四种需要如下。

图 5-9 马斯洛

（1）生理需要　生理需要是人最基本的需要,例如吃饭、喝水、睡眠、性等。它直接与人的生存相关,因此,在所有需要中,处于最大优势的地位。

（2）安全需要　马斯洛把安全需要解释为对组织、秩序、安全感和预见性的追求。当这种需要不能得到相应满足时,就会对个体的行为起支配作用,使行为的目标统统指向安全。处于这种状态的人,可能仅仅为安全活着。

（3）爱与归属需要　当生理和安全的需要得到满足时,爱和归属需要就开始支配

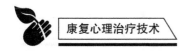

人的行为。这时,人开始追求与他人建立友情,希望在自己所在的团体里求得一席之地。他们把友情看得非常可贵,希望能有幸福美满的家庭,渴望在一定的社会团体中建立和谐的同事关系。

(4)自尊需要　自尊需要分为两个部分:①要求得到别人的重视和尊敬,具体包括对地位、名誉、声望、赏识、威信等的期待;②让自己感到自己更为强大,具体包括对充满自信、获得本领、成就、独立、自由等的欲望。

以上四种需要为基本需要。基本需要具有以下特点:①缺少它会引起疾病;②有了它可免于疾病;③恢复它能治疗疾病;④在自由选择的情况下,丧失它的人宁愿寻求它而不是寻求其他需要的满足;⑤在一个健康人的身上,它处于低潮的或者不起作用的状态。

2. 高层次的需要

高层次的三种需要如下。

(1)认知需要　在社会活动中,人会产生探索周围环境的欲望、探索事物发展规律的欲望,这就是认知的需要。如果认知需要得不到满足,人就会产生很大的精神压力。

(2)审美需要　审美需要属于对成长具有重要意义的社会需要,它包括对美的需要、美学上令人快乐的经验的需要等。有强烈审美需要的人,都希望有一个令人愉悦、舒适、美观的环境。当这种需要得不到满足时,就会产生严重的心理障碍。

(3)自我实现需要　如果一个人的认知需要、审美需要都得到了满足,那么他就可以达到需要层次的最高点,即自我实现需要。马斯洛把自我实现的需要描述为一种想要变得越来越像人本来的样子,人的全部潜能得到充分发展的愿望。他指出,所谓的自我实现,就是指一个人能够成为什么,他就必须成为什么,他必须忠于自己的本性。

以上三种需要为成长需要。成长需要具有以下特点:①不受人的直接欲望所左右;②以发挥自我潜能为动力;③这类需要的满足能使人产生最大限度的快乐。

马斯洛后来又将认知需要、审美需要归入自我实现需要,形成五种需要的层次结构(图5-10)。

在谈到人的需要层次理论与健康人格的关系时,马斯洛认为心理健康水平真正优秀、人格真正健全的自我实现者具有以下13个优秀的品质。

(1)良好的现实知觉　他们对周围社会的知觉是客观的,能够如实地看待社会,而不是按照自己的欲望和需要看待周围社会。

(2)接纳自然、他人与自己　心理健康者能够接受自然、他人与自身的不足,不会为这些不足所困扰。

(3)自发、坦率、真实　心理健康者完全不会装假。他们的行为自然、对人坦诚,他们不会隐藏或伪装自己的情绪与情感,除非这些情绪与情感的表现会伤害他人。

(4)不以自我为中心　他们每个人都有其所专注的某种工作,这是心理健康的基本保证。他们热爱自己的工作,工作对他们来说并非真正的劳苦,更多的是从事工作所带来的快乐。

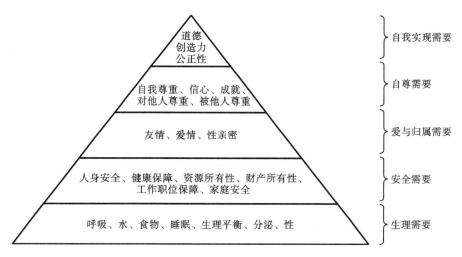

图 5-10　五种需要的层次结构

（5）有独处和自立需要　心理健康者能独处,能自立,他们不依赖于别人来求得安全感和满足,他们首先依赖自己。

（6）自主地发挥功能　心理健康者在社会环境和物理环境中,有自主地发挥功能的需要和能力。他们的满足来自自身的内部,来自自己的智慧和潜能。

（7）经常的愉快体验　心理健康者对每一件事的体验都是愉快的,他们不会因为体验的重复而烦恼。

（8）存在高峰的体验　高峰体验可使人们体验到强烈的醉心、狂喜和敬畏的情绪。心理健康者能从中体验到强烈的力量、自信和决断的意识,此时,没有他们不能做的事,没有他们达不到的目的。

（9）有社会兴趣　心理健康者能够积极参与社会活动,并且能够很好地适应社会发展。

（10）人际关系良好　自我实现者与他人友谊更好、更长久,他们能像关心自己一样关心朋友的成长与发展。

（11）民主性强　心理健康者没有偏见,对他们来说,社会阶层、教育水平、宗教、种族或肤色的不同并不重要。

（12）有创造性　自我实现者都有独创、发明和革新的特点。

（13）抗拒遵从　具有自主特征的人是自我定向的。虽然他们并不有意识地轻视社会习俗和规范,但仍能够走自己的路,能够抗拒遵从他人观念、行为和价值观。

四、人格与健康

（一）A 型人格与冠心病

A 型人格,也称 A 型行为模式,是指个性急躁、求成心切、善进取、好争胜的一种性格。A 型人格的概念本来并不带有好或坏的判断,它之所以成为心理学研究的问题,主

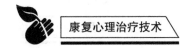

要是由于 A 型人格与冠心病的关系。

A 型人格与心脏疾病具有某种联系最初是由两个心脏病学家弗里德曼和罗森曼在临床观察的基础上提出来的。事实上，最早的一些观察是由一个秘书做出的。他注意到很多患者在等待看医生时显得很不耐心。后来由这两个心脏病学家接着观察，发现许多患冠心病的年轻人都有某种行为上的特征，如争强好胜、时间紧迫感强、具有攻击性等。临床访谈观察到的这一模式，通过结构性访谈进一步测定出了个体在这些方面的差异。

A 型人格的人心理与行为的主要特征是：①时间观念特别强，对时间有紧迫感，常常感到时间不够用并因此产生压力；②具有长期的亢奋状态，常常同时思考或做两件事情，总是设法把工作日程安排得满满的，每天大部分时间都处于紧张状态；③雄心勃勃，竞争性强，追求成就，有较强的事业心，力求达到更高要求，勇于承担责任；④遇到挫折时变得具有敌意和攻击性，对他人怀有戒心，缺乏耐心和容忍力。与之相对应的 B 型人格的人的主要特征是：悠然自得，不爱紧张，一般无时间紧迫感，不喜欢争强好胜，有耐心，能容忍等。

通过专门的训练，A 型人格可以在一定程度上得到矫正。有研究者帮助 1 000 多名至少有过一次冠心病发作的患者改变他们的 A 型人格。例如，为了降低他们的时间紧迫感，要求他们练习排队，并借此机会考虑那些在正常情况下他们没有时间去想的事情或观察别人的谈话；学习在不对别人发脾气的情况下表达自己的意见；改变某些具体的行为方式（如不匆匆忙忙吃饭或说话等）；重新评估一些基本信念以及设法使家庭和工作环境不那样充满压力。经过四年半的时间，结果发现这些患者冠心病复发率几乎只有那些没有学过如何改变生活方式的对照组被试者的一半。

（二）C 型人格与癌症

英国学者 Greer 等人发现癌症患者有某些人格特征，这些特征可使人易得癌症。这一设想很快得到了美国学者 Temoshok 和德国学者 Baltrush 的支持，并进一步提出了癌症易感性行为特征——C 型人格的概念，认为具有过度的社会化、对愤怒的否认与不表达、"好"人等特征的人易患癌症。

现在一般认为，C 型人格即癌症倾向性格。在日常生活中，我们常常会遇到一些不如意或者是不公正的事情，很多人会由此而抱怨、发泄等，但是，C 型人格的人心理与行为的特征是：很难公开表达自己的情绪，谨言慎行，常常自责，极怕失败；患病不肯求医，对人有戒心，没有很密切的人际关系；认命，认为生活无意义、无价值、无乐趣；和家人有很深的隔膜，不把心思向人倾诉，情绪不安时找不到倾诉的对象。也可以这样说，要是对某些错误做出惩罚时，C 型人格者往往是惩罚自己，而不是惩罚别人。

许多研究都证实了 C 型人格是导致癌症倾向的性格因素，虽然一些结论尚有待于进一步研究，但某些结论有比较一致的看法，例如，有研究认为对愤怒的压抑、抑郁与癌症的发生和导致治疗失败有直接的联系等。对于 C 型人格为什么会导致癌症的原因，学术界的看法认为：C 型人格会严重妨碍体内的免疫功能，使这种功能不能充分发挥抗癌的作用,致使癌细胞扩散。

C型人格的研究提示我们,要注意培养自己乐观开朗的性格,多一些幽默感,更重要的是要合理地调节自己的情绪,不能经常压抑负性情绪,而应该把自己的烦恼、愤怒、苦闷等以适当的方式发泄出来。

（三）D型人格与冠心病

荷兰学者 Denollet 将冠心病有关心理因素和现代人格理论进行综合分析及因素分析,再通过长期大样本的追踪证实,提出了一个新的冠心病预测因子——D型人格。D型人格包含了两个稳定的人格特质,即负性情感和社交抑制,这两种人格特质的得分同时高于正常人群时即定义为D型人格。D型人格者倾向于担忧,对生活悲观、紧张和不愉快,他们更容易恼怒,总体上不大可能体验积极的情绪,同时,由于担心遭到拒绝和不赞同,而不向他人倾诉其负性情感。D型人格者总体上与其他人很少有个人联系,而且,当他们与陌生人在一起时常常感到不舒服。研究证明,D型人格是导致冠心病的危险因素。关于D型人格冠心病患者预后的研究,最早见于 1995 年 Denollet 和他的同事的报道:在 105 名心肌梗死后患者的死亡病例中,73%的具有D型人格;在仅由心血管事件引起死亡数目的比较中,D型人格患者的数目是非D型人格患者的 6 倍。结果提示,D型人格对冠心病有不良影响。

 知识链接

A 型人格测试

以下各题,请用"是"与"否"作答,请在答题时,不要作太多的考虑,尽快答完。

1. 我总是力图说服别人同意我的观点。

2. 即使没有什么要紧的事,我走路也很快。

3. 我经常感到应该做的事太多,有压力。

4. 我自己决定的事,别人很难让我改变主意。

5. 有些人和事常常使我十分恼火。

6. 在急需买东西但又要排长队时,我宁愿不买。

7. 有些工作我根本安排不过来,只能临时挤时间去做。

8. 上班或赴约会时,我从来不迟到。

9. 当我正在做事时,谁要是打扰我,不管有意无意,我总是感到恼火。

10. 我总是看不惯那些慢条斯理、不紧不慢的人。

11. 我常常忙得透不过气来,因为该做的事情太多了。

12. 即使跟别人合作,我也总想单独完成一些更重要的部分。

13. 有时我真想骂人。

14. 我做事总喜欢慢慢来,而且思前想后,拿不定主意。

15. 排队买东西,要是有人加塞,我就忍不住要指责他或出来干涉。

16. 我觉得自己是一个无忧无虑、自由自在的人。

17. 有时连我自己也觉得,我所操心的事远远超过我应该操心的范围。

18. 无论做什么事情,即使比别人差,我也无所谓。

19. 做什么事我都不着急,着急也没有用,不着急也误不了事。

20. 我从来没有想过要按自己的想法办事。

21. 每天的事情都使我精神十分紧张。

22. 即便是逛公园、赏花、观鱼等,我也总是先看完,等着同来的人。

23. 我常常不能容忍别人的缺点和毛病。

24. 在我认识的人里,个个我都喜欢。

25. 听到别人发表不正确的见解,我总想立即就去纠正他。

26. 无论做什么事情,我都比别人快一些。

27. 当别人对我无理时,我对他也不客气。

28. 我总觉得我有能力把一切事情办好。

29. 聊天时,我总是急于说出自己的想法,甚至打断别人的话。

30. 人们认为我是个安静、沉着、有耐性的人。

31. 我觉得在我认识的人之中,值得我信任和佩服的人实在不多。

32. 对未来我有许多想法和打算,并总想都能尽快实现。

33. 有时我也会说人家的闲话。

34. 尽管时间很宽裕,我吃饭也快。

35. 听人讲话或报告如讲得不好,我就非常着急,总想还不如我来讲。

36. 即使有人欺负了我,我也不在乎。

37. 我有时会把今天该做的事拖到明天去做。

38. 人们认为我是一个干脆、利落、高效率的人。

39. 有人对我或我的工作吹毛求疵时,很容易挫伤我的积极性。

40. 我常常感到时间晚了,可一看表还早呢。

41. 我觉得我是一个非常敏感的人。

42. 我做事总是匆匆忙忙的,力图用最少的时间办尽量多的事情。

43. 如果犯了错误,不管大小,我全都主动承认。

44. 坐公共汽车时,我常常感到车开得太慢。

45. 无论做什么事,即使看着别人做不好我也不想拿来替他做。

46. 我常常为工作没有做完,一天又过去了而感到忧虑。

47. 很多事情如果由我来负责,情况要比现在好得多。

48. 有时我会想到一些说不出口的坏念头。

49. 即使领导我的人能力差、水平低,不管怎么样,我也能服从和合作。

50. 必须等待什么的时候,我总是心急如焚,缺乏耐心。

51. 我常常感到自己能力不够,所以在做事遇到不顺利时就想拖延。

52. 我每天都看电视,也看电影,不然心里就不舒服。

53. 别人托我办的事,只要答应了,我从不拖延。

54. 人们都说我很有耐性,干什么事都不着急。

55. 外出乘车、乘船或跟别人约定时间办事时,我很少迟到。

56. 偶尔我也会说一些假话。

57. 许多事本来可以大家分担,但我喜欢一个人去干。

58. 我觉得别人对我的话理解太慢,甚至理解不了我的意思。

59. 我是一个性子暴躁的人。

60. 我常常容易看到别人的短处而忽视别人的长处。

记分方法:

• 13、14、16、18、19、30、33、37、45、48、49、51、54、56 题回答"否",记 1 分,其他题目回答"是"记 1 分。

• TH 因子——时间匆忙感、时间紧迫感、做事快。题目号码:1、4、5、9、12、16、17、18、23、25、28、30、31、35、39、41、45、47、49、50、52、54、57、59、60。

• CH 因子——争强好胜、怀有戒心或敌意、缺乏耐心。题目号码:2、3、6、7、10、11、14、15、19、21、22、26、29、32、34、37、38、40、42、44、46、51、53、55、58。

• L 因子——如果你的 8、13、20、24、27、33、36、43、48、56 题这 10 个题目的得分超过(或等于)7 分,那么本次测试的可信度则不会很高。

• 总分 37~50 分属于典型的 A 型人格。

• 总分 29~36 分属于中间偏 A 型人格(简称 A⁻ 型人格)。

• 总分 27~28 分属于中间型人格(简称 M 型人格)。

• 总分 19~26 分属于中间偏 B 型人格(简称 B⁻ 型人格)。

• 总分 1~18 分属于典型的 B 型人格。

• L 因子的得分只供研究和使用者参考,L 因子的得分超过(或等于)7 分者可认为是无效答卷。

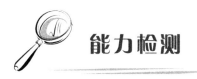 能力检测

1. 什么是人格? 它的特点有哪些?

2. 气质与性格有什么不同?

3. 希波克拉底是如何对气质类型进行划分的?

4. 弗洛伊德人格理论的主要内容是什么?

5. 艾里克森的人格理论将人生分为几个阶段? 每个阶段的主要任务是什么?

6. 简要分析大五人格理论。

7. 谈谈 A、B、C、D 型人格与人类健康的关系。

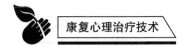

8. 案例分析

2011年4月14日，辽宁省鞍山市宁远镇二台子村发生一起特大杀人案，犯罪嫌疑人周宇新在自己开办的大众浴池和洗车店内，将包括他妻子、儿子在内的家人和店员共计10人全部杀死。经公安干警连续20多个小时的紧张工作，周宇新于4月15日16时许在辽宁省营口市落网。此案件即所谓的"连杀10人恶性案件"。

随着案件调查的深入，周宇新的杀人动机逐渐清晰。总的来说是因为外债过多及家庭矛盾的影响，使得周宇新对生活失去信心，并最终导致了极端行为。

《法制日报》记者最新了解到，具体到每一个被害对象，对于周宇新来讲，其积怨形成原因、产生杀机原因也有所不同，而正是若干个积怨导致周宇新制造了连杀10人的惊天大案。

记者此前调查了解到，周宇新的姥姥和母亲均患有精神病，在他四五岁时母亲因精神病复发离家出走，至今未归。他是被父亲带大的。原本对杀害儿子和父亲保持沉默的周宇新终于开口了，称其是担心儿子和父亲没有人抚养和赡养，更不希望自己的童年经历在儿子身上重演。至于杀害负责浴池收银的服务员，周宇新交代，基本上是出于"恨乌及屋"的心理，因为收银员是妻子闫冰的外甥女。

周宇新还交代，杀害洗车工是因为怀疑其中一名洗车工与妻子有染；杀害房东是因其催要房租继而产生怨恨。在这个过程中，隔壁五金店老板的父亲闻声进店查看情况，又被周宇新杀死。

据了解，周宇新在作案现场共抽了4包香烟，从这一方面足见其内心纠结、情绪处于极度焦虑之中。记者还向警方了解到，作案后的周宇新具有一定的反侦查能力，表现为他将手机、身份证、车牌照全部扔掉。但是，慌忙乘车逃跑的周宇新居然没有注意车辆自身的记号，直到被警方抓获时，面包车上还有"宇新电器修理"的字样。

另悉，警方抓获周宇新时，他身上只有100多元。归案后的周宇新交代，到营口市鲅鱼圈后，他曾到一个工地上想伺机作案抢点钱后再度逃命，并最终实现杀害岳父的目的。

试分析周宇新的人格特点，并且结合案例试述人格形成的影响因素。

（苏　红）

项目 6 心理应激

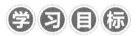

掌握：应激、心理应激、应激障碍的概念；应激源的分类；心理应激对健康的消极、积极影响等。

熟悉：应激导致的生理、心理反应；常见应激障碍的类别、概念、表现等。

了解：生活中常见的应激表现；应激障碍的干预方法。

任务 1 应激的概念及应激源

一、概述

在日常生活中，为什么有的人会在紧张情况下肠胃痉挛、剧烈疼痛？为什么有的人会因为恐惧的事情而活活吓死？为什么在紧急情况下，你能跨过一条平时根本不可能跨过去的沟壑？这些都和机体的应激有关系。

由于应激关系到机体对环境的适应，影响着人们的身心健康，它已成为现代科学研究的一个重要课题。应激是多学科关注的概念，也是目前神经科学研究的前沿部分，现代医学、心理学、社会学、人类学均以应激作为重要研究课题。对应激的研究在近70年不断发展着，人们对应激日益重视。

二、应激

应激尚无统一的概念。应激一词最初源于物理学，意为"张力或者压力"。加拿大生理学家塞里在1936年将其应用于生物学和医学领域。塞里认为应激是机体对外界或内部各种刺激所产生的非特异性应答反应的总和，他将这些与应激源关系不大的非特异性变化称为应激，将这种非特异性的反应称为一般适应综合征（GAS）。20世纪60年代，美国心理学家拉扎洛斯强调认知因素在应激反应中的中介作用，他把应激看成个体与环境之间失衡而产生紧张的一种主观能动的过程，给应激注入了新的内涵。

塞里认为一般适应综合征是机体通过兴奋腺垂体-肾上腺皮质轴（后来发展为下丘脑-垂体-肾上腺轴）对有害刺激所作出的防御反应的普遍形式，包括警觉期、抵抗期、衰竭期三个连续的阶段。

（一）警觉期

机体为了应对有害环境刺激，会产生一系列生理、生化变化，以唤起体内的整体防

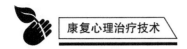

御能力,此阶段称为警觉期,也称为动员阶段。主要表现为肾上腺素分泌增加、心率和呼吸加快、血压增高、出汗、手足发凉等。此时,全身血液优先供应到心、脑、肺和骨骼肌系统,以确保机体处于"战"或"逃"的准备阶段。

(二) 抵抗期

如果有害刺激持续存在,机体可通过提高体内的结构和机能水平以增强对应激源的抵抗程度,此阶段称为抵抗期。主要表现为生理和生化改变继续存在,合成代谢增强,如垂体促肾上腺皮质激素和肾上腺皮质激素分泌增加,以增强应对应激源的抵抗程度。在大多数情况下,应激只引起这两个阶段的变化,即可达到适应,机体功能恢复正常。

(三) 衰竭期

如果继续处于持续的有害刺激之下或有害刺激过于严重,阻抗阶段延长,机体将会丧失所获得的抵抗能力而转入衰竭期。主要表现为淋巴组织、脾、肌肉和其他器官发生变化,导致躯体的损伤而产生所谓的"适应性疾病",甚至死亡。

三、心理应激

塞里的研究仅限于动物实验,对动物的观察也仅限于生理方面的变化,其观察指标局限于对器官水平的观察。因此,塞里的应激概念被称为生理应激。几乎与塞里同时,心理学界开始关注社会生活中的进展事件对人的影响,随着研究的深入越来越认识到许多与应激有关的中间心理、社会因素(如个人认知评价、应对方式等)在应激中的意义。

以马森和拉扎洛斯为代表的学者对应激的研究更多地关注应激对机体心理功能和健康、疾病的影响,对引起机体应激的刺激也不局限于生物方面,而是扩展到心理、社会方面。随着研究的进一步发展,现代应激理论强调了认知评价这一心理中介因素在应激中的重要作用,也把应对方式当作重要的心理中介机制,从而丰富了应激的概念。目前,在医学心理学领域内,应激的含义已不再局限于塞里最初的定义,而可归纳为以下三个方面。

(一) 应激源是一种刺激物

这种刺激物来源十分广泛,可以是躯体的、心理的、社会的和文化的,如工作压力、人际关系紧张、拥挤、噪音、迁居等。而且应激源不一定都是不愉快的,如庆典、结婚等重大活动,这些刺激物均构成心理应激源。

(二) 应激是机体对刺激的反应

应激是机体对刺激或应激情境所做的应答反应,是机体固有的、具有保护性和适应性功能的整体防卫反应。

(三) 应激是一种察觉到的威胁或挑战

应激发生于个体处在无法应对或调节的需求之时。拉扎洛斯指出,应激发生于个体察觉或估计到这种刺激物具有某种威胁或挑战之时,这种估计来自对环境需求的情境以及个体处理这些需求的能力的评价。拉扎洛斯突出了认知评价这一心理中介因素的重要性,他认为心理应激是个体对外界环境有害物、威胁、挑战经认知、评价后所产生的生理、心理和行为反应。由于个体对情境的察觉和估计存在差异,因此个体对应激源作出的反应也就存在差异。

近十几年来,在拉扎洛斯理论的基础上,人们逐渐趋向于将心理应激看作是以认知评价因素为核心的过程。我国学者姜乾金提出认知心理应激作用过程模型(图 6-1),认为生活事件、认知评价、应对方式、社会支持、个性特征等都是应激的相关变量,可分别从应激源、应激中介因素和应激反应三个方面及相互关系来认识。

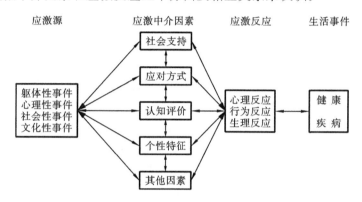

图 6-1 认知心理应激作用过程模型

综上所述,心理应激是个体察觉到内、外环境的需求和机体满足需求的能力不平衡时倾向于通过心理和生理反应所表现出的调节应对过程,反应可以是适应的或适应不良的。心理应激有时也称为心理社会应激、紧张状态、心理压力,或简称应激。

应激反应是生命为了生存和发展所必需的,它是机体适应、保护机制的重要组成部分。应激反应可提高机体的准备状态,有利于机体的战斗或逃避,有利于在变动的环境中维持机体的自稳态,增强适应能力。从本质上看应激反应是防御性、保护性的,以对抗各种强烈刺激的损伤性作用,但超过一定限度就会引起应激性疾病。

四、心理应激对健康的影响

心理应激与人的健康(包括生理、心理和社会适应三个部分)密切相关,这种关系是相互的。心理应激会影响个体的健康,而个体的健康状况也会影响应激的反应强度和对应激的耐受力。当心理应激适度时,会对人体健康产生积极的影响,而当心理应激作用持久、负荷过重时,则会对健康产生消极影响。总的来说,心理应激对个体的健康既有积极的影响,又有消极的影响。

(一)心理应激对健康的积极影响

适度的心理应激对人体的身心健康不但无伤害,反而是有益的,它具有警觉作用,

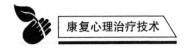

可以促使人作出有效的思维和迅速的对策，以便更加适应周围环境，这类心理应激被称为良性心理应激。心理应激对健康的积极影响至少表现在以下两个方面。

1. 适度的心理应激是个体成长和发展的必要条件

个体的成长和发展涉及身心和社会功能的成长与发展，其成长发育取决于先天遗传和后天环境两个重要方面。人从小到大经历的各种心理应激作为一种环境因素能提高个体对生活的应对能力。研究表明，个体的早期特别是青少年时期，适度的心理应激经历可以提高个体后来在生活中的应对能力与适应能力，从而能更好地耐受各种紧张性刺激物和致病因子的侵袭。如青少年艰苦的家庭条件与生存环境，可锤炼出他们坚强的意志与毅力，使他们在以后的各种艰难困苦面前应对自如，社会适应能力大大增强。而心理治疗的临床经验也告诉我们，那些小时候受"过分保护"的孩子，因为缺乏心理应激，在离开家庭走上社会以后，往往容易发生适应问题和人际关系问题，甚至容易罹患各种身心疾病。

2. 适度的心理应激是维持个体正常心理和生理功能活动的必要条件

人的生理、心理和社会功能都需要刺激的存在，适当的刺激和心理应激有助于维持人的生理、心理和社会功能。当有机体处于感觉剥夺，与外界环境刺激处于高度隔绝的特殊状态时，几天之后就会发生某些病理心理现象，如：出现视幻觉、听幻觉；对外界刺激过于敏感，情绪不稳定，紧张焦虑；主动注意涣散；思维迟钝；暗示性增高；神经症症状等。对动物的感觉剥夺研究也表明，把动物放在完全无刺激的寂静环境中，会损伤动物健康，甚至可以引起死亡。反之，经常参加紧张的球赛，运动员的骨骼肌、心、肺功能，神经反射功能，大脑分析、判断、决策功能均得到增强；同样，紧张的学习、工作可使人变得聪明、机灵、熟练，大大增强了个体的生存、适应能力。

（二）心理应激对健康的消极影响

很长时间以来，心理应激或紧张状态未能引起人们的足够重视，理由是"那不会伤害我，反而使我更强有力"。但是20世纪70年代开始有人提出"现代人类疾病一半以上与心理应激有关"，而大量的最新科研成果也表明，心理应激能对人的身心造成多方面的伤害，与疾病有着潜在联系，可以导致过敏性疾病、哮喘、癌症、心血管疾病等。有些时候，人的胃在没有病的情况下也会出血，是什么原因？就是因为过度紧张或心理压力过大，医学上称之为"应激性胃出血"。心理应激对心血管施加额外的负担，促使了疾病的发展。它们之间并非是简单的因果关系，而是相互影响，并随环境的改变而使心理应激与疾病的关系发生相应变化的。

20世纪90年代，美国心理学家希尔顿·科恩及其同事在心理应激试验中发现，心理应激反应强烈的人接触呼吸道病毒时，较其他人更易患感冒。他的结论是：虽然个别的心理应激事件并不会影响受试者得病的机会，但长期的心理应激，如与家庭成员的持续不断地冲突，会使这种机会增加3～5倍。

心理应激对健康的消极影响主要表现在以下三个方面。

（1）心理应激引起的心理和生理反应，成为人们身体不适、虚弱和精神痛苦的根源和就医寻求帮助的原因，包括：①急性心理应激状态，临床上常见的有急性焦虑反应、血管迷走反应和过度换气综合征等；②慢性心理应激状态，强度虽小但长期的心理应激常使个体出现头晕、疲惫、乏力、心悸、胸闷伴心率加快、血压升高等症状和体征，还可能出现各种神经症表现，情感性精神障碍和精神分裂样表现，并常常被医生忽略而久治不愈。

（2）心理应激可加重已有的精神和躯体疾病，或使这些疾病复发。佩克尔的研究发现，神经症患者的心理应激程度与疾病的严重程度呈线性关系。躯体疾病的例子则更为常见，如冠心病患者在争执或激烈辩论时发生心肌梗死；病情已得到控制的哮喘患儿，在母亲离开后哮喘继续发作等。

（3）心理应激可导致机体抗病能力下降，并在其他因素的共同影响下导致新的精神和躯体疾病。严重的心理应激可引起个体过度的心理和生理反应，造成内环境的紊乱，各器官、系统的协调失常，稳态破坏，造成免疫抑制，降低对外界理化、生物致病因素的抵抗力，从而使机体处于对疾病的易感状态。体内那些比较脆弱的器官和系统便极易首先受累而发病，如应激性胃溃疡、应激性糖尿病等就是典型的例子。

五、应激源

向有机体提出适应和应对要求，经个体认知评价后可以引起心理或生理反应的刺激物称为应激源。实际上任何与个体原有心理、生理水平相异的客观变化都能构成应激源。但并非所有应激源均能使个体体验到紧张状态，这与刺激物的性质、强度、持续时间、新颖性、不可预测性等特点有关。一种刺激物能否成为应激源，除了同该刺激物本身的性质和特点有关之外，还取决于当事人对它的态度、认知、评价、适应、应对能力等主体因素以及环境特点等。

（一）按来源分类

1. 躯体性应激源

躯体性应激源是指作用于肉体、直接产生刺激作用的刺激物，包括各种理化刺激物与生物刺激物，它是 Selye 早年提出的生理应激源。最初只是把这些刺激物看作是引起生理反应的因素，现在则认为刺激物也可导致心理反应。

2. 心理性应激源

心理性应激源包括人际关系的冲突、个体的强烈需求或过高期望、能力不足或认知障碍等。

3. 社会性应激源

社会性应激源可以概括为以下两大类。

（1）客观的社会学指标：经济、职业、婚姻、年龄、受教育水平等差异。

（2）社会变动性与社会地位的不合适：包括世代间的变动（亲代与子代的社会环境

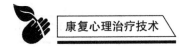
变异）；上述社会学指标的变迁；个人的社会化程度、社会交往、生活、工作的变化；重大的社会政治、经济的变动等。

4. 文化性应激源

文化性应激源是指因评议、风俗、习惯、生活方式、宗教信仰等引起应激的刺激物或情境。如迁居异国他乡，语言环境改变等"文化性迁移"。

（二）按社会生活情况分类

1. 生活事件

生活事件是最早被注意到的影响健康的心理应激因素之一。生活中面临的各种问题，是造成心理应激并可能进而损伤躯体健康的主要刺激物。目前在心理应激研究领域，生活事件包括了生物、心理、社会和文化等方面的刺激。

如按现象学分类，生活事件主要包括工作问题、家庭问题、人际关系问题和经济问题等。

如按生活事件对个体的影响分类，则包括正性生活事件和负性生活事件。前者是指具有明显积极意义而产生积极体验的事件，如晋升、受奖等；后者是指个人认为对自己产生消极作用的不愉快事件，如失恋、失业等。

如按生活事件是否可预料、可控制来分类，还可分为不可预料或不可控性生活事件和可预料或可控性生活事件，前者如海啸、空难、车祸、中巨奖等，后者如工作压力过重、人际关系紧张等。负性生活事件与不可预料或不可控性生活事件对个体心身的影响较大，尤其是个体对意外突发的负性生活事件没有心理准备时，常出现晴天霹雳似的震撼感，从而导致强烈应激反应。

1967年，霍尔姆斯和雷赫在美国对5000多人进行了关于生活事件对健康影响的调查研究。他们将人类社会生活中遭受到的生活危机归纳并划分等级，根据每一项生活事件引起生活变化的程度或达到社会再适应所需努力的大小，设置了生活变化单位（LCU）。根据评定表列出43项生活事件，以生活变化单位为指标加以评分，用以检测生活事件对个体的心理刺激强度。研究者认为，配偶死亡引起当事人生活变化的程度最大，所以规定配偶死亡的生活变化单位为100，其他生活事件的生活变化单位由每一位被调查者与前述标准对比参照自评，最后获得了被调查总体对43项生活事件自评的"生活变化单位平均值"，并由大到小按次序进行排列，编制了一张包括43项生活事件及相应的生活变化单位的目录表，称为社会再适应评定量表（SRRS）（表6-1）。

2. 日常生活中的困扰

拉扎洛斯等人在1981年编制了一个测量日常困扰的量表，命名为"困扰量表"。拉扎洛斯等将日常烦恼带来的苦恼称为困扰或微应激源。这些困扰被喻为鞋中细沙，或谚语中所称的压断骆驼脊梁的最后一根稻草（短时间内小烦恼的积累）。拉扎洛斯等发现，困扰受人的自我价值影响很大，许多人最为困扰的是工作、家庭及人际关系，并通过问卷调查发现:困扰可预测近期健康,是重大生活事件,对健康有长远影响。大学生焦虑的问题是考试、学习兴趣缺乏、无意义感、人际关系不良;中年人则主要因经济而焦虑。

表6-1 社会再适应评定量表

序号	生活事件	生活变化单位	序号	生活事件	生活变化单位
1	配偶去世	100	23	子女离家	29
2	离婚	73	24	与配偶家人不和睦	29
3	分居	65	25	个人杰出的成就	28
4	入狱	63	26	配偶开始或停止工作	26
5	亲密的家人去世	63	27	学业的开始或结束	26
6	自己受伤或生病	53	28	生活水平的改变	25
7	结婚	50	29	个人习惯改变	24
8	被老板解雇	47	30	和上司相处不好	23
9	婚姻的调和	45	31	工作时数或工作条件的改变	20
10	退休	45	32	搬家	20
11	家庭成员重病	44	33	转学	20
12	怀孕	40	34	娱乐的转变	19
13	性功能障碍	39	35	宗教活动的改变	19
14	家庭增加新成员	39	36	社交活动的改变	18
15	工作变动	39	37	少量负债或借贷	17
16	经济状况改变	38	38	睡眠习惯的改变	16
17	好友去世	37	39	家庭聚会次数的改变	15
18	从事不同性质的工作	36	40	饮食习惯的改变	15
19	夫妻感情破裂	35	41	休假	13
20	中等负债或借贷	31	42	过节	12
21	丧失贷款抵押品的赎取权	30	43	轻微犯法	11
22	工作职责的转变	29			

（三）按环境因素分类

1. 家庭环境因素

家庭有几个显著的阶段——寻找配偶、适应婚姻、生孩子、养孩子、职业滑坡和退

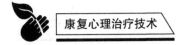

休。不同的阶段可能会经历不同的变迁，其中，正常的家庭变迁有新家庭建立、增加新家庭成员、家庭成员分别、失去家庭成员等；不正常的家庭变迁有离婚、家庭暴力等。这些应激源和家庭的薄弱性交互作用产生危机。家庭薄弱性的变量主要有以下四种：经济地位或经济适宜度、健康状况或身体适宜度、心理资源和教育水平。

2. 工作环境因素

工作应激可定义为工作需求超过工人成功应对的能力。

（1）职业内在的应激源：职业劳动本身固有的应激源，如劳动条件，劳动范围，工作负荷（量的多少，难度的大小）及速度控制、职业发展。

（2）企业、事业单位中的政策及与其执行有关的应激源，如组织的结构与氛围，职业性人际关系，个体在组织中的角色、负责程度，个人职业经历，政策调整（下岗）。

3. 社会环境因素及个人特殊遭遇

经济、职业、婚姻的变化，个人的社会化程度，社会交往，生活工作的变化等。

4. 物理环境因素

噪声是现代化城市中最惹人注意的环境应激源之一。

任务 2 应 激 反 应

案例引导

心律失常与情绪应激有着密切的关系。在心血管急性事件中，情绪应激已被认为是一个"扳机"，已成为触发急性心肌梗死、心源性猝死的重要诱因。

湖南游客陈佑铭于 2010 年 5 月 22 日在香港旅游时，与当地导游就强迫购物发生争执，后因心脏病发作猝死。

陈佑铭的骨灰后由家人领回，据陈佑铭独生女陈小姐转述的家属证词显示：65 岁的陈佑铭在 2010 年 5 月 21 日与老伴抵香港旅游，由香港永盛旅行社负责接待，22 日午后与团友一行人到达由该旅行社安排的一家珠宝店，被当地一名郑姓导游要求在店内逗留至少 2 h。陈佑铭逗留 30～40 min 后与几位团友出门透气，约 20 min 后在郑姓导游的一再要求下回到店内。

陈小姐说："当时父亲表明自己身体不适，又有心脏病，郑姓导游反而说父亲是以病威胁，让老人家非常气愤。"

陈佑铭随后在湖南方面旅行社领队的陪同下准备出门，却突然晕倒昏迷，后经抢救无效死亡。

一、概述

当个体觉察到应激源威胁后，就会引起生理、心理与行为的变化，这种变化称为应激反应（简称应激）。一般说来，应激反应包括生理反应和心理反应，可以同时发生并且相互影响。

二、应激的生理反应

在应激状态下机体发生的生理反应是生理学家、心理生理学家和医学工作者非常感兴趣的研究课题。期间发生的生理反应既是身体对应激的适应、调整活动，又是在某些情况下导致疾病的生理基础。生理反应如果适度，有助于身体对抗应激源造成的变化，恢复内稳态。但是如果生理反应过于激烈、持久，便会损害人的适应能力，从而引起身心症状，造成机体对各种疾病的易感状态，甚至造成死亡。

塞里曾用"全身适应综合征"来概括应激的生理反应，他认为生理反应的核心是垂体-肾上腺皮质轴的激活。而许多学者的研究表明，应激反应不仅仅限于垂体-肾上腺皮质系统的活动，只要应激达到一定强度、持续足够的时间，生理反应就可能广泛地涉及神经系统、内分泌系统和免疫系统。

坎农对应激状态进行研究后认为应激时机体进入了"战或逃"的状态，提出机体在遇到挑战或危险的情况下，常产生肾上腺髓质分泌增加和交感神经兴奋的现象，表现为心率和呼吸加快，心搏速率增加，脾脏缩小，肝糖原释放，瞳孔扩大，皮肤和内脏的血管收缩，血液由这些部位向肌肉和脑部转移，使机体处于"战或逃"状态。肾上腺素与去甲肾上腺素，促肾上腺皮质激素与皮质类固醇在血浆内浓度增高，它们被称为"应激激素"。在主动进攻的战斗中去甲肾上腺素增高的比例上升，在逃跑与失去控制的焦虑情境下肾上腺素增高的比例上升。

马森发现，处于应激状态下的猴子体内分解代谢类激素，如皮质激素、肾上腺髓质激素（肾上腺素、去甲肾上腺素）、甲状腺素和生长激素的分泌水平均升高，而胰岛素、睾丸素等合成代谢类激素分泌水平下降，而在恢复阶段情况则恰好相反。他认为，应激期间分解代谢类激素水平升高可促进糖原、脂肪和蛋白质的分解，增加血中糖和游离脂肪酸的含量，借此为机体应付应激源提供必要的燃料，在恢复阶段合成代谢类激素水平增高的作用是使机体组织从应激期间所造成的消耗中恢复过来。因此马森认为，许多激素和内分泌系统以整合的方式对应激做出反应，参与应激反应的，除了肾上腺髓质和皮质系统以外，还有垂体-甲状腺系统、垂体-性腺系统和胰岛素系统。

亨利提出动物应激反应的趋势，该趋势取决于动物对应激源性质（可控性）的评估、感受到的刺激强度、应付方式（部分为遗传的行为特性，如猫鼠关系）和以往经验的参照，可做出两类不同的反应。第一类反应为战斗或逃跑反应，第二类反应为保守-退缩反应（失去可控性，习得性失助，抑制）。

在战斗或逃跑反应中，应激引起的神经冲动传入杏仁核，出现行为激活以应付对自身的需要和地位的挑战，出现防御反应以保持领地或动员攻击，有交感神经系统与肾上腺髓质兴奋，去甲肾上腺素和肾上腺素分泌增加，心输出量与周围血管阻力增

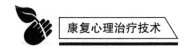

加,游离脂肪与糖分解增加,睾丸酮分泌增加,皮质酮含量增减不定,糖皮质素水平增加。

第二类反应的应激源神经冲动传入海马-隔区,抑制对领地和地位的竞争行为,出现温顺、少动表现,性行为与抚幼行为均下降,此时垂体-肾上腺皮质系统激活,促肾上腺皮质激素分泌增加,有迷走神经兴奋现象,皮质酮分泌增加,睾丸酮分泌减少,糖生成与胃蛋白酶分泌增加,儿茶酚胺含量增减不定。

总之,应激源可影响多种内分泌的活动,首先是边缘系统(内脏脑)作用于神经内分泌的转换中枢——下丘脑,下丘脑释放促肾上腺皮质释放素、血管升压素、催产素,而垂体除释放促肾上腺皮质激素外,还分泌生长激素、泌乳素、促甲状腺素、内腓肽、脑腓肽等,一些代谢性内分泌激素(胰岛素、胰高血糖素)也参与应激过程。

应激也会影响免疫功能,现有研究揭示,免疫系统并非功能自主的独立体,而是在应激反应过程中,与中枢神经系统进行双向性调节。一般认为,短暂、不强烈的应激不影响或略增强免疫功能,如 Weiss 等观察到轻微应激对免疫应答呈抑制趋向,中强度应激可增强免疫应答,高强度应激则显著抑制细胞免疫功能。而且,长期较强烈的应激可损害下丘脑,导致皮质激素分泌过多、机体内环境严重紊乱,从而导致胸腺和淋巴组织退化或萎缩,抗体反应抑制,巨噬细胞活动能力下降,嗜酸性粒细胞减少和阻滞中性粒细胞向炎症部位移动等一系列变化,最终导致机体免疫功能抑制等,降低机体对抗感染、变态反应和自身免疫的能力。

人类对应激的生理反应有较大的个体差异,与这种差异有关的因素从生物学方面来看包括遗传因素、身体素质和健康状况等;从心理、社会方面来看包括对应激源的认知评价、应付资源和心理反应。

一些研究还发现,不同的人对同一应激源可能有不相同的生理反应,但是同一个人对不同的应激源却可能有相当固定的生理反应模式。在不同的紧张刺激因素干扰下,有的人主要以消化系统症状为表现形式,被称为"胃肠反应者",有的人主要以心血管反应为表现形式,被称为"心血管反应者"。这种特异的生理反应形式可能与遗传因素和后天的学习有较大的关系。

三、应激的心理反应

(一)应激的心理反应类型

由应激引起的心理反应可分为积极的心理反应和消极的心理反应两类。积极的心理反应是指适度的皮层唤醒和情绪唤醒、注意力的集中、积极的思维和动机的调整等。这些心理反应可以帮助人维持应激期间的心理平衡,准确地评定应激源的性质,作出符合理智的判断,恰当地选择应对策略,有效地适应环境。消极的心理反应是指过度唤醒,包括过度焦虑、紧张、情绪过分波动、愤怒或忧郁等,行为上表现为攻击、逃避和退缩。这些反应又会造成人的认识紊乱和自我评价的降低,干扰人对现实的考察和对问题的有效解决,使人不能准确地评定应激源、作出正确的决策、采取适当的行动,对应激源造成的心身变化不能有效地处理。

(二)心理应激反应的阶段性

当人们突然遭受应激事件,如遇到意外打击或听到噩耗时,就会产生急性心理应激反应,急性心理应激反应通常要经历以下三个阶段。

(1)冲击阶段 发生于应激开始时期或者早期,轻者反应为焦虑不安,重者则会出现惊呆、麻木、手足无措、晕厥等一系列表现。

(2)镇定阶段 此时当事人采取各种心理防御机制,如争取家庭、亲友、同事的支持,以控制焦虑,调节情绪,努力恢复心理平衡和认识功能,使自己从应激冲动中安定下来。

(3)解决阶段 当事人将注意力转向应激源,并设法处理、解决它。解决的方式可能为通过改变自己的行为和策略提高应付能力,或改变应激环境的条件缓和应激影响,或避开应激源采取逃避行动,或直接面对应激源努力消除其影响。

慢性心理应激反应的阶段性和强度一般没有急性心理应激反应那么明显和强烈,但两者有共同性。上述三个阶段的反应可有不同又可以有重叠。

(三)应激的心理反应表现

1. 认识反应

应激过程中有可能导致强烈的焦虑情绪和冲动行为,或者不能恰当使用自我防御,从而妨碍或歪曲了人们对应激源的认识,都有可能导致认识活动障碍。轻度的应激有助于增强感知,活跃思维,提高认识能力,但中度以上的应激则对认识产生不良影响,如感知过敏或歪曲,思维和言语的迟钝或混乱,注意的强化或分散,自知力下降,自我评价能力降低等。

2. 情绪反应

情绪反应主要表现为焦虑、恐惧、愤怒、抑郁等。

(1)焦虑 焦虑是指预期将要发生某种不良后果时的一种紧张不安的心理状态,它是心理应激条件下最普遍的一种心理反应。适度的焦虑可以唤起人们对应激的警觉状态,有利于人的认识能力充分施展。过强、过久的焦虑会妨碍人的智力和机能的发挥,不利于对应激源的应付。

运动员参加百米赛跑,起跑之前,他们就开始紧张,肾上腺素分泌增加,心跳加快,肌肉紧张,全身所有的器官立即进入"临战"状态,这时,只要听到发令枪响,他们就像一支离弦之箭。这种比赛场上适当的焦虑可以帮助运动员的身体综合能力更好地发挥出来,但是过度焦虑的运动员往往发挥不出其训练水平。学生在考场上也有因过度焦虑"大脑一片空白"的情况,演讲比赛时焦虑紧张可使其原来有所准备的内容无法流畅表达。所以焦虑可以是应激状态下的情绪反应,也可以成为应激状态下造成失败和心理

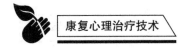

痛苦的原因。

（2）恐惧　恐惧是指一种因受到威胁而产生并伴随着逃避愿望的情绪体验。通常伴有逃避倾向，即机体企图摆脱、逃避某种情景的倾向。轻度的恐惧具有一定的积极意义，能够提醒我们远离危险，而适度的危机感也有助于促进积极的应对行为，如行驶在悬崖边上的司机因为恐惧，更加注意行车安全。但是严重的恐惧可能造成习得性无助（本来可以主动地逃避却绝望地等待痛苦的来临）或情绪暴发（哭、喊、唱、跳、闹）等失控行为。

（3）愤怒　愤怒是指当个体愿望不能实现或为达到目的的行动受到挫折时引起的一种紧张而不愉快的情绪。由于有目的的活动受到阻碍而不能达成，自尊心受到伤害，常可激起愤怒。愤怒时的一系列生理变化均具有攻击性意义，有助于克服障碍，但过度愤怒则可丧失理智，失去自控而导致不良后果。愤怒情绪经过适当的疏导，在一定程度上可以减轻或化解，若处理不当则可激化，导致攻击行为的发生。

（4）抑郁　抑郁是指诸如悲观、失望、绝望和无助等一组消极、低沉的情绪，如愉快感丧失，对日常生活的兴趣缺乏，常有自责倾向，自我评价降低，多伴有睡眠和食欲障碍。严重的抑郁者可萌生轻生念头，故对有抑郁情绪的人应当深入了解其有无消极厌世观念，严密观察与抑郁有关的心理、生理症状，防止意外发生。

3. 行为反应

在应激状态下机体的行为可表现为"战"或"逃"，或不"战"不"逃"。"战"是指接近应激源的行为，可以是与愤怒有关的攻击行为，也可以表现为面对现实、分析研究、想方设法解决问题的非攻击性行为。"逃"则是指回避、远离应激源的防御行为，一般受到避免伤害的安全动机驱使，与恐惧情绪有关。不"战"不"逃"的行为称为退缩性反应，表现为归顺、依附、抑制与讨好，多与保存实力及安全的需要有关，具有一定的生物学与社会学意义。总之，应激状态下产生的各种行为反应都具有一定的适应意义，在一定范围内和一定限度内是有益的。

4. 防御反应

防御反应是指在挫折和应激条件下，个体为了应付心理压力，避免精神上过分的痛苦、不快或不安而不自觉采用的自我保护方法，大多是在潜意识中进行的，又称心理防御机制。如"酸葡萄心理"，即贬损和歪曲因为受到阻碍而得不到的东西，以此维护自尊和降低因为愿望不能满足而产生的沮丧、难过等负面情绪。

任务3　应激障碍及其干预

案例引导

据美联社的报道,一项对于美国国防部调查的数据表明,31%的陆军和水兵声称患有心理焦虑症,诸如像创伤性脑损伤以及退役以后出现的创伤后应激障碍之类的病症。战后创伤需要长期治疗,单纯依靠士兵自己,很难摆脱"创伤后应激障碍"这一退伍老兵的"隐形杀手"。

中士海尔默的长官是凯恩弗,号称"整理专家",每当海尔默的鞋带开了或者口袋没有扣好的时候,凯恩弗都会帮他整好,也正是凯恩弗将海尔默提拔为军士的。

2004—2005年,他们都在伊拉克呆过,是密歇根第一军第182野战炮兵军团的战士。2005年3月15日,凯恩弗在巴格达的一次轻武器短兵相接的交战中被杀。海尔默经常想:如果凯恩弗被击中的瞬间我就在距他几步之遥的距离,如果我真的在那里我会怎么办? 我会阻止这一事件发生吗?

凯恩弗的死只是折磨这个退伍军人的很多梦魇中的一个。

在伊拉克的日常巡逻过程中,这个只有23岁的大学生经历了无数次的迫击炮、路边炸弹、火箭弹以及轻武器的袭击。用海尔默自己的话来说:"那场面难以言表,如果不亲身经历是很难体会的。"海尔默回家以后,他发现伊拉克战争让他改变了很多,曾经的单纯无知一去不复返了,取而代之的是每天的精神折磨,脑海里经常会浮现出死亡或者流血的血腥画面。他不知道应该怎么消除自己内心的痛苦,无数个失眠的夜晚和难以名状的愤怒,都让他痛苦不已。

更糟糕的是每个人都想谈论伊拉克,很多国民对于全球反恐战争的误解只会点燃他内心深处那颗沮丧的火种。但是海尔默军士的骄傲还有军人的使命感还在,只不过没有那么理直气壮而已。他说:"我只有愤怒和仇恨,除此之外没有任何感觉。当我回到家以后发现,也许我真的有病,我需要接受治疗。"

他的主治医生诊断他为创伤后应激障碍,经过一年多的治疗,他的症状以及精神压迫强度都降低了,但是他的愤怒却依然继续。

应激障碍是指主要由心理、社会因素引起异常心理反应导致的精神障碍,又称应激反应综合征,它是伴随着现代社会发展而出现的病症。

引起应激障碍的发生、影响临床表现和疾病过程的有关因素大致可以归纳为三个方面:一是应激性生活事件或生活处境;二是患者个体的易感性;三是个体的社会文化背景、教育程度、生活态度和信仰等。根据《中国精神障碍分类与诊断标准》(第3版)(CCMD-3),应激障碍包括急性应激反应、创伤后应激障碍和适应性应激障碍三种类型。

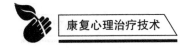

一、急性应激反应

(一) 急性应激反应的概念

急性应激反应又称为急性应激障碍、急性心因性反应,是指在遭受急剧、严重的心理社会应激后,所产生的短暂的心理异常。患者在受刺激后立即(数分钟或数小时内)发病,表现为伴有情感迟钝的精神运动性抑制,甚至木僵状态,或是伴有强烈情感体验的精神运动性兴奋,行为有一定的盲目性。如果应激源被消除,症状往往在数天或一周内缓解,预后良好。

(二) 急性应激反应的表现

1. 伴有情感迟钝的精神运动性抑制

在受到突然的、剧烈的精神创伤后,患者有可能出现情绪休克,即心因性木僵状态,表现为患者突然不言不语、双目视而无睹,没有任何情绪反应,对周围事物和人漠不关心,反应迟钝或呆若木鸡。有的患者出现"茫然"状态,表现为不同程度的意识障碍,患者可出现定向不佳,对周围事物不能清晰感知,注意力狭窄,言语零乱或不连贯,令人难以理解。

2. 伴有强烈情感体验的精神运动性兴奋

部分患者表现为伴有强烈情感体验的精神运动性兴奋,如兴奋、激越、恐惧、紧张、躁动不安、言语增多、行为盲目等,内容与发病因素有关,带有夸大色彩,称为心因性躁狂状态。多数患者可伴有惊恐性焦虑和植物神经系统症状,如心悸、出汗、皮肤潮红等。

有的人在强烈的精神创伤作用下,表现为情绪低落、易激惹、悔恨、沮丧绝望、自责等,严重时有自杀行为,并伴有失眠、噩梦、疲乏、注意力难以集中,对生活缺乏兴趣,对未来失去信心,但无精神运动抑制现象,症状也缺乏晨重晚轻的变化,情感及行为能被人理解,与外界接触尚可,称为急性心因性抑郁状态。

(三) 急性应激反应的治疗干预

急性应激反应治疗干预的基本方法是以心理干预为主、药物治疗为辅。

1. 心理干预

急性应激反应由强烈的应激性生活事件引起,因此心理治疗有重要意义。首先让患者尽快摆脱创伤环境,避免进一步的刺激,改善不利于患者心理问题解决的生活环境,加强其人际沟通,帮助患者除去人际关系中的不利因素。在能与患者接触的情况下,建立良好的医患信任关系,使患者得到良好的躯体帮助和心理安慰。对患者进行解释性心理治疗和支持性心理治疗。鼓励患者倾诉对疾病的感受、对病情的认识、存在的情绪危机和心理因素;耐心倾听患者诉说,对他们的痛苦给予高度的重视和同情;帮助患者重新建立安全感和控制感,构建自我的心理应激应对方式,发挥个人的缓冲作用,避免其受到过大的伤害。

2. 药物治疗

药物治疗是对症治疗在急性期必须采用的措施之一,特别是对那些表现激越、兴奋的患者,更应使用药物治疗,因为应用适当的精神药物后,可使症状较快地缓解,便于进行心理治疗,同时保证患者良好的睡眠,减轻焦虑。针对激越、焦虑或抑郁等症状,采取抗焦虑或抗抑郁药物,药物剂量以中、小剂量为宜,不可过量,疗程不宜过长。对于处于精神运动性抑制状态的患者,若不能主动进食,要给予输液,补充营养维持水、电解质平衡,保证每天的热量供应,也可给予其他支持疗法。

二、创伤后应激障碍

(一)创伤后应激障碍的概念

创伤后应激障碍(PTSD)是指经历异乎寻常的突发性、威胁性或灾难性生活事件或情境后导致个体延迟出现和长期持续存在的精神障碍,其临床表现以再度体验创伤为特征,并伴有情绪的易激惹和回避行为。简而言之,创伤后应激障碍是一种创伤后心理失衡状态。

创伤后应激障碍患者病前曾经历过极其紧张的事件或创伤事件,这类事件几乎能导致每个人产生巨大的痛苦。这一概念最初是用来描述各类战争经历后的种种结果,也称为"战争疲劳"。后来发现,凡是个体经历死亡威胁的事件之后都可能出现这些生理、心理上的症状。后来这一概念扩展到其他事件(如大的灾难、躯体的攻击、被强奸等),《美国精神障碍诊断和统计手册》(第4版)(DSM-Ⅳ)对创伤后应激障碍的应激源重新定义后增加了体验到的应激事件的范围,许多医学事件如生孩子、流产、患癌症或住院等也可能导致创伤后应激障碍,还有一些人经历了长期的精神痛苦,在没有特殊事件发生时也会产生创伤后应激障碍。

导致创伤后应激障碍发生的事件包括自然灾害(如地震、洪水、飓风)、危及生命的事故(如交通事故)、暴力行为(如酷刑、虐待、强奸、绑架、恐怖袭击)、灾难事件(如火灾、地震、海啸、战争),甚至一些严重威胁生命的疾病(如癌症、艾滋病),都可以导致明显的创伤后应激障碍症状。

这种压力既可以是直接经历的,如经历地震、直接受伤,也可以发生于以下人群:暴力伤害或他人非自然死亡的目击者、自己所爱的人在这类事件中受连累者。

通常在经历了上述事件之后,生理和心理上都会出现一系列的反应。这些反应包括恐慌、忧虑、情绪低落、失眠、频繁做噩梦。有的人会烦躁易怒,有的人会心神恍惚,难以集中注意力,还往往会不由自主地产生对灾难情形的鲜明的回忆,这种回忆导致生理和心理上的应激反应,如出汗、心跳加速、极度恐慌等。同时,患有创伤后应激障碍的人们会尽量地避免接触和提及他们所经历的灾难。他们会避免故地重游,他们的情绪通常会持续低落,并会对原来感兴趣的事物丧失兴趣。他们也可能把自己孤立起来,避免和他人交往。他们或许会表现出神情呆滞,对人、对事反应迟钝。如果上述症状在灾难发生一个月以后还持续出现,并且已影响到正常的生活,就应考虑为患有创伤后应激障碍。有些人,特别是灾难救援人员的症状可能会延缓出现,也就是说,他们可能会在灾难发生6个月或更长的时间之后才出现反应。有调查显示,儿童时期曾有过被性虐待

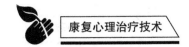

经历的女性患者,在她们被虐待之后的一段时间没有明显的心理问题,但随着年龄的增长,直到有青春期现象如月经出现或明白什么是"性"的概念之后创伤后应激障碍症状才明显出现。

据美国精神病协会(APA)统计,在美国创伤后应激障碍的人群总体患病率为1%~14%,平均为8%,女性患者约为男性患者的2倍。平均症状持续时间:女性约为4年,男性约为1年。不同的人群或个体、不同的应激事件所致的创伤后应激障碍的患病危险性也不相同。创伤后应激障碍患者的自杀危险性也高于普通人群的。

有研究表明,遭遇交通事故后无论受伤与否,约25%的儿童会患创伤后应激障碍,且缺乏父母关爱的青少年更易罹患本病。另有研究表明,3.6%的遭遇火山爆发人群、30%的志愿救火者和火灾幸存者、45%的遭遇灾难的妇女会发生创伤后应激障碍。国内对地震后创伤后应激障碍的研究显示:1998年河北张北-尚义地区里氏6.2级地震后灾区群众的创伤后应激障碍发病率约为18.8%;1996年唐山大地震20周年时,唐山市开滦精神卫生中心曾经做过一项调查,发现约22%的人患有创伤后应激障碍,地震所致孤儿中创伤后应激障碍总发生率为23%,说明创伤后应激障碍症状可以迁延持续很多年。

(二) 创伤后应激障碍的临床表现

创伤后应激障碍主要有三大临床表现:反复体验创伤性事件(侵入性回忆)、回避与创伤性事件有关的刺激(回避症状)和警觉性增高(激惹性增高症状)。

1. 反复体验创伤性事件

创伤后应激障碍最具特征性的表现是在重大创伤性事件发生后,患者有各种形式的反复发生的侵入性创伤性体验重现(病理性重现)。主要表现为患者无法控制地回想遭受创伤的经历和体验,如同电影镜头反复重放(闪回),或在梦中反复重现创伤性事件或做噩梦,仿佛创伤事件又在重演,并产生相应的情绪和行为反应。当患者接触类似创伤性的情境或接触象征该创伤性事件的刺激时,如看到电视屏幕上的类似情况、旧事重提、故地重游或遇到特殊的纪念日,患者容易触景生情而感到极大的精神痛苦和生理反应,身体上也会迅速地出现心慌、手脚冰凉、头晕、全身无力等现象。

2. 回避与创伤性事件有关的刺激

创伤后应激障碍可能导致患者产生回避症状的保护性反应。患者回避与创伤有关的信息,如想法、感受和谈话,或回避可能引起自己痛苦、恐怖回忆的事情和环境。患者避免相关交谈,甚至出现相关的"选择性失忆",似乎希望把这些"创伤性事件"从自己的记忆中"抹去"。有时可表现出一种"麻木"感(情绪迟钝),对生活中的某些重要方面不愿提及和不感兴趣,对周围环境冷漠、无反应,与人相处不亲热,不愿意和别人有情感的交流,易使人产生疏远感。患者感到与外界疏远、隔离,甚至格格不入,对未来心灰意懒,病情严重者则采取自杀行为。回避可以暂时缓解痛苦,但是却强化了回避性行为。同样,情感的麻木可以避免自己有强烈的痛苦反应,获得暂时的心理平静,但是,严重的回避行为和情感麻木会阻碍患者与外界建立正常的社交联系,而正常的社交联系恰恰是寻找安全感,获得支持,走向心理康复的重要因素。

3. 警觉性增高

患者警觉性增高,易受到惊吓而产生惊跳反应,缺乏安全感,易激惹或暴怒发作,情绪冲动难以控制。有的可表现出难以入睡,不能维持长时间熟睡或易醒。注意力难以集中,即使集中也不能持久。除了植物神经过度兴奋的表现外,患者也可能突发恐惧、惊恐,常伴有抑郁、内疚的情绪反应,自杀念头与发作性暴力也有可能出现,对未来失去希望和信心,与应激相关的心理、生理症状(如腰背痛、头痛、血压升高等)可在不少患者身上发生。

警觉性增高说明个体仍然处于"战或逃"的应激状态,就像他正在经历应激事件一样。即便是在安全的环境中,由于个体缺乏安全感,丧失了辨别真、假威胁的能力,稍微有风吹草动便非常警惕,随时做好应对危险的准备。这种过度警觉状态必然严重干扰个人的正常生活,会让人感到精力衰竭。

患创伤后应激障碍的儿童与成人的临床表现不完全相同,且特征性反应往往不明显,其表现受不同的情形、不同的个体及人际关系的影响。儿童在创伤后因大脑语言表达功能发育尚不成熟等因素的限制,常常无法描述自己的情感,时常会从噩梦中惊醒,也可主诉头痛、胃肠不适等躯体症状,有的孩子还表现为不敢独自睡觉、不愿意脱鞋睡觉、害怕黑夜等。儿童重复玩某种游戏也有可能是闪回或侵入性思维的表现之一,应注意其患创伤后应激障碍的可能性。特拉认为创伤后应激障碍的患儿的表现主要有以下四个特点:①具体地重复感知创伤记忆;②恐惧和担心;③有刻板行为;④对他人及自己未来的态度发生变化。创伤后应激障碍的患儿年龄越大,重现创伤体验和易激惹症状也越明显,表现出创伤后应激障碍对患儿成年后的后遗效应,儿童时期的精神创伤会导致成年期出现性格问题、焦虑、分离症状、暴力倾向、自杀意念及行为、人际关系不良等后果。

(三)创伤后应激障碍的干预

对创伤后应激障碍的处理包括早期干预、心理治疗和药物治疗。有关创伤后早期干预的重要性已得到共识,因为早期进行心理、社会及精神药物干预有可能防止患者转为慢性。

1. 早期干预

几乎所有创伤事件后个体都经历过一种或多种短暂性的应激症状,短期内这些症状可作为一种适应性的功能,通常能得到缓解,而某些病例的急性应激相关症状不缓解,迁延演化成创伤后应激障碍。早期干预对创伤事件后的个体减轻症状、恢复心理健康具有重大意义。卜瑞文等提出了早期干预的9个主要因素,为创伤后应激障碍患者恢复到最佳状态提供了理论基础。这些因素如下。

(1)满足安全感、食物、居住等基本需要的供给。

(2)帮助理解灾难,减轻生理上的警觉和提供教育支持等心理上的援助。

(3)评估是否还需要其他治疗。

(4)监测援救和恢复的环境,包括应激源是否仍存在,是否提供了充足的服务等。

（5）主动提供和传播信息，通过网上或媒体传播关于创伤和康复的知识。

（6）对管理者、组织者提供技术帮助、咨询和培训，使其有能力重建社区结构，加强家庭康复和社区安全。

（7）帮助康复和恢复，包括小组干预或家庭干预。

（8）对幸存者进行评估，确定易感性、高风险个体及群体。

（9）提供治疗，包括通过教育减轻症状和改善功能。

早期干预的目标应针对不同的个体、社区、文化需要和特征而制订，精神卫生人员或心理工作者应被纳入到重大事故或灾难处理小组中，将精神卫生服务整合到灾难处理的计划之中。

2. 心理治疗

（1）认知行为治疗　一般认为，对急性创伤后应激障碍患者的治疗应遵循就近、及时的原则，明确预期治疗目标。在创伤后 2 周内可以进行正规的认知行为治疗与支持性心理咨询，共 5 次，每次 1.5 h。认知行为治疗的方向包括：①对于遭遇情况的细节、当时的反应、刺激与反应的各种构成成分进行深入的评估；②进行技巧训练，指导应对技巧和人际交往技巧；③进行直接暴露或想象的治疗性接触，以期对环境因素进行脱敏；④采用对错误观念进行认知纠正的合理情绪疗法。

（2）眼动脱敏与再加工　眼动脱敏与再加工（EMDR）被认为是治疗创伤后应激障碍非常有效果的心理治疗方法，并且是国外治疗创伤后应激障碍的方法中使用最为广泛的心理治疗方法。在眼动脱敏与再加工疗法中，治疗者要求当事人在大脑中引出那些与痛苦障碍有关的负性信息（包括情绪、表象、错觉、幻觉、思维信念、躯体的一些生理活动等），然后治疗者要求当事人的双眼专注于治疗者移动的手指尖或者一个移动的光亮装置，并且双眼跟随移动的手指或移动的光亮装置进行随意的运动。在一些治疗案例中，耳听声音或手打拍子被用来代替眼睛的运动。在每一套眼睛运动、耳听声音或手打拍子做完之后，紧接着治疗者要求当事人对治疗的感受（治疗的影响和效果）作出简要的评述。经过成功的眼动脱敏与再加工治疗后，当事人痛苦的经验被修正，最终达到"适应性解决"。当事人终于理解到创伤事件已经过去了，正确地认识到了是谁或是什么应该对事件的发生负有责任，而且更加确定地感觉到现在是安全的、自己有能力做出更好的选择。

3. 药物治疗

药物治疗是创伤后应激障碍主要治疗手段之一，很多药物对治疗有效。药物治疗对急性创伤后应激障碍患者可以起到镇静作用，并缓解其不安症状，但药物治疗对有否认及情感麻木者效果不理想。药物治疗的目的至少包括：①使靶症状得以减轻；②改善睡眠，同时可以改善其他症状（如易激惹、先占观念、过度警戒、注意力不集中等），降低患者转为慢性的危险性；③降低对创伤事件的再体验及侵入性症状；④改善情绪及情感麻木现象；⑤降低患者的波动性和持续性的高唤起精神症状；⑥减少冲动行为；⑦缓解精神病性症状和有关分离症状。对于抗精神病药物则主张非常规使用，一般以低剂量为宜。其适应证包括急性意识蒙眬状态、偏执观念、冲动攻击行为或其他精神病性障碍。

应激早期应用苯二氮䓬类抗焦虑药可预防创伤后应激障碍的发生,但长期应用易导致依赖,停药可出现戒断反应,还损害认知功能,不宜首选。应用5-羟色胺再给予帕罗西汀、氟西汀、舍曲林等抗抑郁药疗效和安全性更好,不良反应轻,不管对男性患者或女性患者、退伍老兵或普通人群,长程或短程治疗均有效,还能提高患者的生活质量,改善睡眠,目前被推荐为一线用药。其他新型抗抑郁药和非苯类抗焦虑药疗效较好,不良反应轻,是治疗创伤后应激障碍较有效的药物。由于各种药物的作用机制不同,一种治疗无效可选用其他药物,并维持足够治疗时间,对于长程治疗十分必要。

三、适应性应激障碍

(一)概念

适应性应激障碍是指因长期存在应激源或困难处境,加上患者有一定的人格缺陷,产生痛苦和情绪变化,同时有适应不良的行为障碍或生理功能障碍,并使社会功能受损。

本病常由于个体在环境改变(如移民等)、地位改变(如改变工作岗位等)、突发事件(如患病、离婚、丧偶等)等应激事件发生时,不能适应新的情况而导致。

本病通常在应激性事件或生活发生改变之后一个月内起病,病程往往较长,但一般不超过6个月。随着时过境迁、刺激的消除或经过调整获得了新的适应,精神障碍随之缓解。

(二)适应性应激障碍的表现

适应性应激障碍往往有明显的生活事件为诱因,尤其是生活环境或社会地位改变(如移民、出国、入伍、退休、升学等),以情绪失调为主要临床表现,以抑郁、焦虑、害怕等情感症状为主,也可伴随适应不良的行为障碍(如退缩、不注意卫生、生活无规律等)或生理功能障碍(如睡眠不好、食欲不振等),社会功能受到损害。

一般成人以情绪障碍多见,而青少年则以品行障碍多见。在症状表现上以抑郁为主者,表现为情绪不高,对日常生活丧失兴趣,伴有自责、无望、无助感,并有睡眠障碍、食欲变化和体重减轻,有时有激越行为;在症状表现上以焦虑为主者,则表现为焦虑不安、担心害怕、神经过敏、心慌、呼吸急促、窒息感等;在症状表现上以品行障碍为主者,表现为逃学、斗殴、盗窃、说谎、滥用药物、离家出走、性滥交等。儿童适应性应激障碍主要表现为尿床、吸吮、言语幼稚等退行行为以及无故腹部不适等躯体症状。

(三)适应性应激障碍的干预

1. 心理治疗

随着时间的推移,适应性应激障碍一般能够自行缓解,或者转化为更严重的其他精神障碍,因此适应性应激障碍须以心理治疗为主、药物治疗为辅,药物治疗的作用主要是加快症状的缓解,为心理治疗提供基础。

心理治疗可采用支持性心理治疗、行为治疗、认知治疗,也可用精神疏泄治疗等。心理治疗一方面要给予支持、安慰和鼓励,帮助患者宣泄痛苦情绪,减轻不良情绪的消

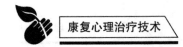

极影响;另一方面要帮助来访者调整心理应对方式,纠正因应激事件引发的认知、情绪和行为的失调,帮助其建立应对应激性事件的新模式,增强其应对能力。

2. 药物治疗

对抑郁、焦虑等情绪异常较为明显者可酌情使用抗抑郁药或抗焦虑药物,以短程、低剂量为原则,在药物治疗的同时不能放弃心理治疗。

能力检测

1. 什么是应激? 什么是心理应激?
2. 常见应激源有哪些?
3. 应激可导致哪些生理、心理反应?
4. 常见应激障碍包括哪些方面? 有何症状表现? 如何进行干预?

(张 墨)

心理防御机制与应对

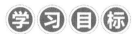

掌握：心理防御机制的概念和特征；应对的概念。

熟悉：心理防御机制的分类及常见类型；应对能力形成的影响因素及提高途径。

了解：应对的基本理论；心理防御机制、应对策略及其与健康的关系。

任务 1　心理防御机制

一、概述

在面临挫折时，个体常常会调动自身的适应机制（适应策略）。适应机制包括心理防御机制（防御策略）和心理调节机制（应付策略）两种。

心理防御机制是精神分析学派的用语，最早由弗洛伊德提出，专指癔症中病态的特殊防御机制，后来又陆续发现了新的防御机制。继弗洛伊德之后，其他心理分析学家也都有自己的观点和发现。心理防御机制是指自我对本我的压抑，这种压抑是自我使用潜意识的自我防御功能，是人类为了避免精神上的痛苦、紧张、焦虑、尴尬、罪恶感等心理，有意或无意间使用其以保持心理平衡的机制。

弗洛伊德认为心理防御机制是一种无意识的心理反应，用以防止为社会规范所限制的不能接受或不能直接表达的本能冲动，并使自我与超我和外界现实协调起来。

精神分析学派提出的人格构成学说认为人的精神生活是由本我、自我和超我组成的。本我由本能冲动所组成，按照弗洛伊德的说法，本我是一口本能和欲望沸腾的大锅。而这些本能和欲望具有强烈的冲动，不懂得逻辑、道德和价值观念，只遵循"快乐原则"，追求无条件的、即刻的满足。而超我又称理想自我，是一切社会道德准则的代表，遵循"理想原则"，按照社会道德标准监督自我的行动，对自我进行批判和道德控制。而自我则遵循"现实原则"，力争既避免痛苦，又能获得满足。超我、本我、现实等力量之间的协调，由自我完成。自我在本能冲动、社会对本能冲动的限制以及现实需求三者之间起中介和调节作用，既满足超我的道德要求，又适当满足本我的冲动，还需要考虑对现实的适应。在超我、本我和现实三方面的胁迫之下，如果自我难以承受其压力，就会产生焦虑反应。而焦虑的产生促使自我发展出一种机能，用一定方式调解冲突从而缓和

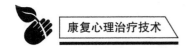

三者对自身的威胁。既要使现实能够允许,又要使超我能够接受,也要使本我有满足感,这样一种机能就是心理防御机制。

虽然大多数心理学家不同意用某些心理防御机制来解释心理现象,但也承认有些心理防御反应是普遍存在的,它们在解决心理矛盾或缓解精神紧张中起一定作用。

概括地说,心理防御机制是指用歪曲和篡改现实的形式来减轻痛苦和缓解心理冲突的潜意识心理过程。在生活中,每一个个体都会用心理防御机制来应付挫折和减少焦虑,但由于人们所遭遇的挫折和矛盾的情境不同,因而每个人采用的心理防御机制也各不相同。

二、心理防御机制的特征

(1)心理防御机制具有自发性,任何与个人的愿望、需求相冲突的刺激,都可能唤起心理防御机制,真正的心理防御机制是无意识进行的,并非人们故意使用。

(2)心理防御机制并不改变事实,而只是简单地改变人对这些问题的理解或处理方式。

(3)心理防御机制通过支持自尊或自我美化而保护自己,可以单一地表达,也可能多种机制同时使用。

(4)心理防御机制总是不同程度地与歪曲现实、自我欺骗相联系,以掩盖内心真正的动机,或否认可能引起个体焦虑的冲动、动作或记忆的存在,因此,心理防御机制是借歪曲知觉、记忆、动作、动机及思维,或完全阻断某一心理过程而使自我免于焦虑。实际上,它也是一种心理上的自我保护法。

(5)心理防御机制本身不是病理的,它在维持正常心理健康状态方面起着重要的作用。多数心理防御机制虽可暂时地免除或减轻痛苦和不安,但现实问题并没有真正解决,只能起到回避现实的作用。

三、常见的心理防御机制

(一)心理防御机制的分类

心理防御机制的分类不是一个绝对的概念,而是根据防御机制与自我的功能之间的关系作出的一些粗略的分类。常见的心理防御机制分类如下。

(1)自恋的心理防御机制:否认、投射。

(2)不成熟的心理防御机制:退行、幻想、内投。

(3)神经症性心理防御机制:压抑、转移、隔离、合理化、反向形成、抵消、补偿。

(4)成熟的心理防御机制:压制、幽默、升华。

(二)心理防御机制的表现形式

从精神分析理论出发,下面介绍一些心理防御机制的具体表现形式。

1. 否认

否认是指拒绝承认那些使人感到焦虑、痛苦的事件,似乎从未发生过一样,否认是最原始、最简单、最直接的心理防御机制。例如,得知读中学的儿子出车祸身亡的消息之后,母亲摇头连说"不会,我刚才才跟他通了电话的",照常为儿子准备晚饭,摆好碗筷;出生之后有缺陷的婴儿的父母对孩子的问题不予承认等。

适度的否定能够帮助个体缓冲因应激造成的巨大的心理、生理压力,帮助个体从难以忍受的情绪事件中逃避,获得暂时的平静,从而给予个体心理准备的时间以面对现实,但是过度否定只能让个体逃避现实,妨碍个体对问题的适应,严重时可能会达到妄想状态,导致"精神病"症状。例如,英国有一位老年妇女因病过世之后,挚爱她的丈夫不愿承认这个事实,将她依然置于卧室床上,为她擦洗,与她聊天,甚至尸体腐坏也视而不见,继续同床共枕长达几年。这样的否定对个体来说就是不适应的。

2. 投射

投射是指在无意识中把自己内心不被超我和社会规范所接受的欲望、冲动、内心特征等归于他人,断言他人有此欲望、冲动,并以此指责他人,开脱自己。投射是个体自我对抗超我时,为减除内心罪恶感所使用的一种防御方式。例如,中小学里,男孩子意识不到自己内心很喜欢某个女同学,但是他会嘲笑别的男孩,认为别的男孩喜欢上了这个女同学。他就是把自己内心不能接受的想法、欲望投射在了别人身上,所以他看到别人身上具有的态度、动机、心理特点等其实就是自己内心的投射。

投射可以保护个人内心的安宁,但会影响个体对事情的正确观察和判断能力,容易因为"以己度人"造成人际关系上的问题,对个人缺乏建设性的功能。

3. 退行

退行又称退化,是指当个体在挫折和应激状态下,遭受外部压力和内心冲突不能处理时,放弃已经学到的比较成熟的方式,心理活动退回到早期水平,以原始、幼稚的方式应付当前的情境,从而使自己感到舒服、安慰的一种心理机制。这种现象,各年龄阶段均可看到。例如,一个家庭里面本来有一个五岁小男孩,但母亲新近又生了一个小婴儿,于是父亲、母亲在新生婴儿身上投入了大量的时间和精力,对这个小哥哥无暇顾及。本来这个五岁的孩子已经学会了自行大小便,后来却突然开始尿裤、尿床。原来就是因为这个男孩子觉得不能像从前一样获得父母的关爱和照顾,于是产生了退行行为。成人也常表现出退行现象。例如一位刚毕业的女大学生在多次求职面试被拒之后,不愿再出去找工作,天天躲在家里,甚至卧床不起,吃饭都由父母端到床边。这就是因为该女生从小缺乏挫折经验,在求职面试被拒的过程中,精神受到较大打击,害怕再承担成人的责任去面对社会和现实,以及随之而来的恐惧、不安和挫败感,而退行成孩子般的依赖了。

退行是一种反成熟的倒退现象,对于缓解心理压力有一定的帮助,但是如果个体在遇到挫折时常常在潜意识中使用退行的方式,习惯使用较原始而幼稚的方法应付困难,或利用自己的退行来获得他人的同情和照顾,以避免面对现实问题或痛苦,其消极作用便远远大于积极作用。长期的退行更多的是一种逃避行为而不是面对困难解决问题,并且不成熟的行为往往是不适应的,进一步增大了遇到的困难和挫折。

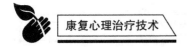

4. 幻想

幻想是指一个人遇到现实困难时,因无法解决而借助于想象使自己脱离现实,以其情感和愿望任意想象如何处理面对的困难,从而得到内心的满足。这种现象也可称为"白日梦"。例如,一位其貌不扬、才能平平的男大学生因为在现实中四处频频碰壁,于是沉浸在幻想中,想象自己英俊潇洒、相貌不凡、口才出众,所到之处人人敬仰,终日被鲜花和掌声包围,美女们对他也青睐有加等。

对于能力弱小的孩子来说,以幻想方式处理其心理问题是正常的现象。但对于成年人而言,这种幻想的思维方式是违背"现实原则"的,使用它来应对实际问题是原始和幼稚的,所以在一定程度上它是一种思维上的退行。虽然幻想作用有其积极作用,如它能让人有满足感,使人感到精力充沛和斗志旺盛等,但是这种满足感是理想化和不切实际的,并非自己努力的结果。过分使用就会形成不健康的心理,从而导致一些实际上和情绪上的困扰,特别是当个体将现实与幻想混为一谈时,就沦为病态了。

5. 内投

内投是指把外界的东西吸收到自己的内心里,变成自己人格的一部分,形成很多时候的行动指南。它与投射作用的方向相反,投射是把自己内心的东西投射到别人身上,而内投是把外界的东西投入到自己内心。"近朱者赤,近墨者黑"便是内投作用。内投的目的是与环境一致,以免遭受环境的攻击。如在一些不良青少年团体中,大家都骂警察、骂社会、偷东西,如果新加入的青少年不这样做就会显得格格不入,像个异类而受到排斥,所以在潜意识中,新加入的青少年就接受了这样的团体规范、行为模式,把其内投为自己内心的特点。

6. 压抑

压抑是最基本的心理防御机制,是指个体将一些经历和回忆或为社会道德所不容的、不被超我允许的冲动和欲望,在自己尚未觉察到之前抑制到潜意识之中,使自己不能意识到其存在,以保持心境的安定。这些存储在潜意识中的念头、感情和冲动,虽不为人所知,却可能不知不觉影响到人们的日常行为,往往导致人们做出莫名其妙的行为来。压抑与压制作用并不一样,压制是指有意识地抑制自己认为不该有的冲动与欲望的现象。例如,一个小学生每到考试之前便会发烧、腹泻,但是母亲带他到医院去检查却查不出有何问题,最后发现,原来是父母对他要求很高,考试成绩好认为是理所当然,但如果考试成绩稍微差一点,便对他责骂有加,让他对考试产生了恐惧情绪。发生在他身上的发烧、腹泻的症状,并非致病菌感染的原因,而是来自他潜意识中自己没有意识到的逃避考试的欲望。因为生病不仅可以请假缺考,又可免受批评,博取父母的同情和关心,从而逃避可能的考试失败和挨骂。这种压抑作用在日常生活中常可见到,只是常被忽略。比如有些人接到信用卡还款通知或电费的缴费清单之后,一再提醒自己在期限之前缴费,但还是常常会把这件事情忘掉,就是因为潜意识中有逃避缴费的愿望。而这种愿望是不符合社会规范的,所以被压抑下来,自己意识不到,但是行为表现上却曲折地表达了这种被压抑的愿望。

压抑具有一定积极作用,它能帮助人们控制足以引发罪恶感受的冲动与道德伦理相违背的念头,并且它能通过一种暂时的"遗忘"来保护受创伤的心灵,但压抑也是一种消极的逃避行为,并不能从根本上解决问题。

7. 转移

转移又称置换,是指某事物引起的强烈冲动和情绪(如喜爱、憎恶、愤怒等)因某种原因不能直接发泄到这个对象上去,就转向发泄到另外的较安全、不具威胁性、容易为大众所接受的对象上去,即找"替罪羊"。例如,一位公司员工下班回家之后,面对做好饭菜等他的妻子不是感谢和赞美,而是挑三拣四,不是嫌菜太咸就是嫌饭太硬,把妻子臭骂一通。吃完饭之后孩子做作业有一个问题不懂,跑来问他,他又把孩子打骂一顿。之后又觉得自己太小题大做,害得夫妻关系紧张,孩子也很怕他,性格变得内向、胆小。通过心理咨询才知道,原来他的工作压力非常大,上司对他有诸多责难,有时还把自己的责任推卸到他的身上,但是他又不敢把自己的愤怒和委屈直接发泄到上司的身上,在公司还必须表现得服从和谦恭,回到家里之后,在放松的情景之下不知不觉便将内心积压的大量负面情绪发泄到妻子和孩子身上去了。

转移作用在精神分析过程中也经常出现,来访者在不知不觉中将自己过去对生活中某些重要人物的情感投射到咨询师的身上,对其产生一种强烈的情感,即为"移情关系",这种关系也是转移作用的一种表现。例如,一位青年女来访者在五十多岁的男性咨询师面前总是表现得愤怒、有敌意、不信任、充满攻击性。在了解了她和父亲之间的关系后才发现,原来父亲在她出生之后即抛弃了她和母亲,在她的心中充满了对父亲不负责任的愤怒和怨恨,而这些情绪在咨询中转移到了和父亲年龄相仿的咨询师身上。

8. 隔离

隔离是指把事实中的一部分从意识领域分离出去不让自己意识到,以免引起精神上的不快。通常被隔离的是与事实有关的感觉部分。例如:生活中我们常用"去 WC"来替代说"上厕所",就是为了掩盖由厕所直接联想到肮脏而产生的不愉快感;用"来大姨妈"或"来例假"来替代说"来月经",也是为了隔离不舒服的感觉;又如人们常用"仙逝"、"长眠"、"辞世"等替代直接说"死亡",也是为了避免提及"死亡"而引起悲哀、不祥,有时甚至用"去见马克思了"、"升天"等幽默的方式来掩饰和取代亲人死亡时的忧伤。

9. 合理化

合理化又称文饰作用,是指当个体因遭受挫折致使需要和目标不能得到满足或行为表现不符合社会规范时,用一种似乎有理的解释或实际上站不住脚的理由来进行辩护,从而减轻因为挫折造成的失落感或维护自己的自尊,维持心理的平衡。

合理化是人们运用最多的一种心理防御机制,它有三种表现。第一种表现是酸葡萄心理,即把因自己能力限制而得不到的东西说成是不好的。《伊索寓言》中的狐狸因为自己能力不足而摘不到葡萄架上的葡萄,当乌鸦问它的时候,尽管它很饿,但它偏说葡萄还没有成熟,是酸的,从而减轻了得不到葡萄的焦虑、失落、沮丧(欺骗自己),维护了自己的面子(欺骗乌鸦)。在生活中,有人在失恋之后就诋毁以前的恋人,这就是一种

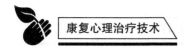

酸葡萄心理。第二种表现是甜柠檬心理,即把已经接受了的不好的东西说成是好的。例如,还是前面提到的那只狐狸,它没能吃到葡萄,但是摘到了一个柠檬,拿着就开始吃,当乌鸦问味道如何时,狐狸边吃边说柠檬非常甜,从而通过减轻挫败感提升满足感(欺骗自己),换来别人的羡慕(欺骗乌鸦)。在生活中,有的人失恋之后再谈恋爱,明明新的恋人各方面都比不上以前的恋人,但是为了安慰自己,就会到处告诉别人现在的恋人比以前的恋人好多了,这就是一种甜柠檬心理。第三种表现是推诿,即将个人的缺点或失败向外归结于其他原因,避免承担责任,从而维护自己内心的平衡和社会形象。例如,学生考试没有考好,不从自己身上找原因,而责怪老师教学不佳或考试时教室外有人施工导致噪声太大等。

一般来说,每种现象或事件的发生,都可用许多理由与方法进行解释。合理化则是从个体的心理需要出发,从一系列理由中只选择其中一些合乎自己内心需要的理由去特别强调,而忽略其他理由,以避免心理上的痛苦。

10. 反向形成

反向形成是指把潜意识中不能被接受的欲望和冲动转化为意识之中的相反行为。人的许多原始冲动和欲望不被社会规范所允许,也不为意识所接受,故常被压抑而潜伏到潜意识之中,让自我难以察觉。这些欲望及冲动虽然被抑制下去,但仍然具有极大的驱动力,随时伺机显现。为了防止这些冲动显现出来,不得不加强防御,甚至不得不以相反的行为来对抗这些欲望和冲动。例如,有人发现在小学班级里女孩常常受到男孩的欺负,越是漂亮的女孩被欺负得越厉害,这是为什么呢?因为在小学五六年级,随着年龄的增长,不少男孩的性意识开始觉醒,出现和性有关的一些想法,但是内心对此感觉羞愧、自卑,而且男孩和女孩之间开始出现一定的疏远,如果男孩和女孩一起玩耍会受到男孩团体的嘲笑和排斥。在这个阶段,由于性驱力的作用,男孩对女性充满了向往和好奇,但这些欲望、冲动不被意识接受,不受团体规范认可,虽然被压抑到了潜意识中,但是力量非常强大。这种强大的欲望、冲动又不能直接地表达出来,于是个体通过相反的行为来对抗它,在男孩身上表现出来的就是喜欢欺负女孩,特别是漂亮的女孩,而这种行为的背后其实是潜意识中对女孩的喜欢和冲动。再比如说,越自卑的人越自高自大;内心越虚弱、恐惧的人越暴躁、凶悍。其实这些也是反向形成的一种表达。

11. 抵消

抵消是指以从事某种象征性的行动来抵消、抵制一个人的真实感情、念头或已经发生的不愉快事件。

抵消的一种形式是以象征性的事情来抵消已经发生了的不愉快的事情,以补救其心理上的不愉快。如新年的时候打碎了碗碟会说"岁岁平安",就是因为本来打碎东西是一种损失和麻烦,总会让人恼火和不愉快,于是用象征性的说法来把这件不愉快的事情转变成一种好的预兆,让自己感觉舒服。

但是有时候,抵消不是用来弥补已经发生了的事实,而是用来抵消自己内心的罪恶感、内疚感或自认为邪恶的念头。例如,小孩子玩耍的时候不小心踢到地上的石头跌倒而大哭,妈妈常常会用打地、打石头的方式来哄小孩子。其实并不是成年人相信真是石头犯的错,打地、打石头就能帮小孩子出气,而是因为内疚,觉得自己没有照顾好孩子,总得做出一些事情来象征"我也尽了力"、"妈妈是站在你这边帮你的",从而抵消其内疚感。

健康的人常使用抵消的方法以解除其罪恶感、内疚感和维持良好的人际关系,但有些心理障碍却是因为过度使用抵消机制而造成的。如一位曾被强奸的青年女性患者有强迫洗澡的症状,每天洗澡好几次,每次时间长达 2～3 h,经过分析发现她的强迫洗澡的症状就是来源于内心的羞耻感、恐惧感,她认为被强奸后的自己是肮脏、丑恶、污秽的,所以她无法控制自己不断想要洗澡的念头和行为,实际上她是想要通过洗澡换回自己的清白,减轻自己的羞耻感。

12. 补偿

补偿是指个体使用种种方法来弥补、纠正真正的或幻想中的生理或心理缺陷,或通过发展其他方面的优势来弥补某一方面的缺陷,从而减轻焦虑感,建立自尊心。

补偿一词首先出现于阿德勒的心理理论中。阿德勒认为每个人都具有自卑感(来自小时候觉得别人永远比自己高大强壮所产生的自卑感),而此种自卑感使个体产生"追求卓越"的需要,为满足个人"追求卓越"的需求,个体借补偿的方式来力求克服个人的缺陷。例如,相貌平凡的女学生,通过努力勤奋的学习取得优异的成绩,从而赢得别人的重视。

就作用而言,补偿可分为消极性的补偿与积极性的补偿。消极性的补偿是指个体用来弥补缺陷的方法,对个体本身不仅没有带来帮助,有时甚至能带来更大的损害。例如一个被同学排斥的孩子参加不良帮派组织,通过跟着不良少年学习偷窃、打架、吸烟等获得同伴的接纳。而积极性的补偿是指以合适的方法来弥补缺陷。例如,一个 10 岁的孩子因为意外触电失去了双臂,12 岁时他开始学习游泳,通过努力进入了北京市残疾人游泳队,14 岁时,他就在全国残疾人游泳锦标赛上获得了两金一银的好成绩,因为伤病的原因放弃了游泳之后,失去双臂他开始用脚来学习弹钢琴,而后在 2010 年 7 月站在了东方卫视"中国达人秀"的舞台上,用双脚弹奏的一首《梦中的婚礼》感动了无数的中国人,这就是最终获得第一届中国达人秀冠军的刘伟。他通过勤奋和努力,发挥自己的潜力,借补偿的方式成就了自己精彩的人生。

可见过分的补偿害多益少,不利于心理健康,但适当的补偿可形成一种强有力的成就动机和有效能的力量弥补自己的缺陷,还可以增进安全感、提高自尊心以及维护心理健康水平。

13. 压制

压制是指一个人的欲望、冲动或本能因意识不接受、社会规范不允许而无法去表现或得到满足时,有意识(或半潜意识)地控制、遗忘或想办法延期满足。压制是自我功能发展到一定程度之后,才能执行的心理机能,是最基本的、成熟的心理防御机制。它与压抑的区别在于:压抑是在潜意识中进行的,个体不知道被压抑的欲望和冲动;而压制是有意识的,个体能意识到自己的欲望,并有目的地克制。例如,一位男子在街上看见一位漂亮性感的陌生女郎,一瞬间产生了原始的冲动和欲望,但是理智和修养会使他克制自己,或者通过符合社会规范的途径来追求该女性。再如我们在生活中遇到了无理取闹、蛮不讲理的人时,强烈的攻击欲望会让我们恨不得扇他两耳光,但是我们能通过压制自己来遵守社会规范,避免可能产生的恶果。我们能保持正常的人际关系、社会秩序,一部分原因是依靠每个人的压制来约束自己的行为。自我发展越成熟,个人修养越好,就越能更好地使用压制的作用。

如果个体过分地使用压制,把自己本来无可非议、正常的欲望或本能都去克制,以致无法自然地进行人际交往和社会活动,就会形成一种病态反应。例如个体在生理成熟之后,需要适当地压制自己的性冲动,以符合社会规范、道德标准的行为来进行社会活动,但并不意味着完全压抑自己的生理和心理需求。过分压制自己的人就会过分恐惧和克制自己的性欲望,不允许自己对异性产生一丝一毫和性有关的念头,甚至采取回避异性、不和异性接触的方式来克制自己,从而导致社交障碍的出现。所以,如何适当应用压制的心理防御机制来调节原始的欲望,使自己能恰如其分地应付现实环境,并符合社会价值规范,是人格完善与成熟的基本内容。

14. 幽默

幽默是指用一种带有诙谐的幽默方式对付困境或尴尬境遇,既保护自尊,又不伤和气,或者通过幽默间接表达潜意识的意图,在轻松的情景之中表达意见、处理问题。

古希腊哲学家苏格拉底是一个非常幽默的人,而他的妻子却是一个出名的泼妇。一次,苏格拉底在家里会见客人,妻子为一点小事就大吵大闹,苏格拉底好言相劝,妻子不但不听,反而当着客人的面,将半盆凉水泼洒在苏格拉底身上。客人们以为这下他要大发脾气了,可是苏格拉底却出人意料地笑着说:"我就知道,雷霆过后,必有大雨。"苏格拉底当时对自己狼狈处境的自嘲,马上打破了主客双方都陷入的尴尬局面。据说那位悍妇也转怒为笑,大大缓解了夫妻间的紧张关系。

根据弗洛伊德的理论,幽默可以社会许可的方式表达被压抑的思想,通过幽默,个人可以不需要恐惧自我或超我的反击,自由表达他的攻击或性欲。在人类的幽默(笑话)中关于性爱、死亡、淘汰、攻击等话题是最受人欢迎的,它们包含着大量的受压抑的思想。

萧伯纳是个瘦高个,有一次,他参加一个宴会,受到不少客人的欢迎和尊敬,但是有几个资本家恨萧伯纳,想借此机会戏弄一下萧伯纳。一个肥胖资本家哈哈大笑地对萧伯纳说:"先生,看见您就知道世界上在闹饥荒。"萧伯纳立刻笑答:"看见您,先生,就知道世界上闹饥荒的原因。"萧伯纳机智幽默的回答立即化解了自己面对的尴尬局面,又迎头回击了想要给他难堪的人。

幽默是一种成熟的心理防御机制,人格发展较成熟的人常懂得在适当的场合使用合适而不伤大雅的幽默来免除尴尬,幽默是一种良好的社会适应方法。

15. 升华

升华是指把不被社会、超我接受的受压抑的原始欲望或冲动,用符合社会要求的建设性方式表达出来的一种心理防御机制。升华能使原来的动机冲突得到宣泄,消除焦虑情绪,保持心理上的安定与平衡,还能满足个人创作与成就的需要。在现实社会中,个体的某些冲动或欲望是与社会规范不相符合的,如果任其直接表达,就可能产生不良后果而受到责罚,因而必须改头换面,以迂回曲折的方式表现出来。升华是一种相当具有社会效应的机制,原因就在于升华把极度自私的本能转化成对社会有益的建设成果,文学创作便是升华表现形式之一。诗人海涅曾经写过这样一首诗来想象上帝对于创造的解释:"创造之冲动,源根于病痛。借由创造,我康复;借由创造,我硕健。"弗洛伊德更是断言:"文学创作皆源于苦闷。"性的冲动和欲望当不能得到满足时,可转化为文学创作的冲动,歌颂爱情、异性,使无意识的欲望得到一定满足,又不会引起内心的焦虑与紧张,这就是升华的典型表现。同样,在体育竞赛、辩论赛、演讲赛中学生奋力拼搏的精神背后,其实是对外界攻击欲望的升华和展现。

四、心理防御机制的作用与意义

心理防御机制的积极作用在于能暂时减轻或消除痛苦和不安,能缓解情绪获得暂时的心理平衡。心理防御机制相当于人类心理的一层保护伞,人们在遇到心理冲突、挫折和应激后会产生焦虑和痛苦等负面情绪,为了减少或避免这些负面情绪,人们就在心理上产生了心理防御机制的自我保护方式,从而通过某种心理的方式或手段,避免引起心理上太大的紧张和痛苦,以保持内心安宁。

心理防御机制的消极作用在于现实存在的问题并没有真正解决,心理防御机制在实质上带有掩耳盗铃式的自我欺骗,多半是逃避现实的,有时还会使现实问题更加复杂,使个体陷入更大的挫折或冲突的情境之中。过度使用心理防御机制往往会导致个体心理问题或心理障碍的出现。

任务 2 应 对

一、概述

应对这一概念,随着应激研究的发展,在 20 世纪 70 年代进入学术领域,成为与多学科联系密切的重要概念。关于应对的研究最早可追溯到 19 世纪弗洛伊德的适应研究。弗洛伊德认为个体面临应激性事件时会引起情绪冲动,个体为了对付应激因素、维护心理健康,会无意识地使用否认、压抑、投射、升华等心理防御机制来应对问题,从而指明了在无意识层面上研究应对的方向。目前应对领域的研究已经不再是弗洛伊德关于应对的概念或意义,而是注重意识领域的研究,倾向于强调个体对环境、社会的适应性应对及实证研究。因此弗洛伊德的心理防御机制与应对的区别表现为:前者的核心

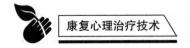

概念是无意识的习惯活动,而后者是有目的、有意识的反应。

20世纪80年代应激与应对研究领域的领导者拉扎洛斯建立了应激的认知评价理论,他认为应对是人的认知活动与行为的综合体。拉扎洛斯与弗克曼在1984年提出过一个被广泛接受的定义:当一个人判断与环境的交互作用可能会为自己带来负担,甚至超出自己拥有的资源时,他为处理(减低、最小化或忍耐)这种交互作用的内、外需求而采取的认知和行为上的努力,称为应对。

尽管迄今为止,对应对的认识还存在分歧,但是就应对的本质而言,可理解为个体在应激环境或事件中,对应激源与社会支持资源之间的差异进行认知评价以及继认知评价之后为平衡自身状态所采取的相应行为方式及策略。

随着应对研究的兴起,人们认识到仅从外部条件考虑适应过程是不够的,个体在应激事件面前并非无能为力,对适应的过程及其效果而言,人的主观能动性具有非常大的作用。目前,作为个体适应应激情境的中介心理机制,应对及应对策略与心理适应之间的联系已引起广泛的关注。

二、应对的基本理论

(一)应对特质论

应对特质论认为应对方式是个体在应激反应过程中表现出的稳定的适应性行为,认为是个体广泛而稳定的人格特征在应激情境中的映射,决定其应对方式。不同个体的应对方式由于人格特质的不同而具有个体差异,不同情境下同一个体的应对方式具有相对稳定性和一贯性,这种稳定性,是脱离环境因素存在的,也就是跨环境存在的。

应对特质论按照应对方式对个体心身的可能性影响,把应对区分为直面型应对风格与回避型应对风格,也称为积极性应对风格与消极性应对风格。属于积极性应对风格的应对策略有:①接受现实,理智思考解决问题的办法;②乐观对待事件的发生,向好的方面思考;③寻求社会支持力量,找人求助或倾诉;④改变环境,减少应激源影响;⑤用幽默态度对待问题等。属于消极性应对风格的应对策略有:①陷入回忆和幻想之中不能自拔,不想办法解决实际问题;②迁怒于别人,容易激惹;③情绪和态度波动较大,容易受应激事件影响而产生负面情绪;④压抑自己的情绪,不善于寻求支持;⑤遇事容易烦恼、抱怨,喜欢抽闷烟或喝闷酒;⑥思虑多而矛盾重重,无法果断处理等。

从主要的人格维度来看,后继的更多研究集中于内向—外向、面对—逃避、抑制—敏感等方面。应对特质论探讨人格特征与应对方式之间的关系,认为影响个体应对方式的因素是人格特质,为个体对某种应对方式的选择找到了内在决定因素,但是该理论过分强调人格特质对应对方式的作用而忽视了具体应激情境对应对方式的影响。

(二)应对过程论

拉扎洛斯等认为应对方式是特殊的应激情境的一种反应,而不是一种稳定的人格特征,对潜在威胁的认知评价是生活中应激源与个人应对反应的中间环节。拉扎洛斯强调应激中认知评价和行为的过程,认为个体首先对应激源进行充分的认知评价,然后进行行为反应,因此,应对可以被看做动力学过程,随着个人和环境的需要与个人的认知评价的变化而不断变化。

应对过程论认为不同的应激情境可能引发人们产生不同的心理体验从而做出与所处应激情境相适应的不同应对行为,同时,不可忽略的是认知评价。个体在不同的应激情境中产生的不同认知评价,导致人们最终决定采用哪种应对方式来应付应激事件。应对过程论主张应对方式的性质只能联系在特定情境中以适应的结果来判断,不能排除具体应激情境一概而论。例如,幽默在心理防御机制中属于成熟的防御机制,被认为是一种积极有益的应对方式,但是,在朋友父亲的葬礼上开不合时宜的玩笑,本想让气氛轻松一点,却引起愤怒、增加痛苦,就是不适应的。

应对过程论主张以具体的应激情境与经验为基础去评价应对方式的有效性,但是它不能说明在同一应激情境下个体应对方式的差异,也不能说明同一个体在不同时间而同一应激情境下应对方式的差异,它的解释缺乏一定的效力。

(三)应对交互作用论

由于应对特质论和应对过程论都存在种种问题,所以研究者在两者基础上,进一步发展出了应对交互作用论。应对交互作用论考虑到了可能会影响到个体做出应对行为的不同因素,提出以下观点:①认知,主要是人的内部因素,包括思维、经验、事件意义的个体体验等,来源于人的比较稳定的认知风格,是决定应激反应的主要中介和直接动因;②环境,不同的环境给人不同的刺激,强调与应激有关的时间、地点、事件、环境以及人物等;③认知和环境的交互作用,认为应激是通过个体与环境之间存在的特定关系而产生的,应对就是特定的人在特定的环境里做出的对抗应激造成的心理反应的策略和手段。

应对交互作用论的观念既承认了应对的个体差异性,又强调了应激情境的变化性,正好在一定程度上弥补了应对特质论和应对过程论的不足之处,是一种相对比较全面的理论。

三、应对的分类与测量

(一)应对的分类

因不同学者研究的出发点不同,应对方式的分类也就不尽相同。

津巴多提出根据应对的目的将其分为两类:一是通过直接活动以解决应激源或改变个体与应激的关系,如抗争、逃避、妥协等;二是通过麻痹自我感觉改变自我,而对应激源不加以处理,如使用药物、依赖酒精、分散注意、幻想等。

拉扎洛斯和弗克曼提出应对方式的分类和应激情境无关,而和个体思考的焦点有关,从而将其分为问题焦点应对和情绪焦点应对,两者的不同之处在于前者是针对问题制订计划并切实执行以解决问题,后者主要是减轻情绪困扰,以降低压力。

比林斯和莫斯将应对分为积极的认知应对、积极的行动应对和回避应对。

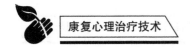

（二）应对方式的测量

应对方式的测量主要有三种方法，即心理生理和表情测量法、行为观测法及自我报告法。心理生理和表情测量法在具体操作过程中难度较大，行为观测法由于选取应对行为指标的困难以及成本较高，使用很有限。目前使用最广泛的是自我报告法，较有代表性的研究是拉扎洛斯和弗克曼编制的世界上最早的、较为系统的应对量表——应对方法调查表（WOC），该量表将应对方式分为 6 类，即想象/逃避、接受、正视问题/寻找帮助、忍耐、自责和成长，根据因素分析的方法总结出 8 种应对策略，它们分别是对抗性应对、接受责任、疏远、寻求社会支持、正向再评价、自我控制、逃避和问题解决。

四、应对能力形成的影响因素及提高途径

（一）应对能力形成的影响因素

应对能力可理解为人们为应对内、外环境要求及其有关的情绪困扰而采用的相应行为方式及策略的能力。

应对能力的形成受到内部因素与外部因素的影响。外部因素包括个体所处社会背景、家庭环境及具有的社会支持等。研究发现，社会经济地位、家庭养育环境、家庭成员的亲密关系、家庭成员的应对能力及社会支持网络的使用都会影响个体的应对能力。内部因素包括个体的人格特质、应对策略、认知评价、自我意识、自我概念及情绪状态等。除以上几个主要因素外，年龄、专业、性别和应激源强度等其他因素也和应对能力密切相关。

（二）提高应对能力的途径

1. 有效控制压力源

通过有效控制应激事件的发生、发展，可以有效减缓压力给个体带来的各种身心问题。学会运用问题解决策略来有效地控制各种压力源，可以帮助个体应对压力，维护心理健康。如新生进入大学之后必然要面临学习、生活、社交环境的改变等应激情境，通过与学长、教师交流，参加新生活动，获得新生心理辅导支持等方式，来做好心理准备、获得必要的信息与支持，使用问题解决策略来面对和解决可能会出现的问题，能够帮助大学新生更好地应对新生入学时的适应问题。

2. 改变错误的认识评价

对应激的错误认识可能会导致不合理的、错误的观念（如"我天生倒霉"、"奖学金没评上完全是老师偏心所致"、"世界上的人都是骗子，都不能相信"等），使个体不能对应激事件、应激情境等做出正确的、科学的分析，并进行适当的应对。因此改变对应激的错误认识可以提高个体的应对能力。

3. 寻找必要的社会支持

获得社会支持是帮助个体提高应对能力的有效手段。威尔曼等认为社会支持包括情感支持、小宗服务、大宗服务、经济支持和陪伴支持。罗素等将社会支持区分为情感性支持、社会整合或网络支持、满足自尊的支持、物质性支持和信息支持。国内外研究

表明,有较多社会支持的人往往比那些缺乏社会支持的人应对能力要高,能更好地应对日常生活压力。社会支持的存在是个体应对的社会、生理和心理需求的重要资源,也能让个体体验到情感上的支持,感觉到在社会中受尊重、被支持、被理解,从而在应激时减轻和发泄消极情感,缓解压力产生的负面影响。

4. 放松训练

放松训练是指以一定的暗示语帮助个体集中注意力、调节呼吸,使肌肉得到充分放松,从而调节中枢神经系统兴奋性的方法。放松训练对于降低个体的应对水平极为有效,可以暂时缓解个体在应对过程中产生的压力,降低中枢神经系统的兴奋性,通过机体的主动放松可以增强自我控制能力,降低由情绪紧张而产生的过多能量消耗,使身心得到适当休息并加速身体的恢复,从而调节因紧张而造成紊乱的心理、生理功能。

任务3 心理防御机制、应对和健康的关系

一、心理防御机制和应对的关系

心理防御机制与应对虽然分属不同的领域,存在一定的区别,但两者仍然存在一定的联系。

心理防御机制是一个内心过程,因个体被压抑的本能驱动力、欲望、冲突而引起的焦虑在此过程中得以平息,个体得以恢复心理平静。心理防御机制产生的根源是本能驱动力和冲突,并以潜意识过程为中心。而应对起初不涉及内心过程,而是涉及应对现实生活的形式,尽管应对策略也是以焦虑为基础,但这些焦虑没有归因于一个特殊的本能驱动力及其挫折。

克莱默认为心理防御机制与应对的关系的主要表现如下。

(1)相同点:两者都会在心理失衡的状况下被激活,都是自我试图适应的调节过程。

(2)区别点:心理防御机制是无意识的过程,应对过程则属于意识水平;心理防御机制是有等级的,按照心理成熟度或发展年龄阶段来划分,而应对没有这个明显特点;心理防御机制是自我的一个部分,往往是个性特征的一方面,而应对通常认为是依赖应激情境的,人格状态对于应对来说并不重要。

国内学者贺丹军认为心理防御机制和应对的关系的主要表现如下。

(1)它们都是人们应对心理压力或挫折和适应环境而使用的一种策略。心理防御机制主要是在潜意识、不知不觉中被运用的心理保护机制,而应对是人们有意识性的、主动的心理和行为策略。

(2)心理防御机制偏向于思维活动,应对偏向于行为。

(3)心理防御机制虽然定义为潜意识的活动,但许多心理防御机制仍可部分地被有意识地使用,也可能通过意识的训练成为习惯性的应对活动。

(4)许多心理防御机制表现出外显的行为活动方式,故而是可以被观察到的。

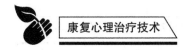

二、心理防御机制、应对策略与健康的关系

心理防御机制和应对策略都具有双重性,积极作用表现在能暂时缓解或消除内心的焦虑、不安和痛苦,以恢复内心平衡,适应现实,而消极作用表现在现实生活中存在的问题并没有真正解决,只是一种逃避和掩耳盗铃式的自我安慰、自我欺骗,过度使用可能使人陷入更大的挫折和冲突的情境之中,反而导致心理问题、心理障碍的出现。

拉扎洛斯等认为,健康的结果是有效应对的产物。拉扎洛斯和弗克曼提出应对方式可能通过以下三种路径对个体的身心健康造成不良影响。①应对可能影响神经化学反应的频率、强度、持续时间和模式;②当应对方式涉及过度使用烟、酒等有害物质或涉及对生命具有威胁的活动时,将对身心健康有负面影响;③某些应对方式如被否认,可能会妨碍适应性的健康行为。国内学者赵然、方晓义的研究也表明工作压力和应对方式对心理健康水平有预测作用。

心理防御机制与应对策略对健康作用的主要途径如下。

(1)通过影响个体所体验的应激反应频率、强度及特征而影响健康,如自我处罚或逃避,过度使用药物等。

(2)通过习得与应对方式有关的生理功能影响健康。如血压升高可伴随压力感受器的兴奋而产生镇静作用,在长跑锻炼时,这种升压反应可以短期降低焦虑情绪。喜欢使用运动方式(如长跑锻炼)进行压力应对的个体,能够缓解情绪,提高身体健康水平。

(3)通过不良的应对行为(生活方式)来影响个体健康水平。如有的人以过度服用药物、吸烟、酗酒、过度工作等方式来应对应激,从而引发或加重疾病。

(4)对疾病本身的应对方式又是影响疾病进程的重要因素。如癌症患者在知道自己患有癌症之后,不是调整心态积极应对,配合医生安排科学治疗,而是否定自己得病的事实,消极面对,导致癌症急速恶化。对疾病的错误认知,或过分轻视,或过分关注,都对身心健康有重要影响。

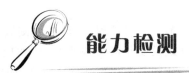

能力检测

1. 什么是心理防御机制?
2. 心理防御机制有何特征?
3. 常见心理防御机制的类型有哪些?各有何意义?
4. 什么是应对?应对的基本理论包括哪些?
5. 如何提高个体的应对能力?

(张　墨)

项目 8 认识异常心理

学习目标

掌握: 异常心理的概念、识别和判断标准及其分类。

熟悉: 常见异常心理的表现、类型及其心理康复措施。

了解: 异常心理的发生原因、当前理论和实践发展的最新动态。

任务 1 异常心理概述

案例引导

多年前,知名的披头士歌手蓝侬被一个叫查普曼的人暗杀,事后经精神科医生鉴定,查普曼具有"我就是蓝侬"的身份妄想。查普曼原是蓝侬的歌迷,在蓝侬退隐期间,他开始学习蓝侬,连日常生活的细节都模仿蓝侬,"我就是蓝侬"的妄想为他沉闷无趣的生活增添了不少乐趣和光彩。等到蓝侬再度复出后,查普曼即产生了严重的认同危机,他再也无法退回查普曼原来的身份和生活中,于是他只好去枪杀那个真正的蓝侬。这个悲剧恐怕是蓝侬连做梦都想不到的。

一、异常心理的概念

异常心理又称变态心理,是指偏离常规标准的、失去常态的或反常的心理状态。异常心理有广义和狭义之分:广义的异常心理是指所有偏离正常的心理和行为;狭义的异常心理一般是指心理障碍,它是指由于某种原因导致个体心理功能不能正常发挥作用,影响其正常的工作、学习和生活,使其无法有效适应日常生活。心理障碍通过心理症状(精神症状)与心理疾病(精神疾病)两种形式表现出来。心理疾病就是多种心理障碍以心理症状的形式,集中和突出地符合某种疾病的诊断标准的表现。在心理疾病中,多种心理障碍是作为症状群出现的,即心理疾病是多种心理障碍集中或综合的表现。

二、异常心理产生的原因

关于异常心理产生的原因,不同的学科流派纷纷从不同角度出发,提出了多样化的

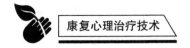

解释,归结起来有以下一些观点。

（一）生物学因素

医学模式的观点主要从生物学方面探究异常心理产生的原因,认为异常心理的产生是由先天遗传、大脑损伤、机体物质代谢失调及个体素质等原因引起的。

现有研究和临床观察的结果显示,该模式可以很好地解释某些种类的异常心理。第一,家族遗传在精神分裂、躁狂、抑郁等精神障碍的发生中起到了关键作用;第二,任何原因的大脑损伤都会造成不同程度的心理功能受损;第三,当机体物质代谢失调导致脑内某些生物化学物质的浓度超出正常范围时,个体也会出现心理功能障碍。

当然,此类原因也只能解释某些异常心理,大多数异常心理尤其是心理障碍还没有找到生物学原因,因此,该模式的应用受到一定限制。

（二）心理因素

关于心理因素引起异常心理的机制,不同的心理学流派解释有差异。

（1）精神分析学派认为异常心理的产生不是由于躯体因素,而是由于个体的潜意识冲突,尤其是本我与超我的矛盾冲突造成的。它们之间的矛盾不可调和,给个体带来非常强烈的焦虑,为了缓解焦虑情绪,自我发展出心理防御机制加以对抗,但是过度运用心理防御机制会影响个体有效应对现实世界,损害个体的心理功能,导致某种心理疾病产生。

（2）行为主义学派非常崇尚行为训练,认为个体的行为除了本能行为外,都是通过"条件反射"学习得到的,心理障碍患者的行为也是这样,因此强调不良行为是通过学习得到的,但也可以通过学习消除或矫正这种行为。他们并不关心心理障碍者的症状原因,更注重如何改变异常行为。他们认为通过个体学习正常行为和改善环境影响,可以达到治疗的目的。

（3）认知心理学派认为人的情绪和行为的发生是以个体认知为中介的,个体面对环境刺激时,对事件加以理解和评价后才会产生情绪反应和行为。正常的认知方式产生正常的情绪反应,不合理的认知则会导致不合理的情绪产生。个体的认知特点和对环境、对自身及自身与环境关系的认知评价偏差是产生心理障碍的根源所在,因此对心理障碍的干预措施的核心是矫正和改变不合理的认知。

（4）社会文化学派认为个体的心理障碍并不一定是个体内在的问题,而完全可能是不良的社会文化环境造成的。每个个体都归属于一定的团体,成为团体中的一员。成员的行为取决于整个团体的总体关系状况,如果团体中的人际关系不健康,则其中的成员也就会以一种不健康的方式求得与团体的协调和平衡。要想改变个体的不良行为,必须从改善其所处的团体环境入手。

（5）人本主义学派认为人类有着与生俱来的充分发挥其潜能的倾向,心理障碍是由于种种原因导致的个体健康发展和充分发挥潜能的自然倾向的阻断和扭曲。只要帮助个体认识到内心的真正愿望,摆脱外在的束缚,个体就会朝着自我实现的方向发展,从而达到康复目的。

（三）社会因素

个体所处的社会生态在现代社会中极大地影响着个体的心理健康水平,包括政治、经济、文化、教育、宗教、伦理道德、风俗习惯及人际关系、家庭关系等诸多方面,不同历史阶段有其不同的特点。与个体异常心理的发生有密切关系的社会因素有以下几个方面。

（1）生存环境的质量下降,城市化进程中产生的人口密集、交通拥堵、空气和水资源的污染、人际信任危机的加剧、生活节奏加快等一系列问题容易使人产生焦虑、紧张,引发心理障碍。

（2）社会老龄化问题突出,很多老人缺少子女的陪伴而感到孤独、寂寞,容易出现心理障碍。

（3）由于科技和交通的发达,人员流通和迁徙更加频繁,而由此产生的各种冲突容易导致心理问题的增多。

三、异常心理和正常心理的判断标准

由于心理现象的复杂性,异常心理的表现也是多种多样,因此,虽然心理学家和医学家一直在研究和探讨这一问题,但时至今日依然没有一种方法可以有效衡量和区分心理的正常和异常。由于没有单一有效的判断标准,目前临床上一般采用多种标准来综合判断个体心理是否出现或存在异常。目前常用的有内省经验标准、统计学标准、医学标准和社会适应标准。

（一）内省经验标准

内省是指个体内心的认识与体验。此标准包括两方面的内容:一是对被观察者而言,如果个体本人感到有焦虑、抑郁等消极情绪,或没有明显原因的不适感,认为自己的心理出现异常,主动寻求医生帮助;二是对观察者而言,他根据自己的经验来判断被观察者的心理是否异常。当然,此种标准主观性很强,观察者必须接受专业训练并进行临床实践,才能比较准确地识别心理异常。

（二）统计学标准

将某项心理特征在人群中的分布进行统计学测量,所得结果一般呈正态分布,即大部分人处于中间位置,因此将此部分人的心理视为正常,而将远离中间位置的两端视为异常,以心理特征偏离平均数的程度来判断个体的心理是否异常,所以心理异常是个相对的、连续的变量。这种标准能将人的心理特征量化,比较客观,同时简便易操作。但它也有明显的缺陷,即心理特征的测量标准受到社会文化因素的制约,有些心理特征的异常并不等于心理障碍,如智力超常。

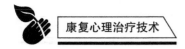

（三）医学标准

医学标准将心理异常与躯体疾病等同，认为心理异常对应于相应的脑部病理变化，这些病理变化的存在就是判断心理正常与异常的标准。如果找到与个体的心理现象或行为表现相对应的病理解剖或病理生理变化，则可以判定个体的心理异常。患者的异常心理和行为表现被视为疾病的症状，产生的原因则是脑功能失调。这一标准被临床医师广泛采用，实际上是医学模式在心理异常研究中的应用。

医学标准能解释一些心理异常，但某些心理异常（如神经症和人格障碍）还无法找到确切的脑部病理变化或生理、病理原因。

（四）社会适应标准

社会适应标准将个体与其所在的社会环境相联系进行考察，能跟社会和谐相处，并在社会中获得发展则被视为正常，反之，则被视为异常。个体从出生开始，就在进行社会化，为适应社会积累基础和条件，某些个体的社会化进程受到干扰导致中断，则个体对社会的要求、自身角色的规范的掌握也受到干扰，从而中断了社会化进程，因而不能按照社会认可和接受的方式行事，则此个体的心理就发生了异常。社会适应标准的含义可从以下三个方面来理解。

（1）从是否符合社会规范方面判断　将个体的心理与行为和社会认可的常模进行比较，如果个体的心理或行为明显偏离社会公认的行为规范，不能适应社会的要求，则被视为心理异常。正常人的心理符合社会准则，其行为符合社会常模，是适应性的。如果由于器质性损伤或功能缺陷等原因，导致个体自控能力受损，不能按照社会认可的方式行事，以致其行为明显偏离社会公认的标准，不能为常人所理解和接受，则认为此人心理异常。社会适应标准也不是一成不变的，因为不同时代社会适应规范也不同，社会适应标准与社会文化背景联系紧密，所以，同一种行为表现，在不同文化背景下，可能有截然不同的认定。比如同性恋现象在美国的一些州是合法的，但在另一些州则不被允许。这是由于对同性恋行为的认定不同导致的。

（2）从个体的社会适应能力方面判断　个体的社会适应能力包括四个方面：①生活自理能力；②人际交往和沟通能力；③工作、学习和操持家务的能力；④遵守社会规则的能力。如果个体的这四个方面的能力遭到破坏，其行为无法适应正常生活的要求，则可以判断为心理异常或心理障碍。

（3）与个体以往一贯的心理状态或行为模式相比较　如果个体的心理和行为特征在短时间内出现明显改变，则需要注意个体是否产生了心理异常。

以上每条标准都有其各自的优点和不足，不能单独应用以解决全部问题。因此临床应用时应当相互参考，根据多重标准进行综合判断，增强对心理现象进行科学分析的能力。

四、异常心理的理论模式

（一）医学理论模式

医学理论认为异常心理的产生与生物学因素有关，包括：①先天遗传因素；②大脑或机体遭受损害；③代谢失调；④个体素质存在缺陷。该模式在治疗上强调以物理、化学方法为主的躯体治疗。

（二）心理动力学模式

心理动力学认为被压抑在潜意识中的负性情绪和心理冲突是产生异常心理的原因，冲突主要集中在生物性本能欲望和社会化文明道德规范的斗争方面，自我在协调矛盾斗争时无法达到心理平衡就会导致心理障碍，过多地采用自欺欺人的心理防御手段进行协调矛盾可形成人格变态。治疗上倡导以精神分析方法查找和释放出潜意识中的负性情绪和心理冲突。

（三）行为理论模式

行为主义认为人类的一切行为都是后天习得的，变态行为也是由后天习得，并不断地得到强化而固定下来。巴甫洛夫的条件反射和桑代克、斯金纳的操作条件反射动物实验有力地支持了该学派用"学习理论"解释各种变态行为。行为疗法在行为障碍的治疗上有其独到之处。

（四）人本主义理论模式

人本主义认为，人有一种天生的发展和充分发挥自己潜能的"自我实现倾向"，即只要环境许可，每个人都能发挥自己的潜能，实现自我价值。如果该倾向在生活中受到削弱或阻碍，就可导致心理和行为的错乱。治疗的对策主要是提供良好的社会和人际关系，使个体恢复与自己真实情感的联络。

（五）社会文化理论模式

个体在各种社会文化关系的综合影响下，逐渐形成了各自的心理品质和行为方式，并且以相对恒定的形式固定下来。如果某些关系发生变化，其强度和速度使人无法承受，就会出现社会文化关系失调的现象，固有的心理品质和行为方式显得无所适从，由此而引发心理异常。

（六）生物心理社会理论模式

外界的社会因素或个体的生物因素都须通过个体的心理反应才能主动调节人际关系和自身的身心关系，而这两个关系的和谐程度在健康和疾病的问题上起着重要的作用。对于异常心理的产生原因也应该从生物因素、心理因素和社会因素等多方面进行综合分析，这样可以克服其他理论中的不足和片面性。

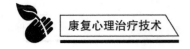

五、异常心理的分类

关于异常心理的分类,有很多种分类方法,现介绍几种常用的分类方法。

(一)现象学分类

将具有共同临床特征的异常心理归为一类,而不涉及其内在的动力机制。按此标准划分,可将异常心理分为下列四类。

(1)认识过程障碍。

(2)情感过程障碍。

(3)意志、行为障碍。

(4)意识障碍。

(二)精神病学分类

1960年初,世界卫生组织(WHO)的精神卫生规划就开始积极进行为提高精神障碍诊断与分类水平的工作。这种分类原则是按病因和症状进行的。目前在国际精神疾病分类上,常采用精神病性(多指重性)及非精神病性(多指轻性)这两个概念。

(三)中国精神障碍分类与诊断标准

中国精神障碍分类与诊断标准(CCMD-3)是指《中国精神障碍分类与诊断标准》(第3版)提出的关于异常心理分类的标准,它将异常心理分为以下十类。

(1)器质性精神障碍。

(2)精神活性物质或非成瘾物质所致精神障碍。

(3)精神分裂症(分裂症)和其他精神病性障碍。

(4)心境障碍(情感性精神障碍)。

(5)癔症、应激相关障碍、神经症。

(6)心理因素相关生理障碍。

(7)人格障碍、习惯与冲动控制障碍、性心理障碍。

(8)精神发育迟滞与童年和少年期心理发育障碍。

(9)童年和少年期的多动障碍、品行障碍、情绪障碍。

(10)其他精神障碍和心理卫生情况。

综上所述,我们认为在康复心理治疗技术领域,对异常心理的分类应尽量切合中国的实际标准,并适应临床的需要。本书以CCMD-3为分类依据,对以下几种常见的异常心理进行介绍。

任务2　精神病性障碍

案例引导

1. 一天深夜,大学生小张被一种声音唤醒,要求他到海边。很快,他来到了海滩,并出现了幻觉:许多鲸鱼和海豚正游向他,一座佛像在海中央闪闪发光。他甚至觉得自己可以控制自然界:"我感觉自己有掌控大自然的能力,可以影响鲸鱼、海豚和海浪的运动。我感觉自己可以使水底的一切发生变化。"

2. 杨某,男,22岁,言行怪异、出现幻觉妄想1年。患者自小少语寡言,交往少,脾气暴躁,1年前因父亲病故和失恋,开始失眠、呆滞、郁郁不乐,说:"我活不了几天了,我有罪",听到火车鸣响就害怕,见到鸡鸣狗叫也恐慌,见到公安人员就称"我有罪",回家后就问家人:"公安局的人和你们谈过话吗?为什么我想的事别人都知道?"不时侧耳倾听"地球的隆隆响声",看见小汽车就恐惧地问他人:"那是不是来逮捕我的?"患者记忆功能无障碍,只是孤独离群,生活懒散,时而恐惧、激越,时而自语自笑、凝神倾听。一次,他突然对着电风扇下跪,说听到电风扇里有一男声责骂他是"叛徒和内奸"。他认为自己脑子想的事被别人知道,他认为"监视器就是邻居家的录音机和自己的手表"。问患者为什么时哭时笑?患者回答:"我脑子被一死者控制,我哭笑不受自己支配。"

一、精神病性障碍的症状

(一)幻觉

幻觉是指在无相应现实刺激作用下感官出现的知觉体验,可由于情绪、暗示、感觉器官病变、中枢神经系统病变或感觉剥夺等引起,分为幻听、幻视、幻嗅、幻味、幻触和本体幻觉等。

(二)妄想

妄想是一种最常见、最重要的思维内容障碍,是指在病理基础上产生的歪曲的信念、病态的推理和判断,主要有被害妄想、关系妄想、钟情妄想、嫉妒妄想及被洞察妄想。

(1)被害妄想　最常见的妄想形式之一。患者无中生有地坚信周围某些人或某些集团对他进行诽谤、监视、跟踪、迫害等不利活动。

(2)关系妄想　也称牵连观念,患者认为周围发生的事情都与自己有关,通常把别人所说的话、报纸上的文章、别人的举动都认为对自己不利。

(3)钟情妄想　患者常认为某个异性的言谈举止是对自己示爱,坚信自己被异性所爱,并因此做出相应的反应,即向对方表达自己的爱意,当自己的示爱被拒绝后,就认为那是对方对自己的一种考验,依旧纠缠不休。

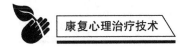
（4）嫉妒妄想　患者坚信爱人对自己不忠,有外遇,因此对爱人的行为加以检查和跟踪,即使不能证实仍坚信不疑。

（5）被洞察妄想　患者认为自己的所思所想随时随地都能被他人察觉,自己毫无藏身之所。

此外,还有夸大妄想、物理影响妄想、疑病妄想、罪恶妄想等。

（三）自知力缺失

自知力是指患者对自己病态的认识能力,即能否察觉和识别自己精神状态是否正常、能否指出自己过去和现在的表现哪些属于病态的能力。精神病性障碍患者一般都有不同程度的自知力缺失。

（四）兴奋状态

兴奋是指整个精神活动的增强,患者在知、情、意、行方面的活动明显增多,强度增大,这种增强因疾病性质不同而在外部表现上各有差异,有的以情感失调为中心,有的意志增强,持续不断地做一件事情,有的以动作行为的异常为主要症状,伴随有言语和活动增多。兴奋可分为躁狂型兴奋、青春型兴奋、紧张型兴奋、器质型兴奋。

（五）木僵状态

木僵是指精神活动的全面抑制,有的言语、动作、行为显著减少、缓慢,有的完全不能运动,缄默不语、不吃不动,保持一个固定的姿势僵住不动。木僵可分为紧张型木僵、心因型木僵、抑郁型木僵、器质型木僵。

（六）意识障碍

意识是指人们对自身和周围环境的感知状态,可通过言语及行动来表达。意识障碍是指人们对自身和环境的感知发生障碍,或人们赖以感知环境的精神活动发生障碍的一种状态。意识障碍又是病情危重的表现。患者毫无反应,完全丧失醒觉,原因是高级神经受到严重抑制。意识障碍包括痴呆、遗忘、妄想及不注意等。

二、精神分裂症

（一）概念

精神分裂症是一组病因未明的精神病,多起病于青壮年,常缓慢起病,具有思维、情感、行为等多方面障碍,以及精神活动不协调。患者通常意识清晰,智力基本正常,有的患者在疾病过程中可出现认知功能损害,自然病程多迁延,呈反复加重或恶化,但部分患者可痊愈或保持基本状态。

（二）症状标准

精神分裂症的症状标准至少包括下列两项,且非继发于意识障碍、智力障碍、情感高涨或低落,单纯型精神分裂症另有规定。

（1）反复出现的言语性幻听。

（2）明显的思维松弛、言语不连贯,或思维贫乏、思维内容贫乏。

（3）思想被插入、被撤走、被播散，思维中断，或强制性思维。

（4）被动，被控制，或被洞悉体验。

（5）原发性妄想（包括妄想知觉、妄想心境）或其他荒谬的妄想。

（6）思维逻辑倒错，病理性象征性思维。

（7）情感倒错，或明显的情感淡漠。

（8）紧张综合征，怪异行为，或愚蠢行为。

（9）明显的意志减退或缺乏。

（三）严重标准

自知力障碍，并有社会功能严重受损或无法进行有效交谈。

（四）病程标准

（1）符合症状标准和严重标准至少已持续 1 个月，单纯型精神分裂症另有规定。

（2）若同时符合精神分裂症和情感性精神障碍的症状标准，当情感症状减轻到不能满足情感性精神障碍症状标准时，精神分裂症症状需继续满足精神分裂症的症状标准至少 2 周以上，方可诊断为精神分裂症。

（五）排除标准

排除器质性精神障碍、精神活性物质和非成瘾物质所致的精神障碍。尚未缓解的分裂症患者，若又罹患症状标准中的两类疾病，应并列诊断。

（六）分类

（1）偏执型精神分裂症　符合精神分裂症症状标准，以妄想为主，常伴有幻觉，以听幻觉较多见。

（2）青春型（瓦解型）精神分裂症　符合精神分裂症症状标准，常在青年期起病，以思维、情感、行为障碍或紊乱为主。例如明显的思维松弛、思维破裂、情感倒错、行为怪异。

（3）紧张型精神分裂症　符合精神分裂症症状标准，以紧张综合征为主，其中以紧张型木僵较常见。

（4）单纯型精神分裂症　以思维贫乏、情感淡漠或意志减退等阴性症状为主，从无明显的阳性症状；社会功能严重受损，趋向精神衰退；起病隐袭，缓慢发展，病程至少两年，常在青少年期起病。

（5）未定型（混合型）精神分裂症　符合精神分裂症症状标准，有明显的阳性症状；不符合上述诊断标准，或为偏执型、青春型或紧张型的混合形式。

三、精神病性障碍的处理与康复

（一）药物康复

抗精神病药物对精神病性症状有良好的控制作用，按化学结构可分为酚噻嗪类、丁酰苯类、硫杂蒽类等，按药效剂量比可分为高剂量、低效价和低剂量、高效价两类。根据作用机理等多方面的区别，还可将其分为典型抗精神病药和非典型抗精神病药两类。使用时从小剂量开始，1～2 周内逐渐增加到治疗量。根据病情不同，维持治疗时间不等，器质性精神障碍症状消失后只需短时间维持，精神分裂症则需长期服药治疗。

（1）酚噻嗪类　氯丙嗪、奋乃静、氟奋乃静、三氟拉嗪等属于此类。其药理作用复

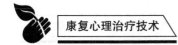

杂、对中枢神经系统、下丘脑、外周抗胆碱及心血管系统等都有广泛的作用。主要适应症状为各种精神运动性兴奋、幻觉妄想状态、思维障碍、情感和行为障碍。常见的副作用有口干舌燥、鼻塞、乏力、嗜睡、心动过速、体位性低血压、锥体外系反应较严重等。罕见但严重的副作用有阻塞性黄疸、粒细胞缺乏、视网膜色素沉着、肝损害、低血压休克、癫痫样发作等。

（2）丁酰苯类　氟哌啶醇等属于此类,此类药具有良好的抗幻觉、妄想和躁狂作用,对内脏副作用较轻,锥体外系反应较重而常见。

（3）非典型抗精神病药　此类药有氯氮平、维思通、奥氮平等,其作用机理异于典型抗精神病药,不引起锥体外系的副反应,升高催乳素的作用弱,对精神分裂症的阳性和阴性症状均有治疗作用。氯氮平因抑制骨髓造血细胞可能导致严重的后果,临床使用受到限制,而新开发的维思通摒弃了这一缺陷,将成为主要的抗精神病药。

（二）心理康复

在精神病性异常心理的早期和康复期,患者有部分或完全的自知力,可以进行支持性心理治疗,及时解决家庭社会生活中的急、慢性应激或对患者的日常生活能力和社交能力进行培训,对患者的家庭进行心理教育,以提高患者的家庭和患者本人的应对技能,改善患者的社会功能。

任务3　心境障碍

案例引导

1. 王某,男,41岁,高中文化。两年前因与单位经理争吵被辞退。一个月后出现情绪兴奋、言语增多、好管闲事,自称要写剧本、出小说、拍电影。一次购买2000元假手饰送亲友。每天打数十次电话,清晨5时约朋友谈心。睡眠减少,外出不归。情绪高涨,言行异常持续近2个月,因管理困难,首次住进精神卫生中心,经碳酸锂、氯丙嗪等合并治疗3个月后出院。该患者被诊断为"情感性精神障碍（躁狂发作）"。患者出院后缓解良好,另找工作,并胜任。以后停止服药和门诊随访。3个月前,因单位效益差下岗,逐渐出现语言增多,睡眠减少,情绪兴奋,精力充沛,容易激惹,常与妻子、邻居争吵。挥霍无度,一天买西装1套、休闲西装6件、衬衫2件、皮鞋2双。自夸"在上海没有我解决不了的问题",在外追逐女性,性欲亢进。因旧病复发,第2次入院。

2. 甄某,女,41岁。37岁时生了一个儿子,非常可爱、聪明,再加上中年得子,所以深得她与丈夫的疼爱。但爱子不幸于几个月前夭折了,当时丈夫伤心欲绝。自己虽然也很伤心,但仍劝丈夫节哀。当时丈夫就指责她为什么不像他这样难过,因而夫妻之间的关系出现了裂痕。甄某因此终日郁郁寡欢、闷闷不乐,对什么事情都没兴趣、食欲不振、失眠,觉得还不如死了算了。同事都说她最近像变了一个人似的。

一、心境障碍的概念

心境障碍（又称情感性精神障碍）是指以明显而持久的心境高涨或低落为主的一组精神障碍，并有相应的思维和行为改变，可有精神病性症状，如幻觉、妄想。大多数患者有反复发作的倾向，每次发作多可缓解，部分患者可有残留症状或转为慢性。心境障碍分为躁狂发作、抑郁发作和双相障碍。

临床上将只有抑郁发作（而无躁狂发作），或只有躁狂发作（而无抑郁发作）的心境障碍称为单相情感性精神障碍。将既有躁狂发作，又有抑郁发作的称为双相情感性精神障碍。单相抑郁发作多见，双相障碍其次，单相躁狂发作少见。

二、躁狂发作

躁狂发作以心境高涨为主，与其处境不相称，可以从高兴愉快到欣喜若狂，某些病例仅以易激惹为主。病情轻者的社会功能无损害或仅有轻度损害，严重者可出现幻觉、妄想等精神病性症状。

（一）症状标准

以情绪高涨或易激惹为主，并至少有下列 3 项（若仅为易激惹，至少需 4 项）。

（1）注意力不集中或随境转移。

（2）语量增多。

（3）思维奔逸（语速增快、言语急促等）、联想加快或有意念飘忽的体验。

（4）自我评价过高或夸大。

（5）精力充沛、不感疲乏、活动增多、难以安静，或不断改变计划和活动。

（6）鲁莽行为（如挥霍、不负责任或不计后果的行为等）增多。

（7）睡眠需要减少。

（8）性欲亢进。

（二）严重标准

严重损害社会功能，或给别人造成危险或不良后果。

（三）病程标准

（1）符合症状标准和严重标准至少已持续 1 周。

（2）可存在某些分裂性症状，但不符合精神分裂症的症状标准。若同时符合精神分裂症的症状标准，在分裂性症状缓解后，满足躁狂发作症状标准至少 1 周，方可诊断为躁狂发作。

（四）排除标准

排除器质性精神障碍或精神活性物质和非成瘾物质所致的躁狂。

需要说明的是，本躁狂发作的全部标准仅适用于单次发作的诊断。

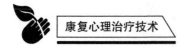

三、抑郁症

（一）概述

抑郁症是情感性精神疾病或心境障碍的一个类型，也是一种常见的精神疾病，临床上表现为以情绪低落、兴趣和愉快感缺乏为主要特征的抑郁发作。

1. 抑郁症的流行病学特征

抑郁症在人群中某一时间点的成年男性患病率为 2％～3％、成年女性的患病率为 5％～9％。个体终生患病率男性为 5％～12％、女性为 10％～25％。

2. 抑郁症的病因

（1）生物学原因　临床研究证明，抑郁症患者 5-羟色胺系统、去甲肾上腺素系统的神经递质分泌异常。

（2）遗传因素　针对抑郁症家属的调查认为，抑郁症患者的直系亲属的患病概率高于普通人的，即该病有遗传因素。

（3）心理、社会因素　一般而言，抑郁症患者的成长过程尤其是童年均有不幸的经历，或者亲历过悲惨的应激事件。

（二）抑郁发作

抑郁发作以心境低落为主，与其处境不相称，可以从闷闷不乐到悲痛欲绝，甚至发生木僵，严重者可出现幻觉、妄想等精神性症状。某些病例的焦虑与运动性激越很显著。

1. 症状标准

以心境低落为主，并至少有下列 4 项。

（1）兴趣丧失、无愉快感。

（2）精力减退或有疲乏感。

（3）精神运动性迟滞或激越。

（4）自我评价过低、自责，或有内疚感。

（5）联想困难或自觉思考能力下降。

（6）反复出现想死的念头或有自杀、自伤行为。

（7）睡眠障碍，如失眠、早醒或睡眠过多。

（8）食欲降低或体重明显减轻。

（9）性欲减退。

2. 严重标准

社会功能受损，给本人造成痛苦或不良后果。

3. 病程标准

（1）符合症状标准和严重标准至少已持续 2 周。

（2）可存在某些分裂性症状，但不符合精神分裂症的症状标准。若同时符合精神分裂症的症状标准，在分裂症状缓解后，满足抑郁发作标准至少 2 周，方可诊断为抑郁发作。

4. 排除标准

排除器质性精神障碍或精神活性物质和非成瘾物质所致的抑郁。

需要说明的是，本抑郁发作的全部标准仅适用于单次发作的诊断。

（三）其他

抑郁症的漏诊或未经有效治疗的后果是严重的：15% 未经治疗的重症抑郁症患者会自杀。

统计结论认为，自杀的高危因素如下：社会/家庭及其活力出现障碍；受教育程度低；法律困境；不稳定的社会地位；医疗服务差；贫穷；社会隔离；暴力；易获得致命方式。

自杀未遂后再次自杀的预测因素为：男性、45 岁以上、独居、失业或退休、慢性躯体疾病、严重精神障碍、人格障碍、酒/药物滥用、暴力手段、留下遗书。

四、双相障碍

目前发作符合某一型躁狂或抑郁标准，以前有相反的临床表现或混合性发作，如在躁狂发作后又有抑郁发作或混合性发作。

五、心境障碍的治疗

心境障碍的治疗处理以控制和预防发作为主。

（1）躁狂发作的治疗处理　多数患者需住院治疗，及时用药，加强护理。采用药物治疗或电抽搐治疗。

（2）抑郁发作的治疗处理　临床上多采用认知-行为疗法，结合药物和无抽搐电休克治疗。

心境障碍易反复发作，治疗缓解后需预防复发。一般应遵循以下原则：药物维持治疗；定期随访，接受心理治疗；利用家庭和社会支持系统。

（张瑞娟）

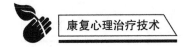

任务4　神　经　症

案例引导

1. 患者，男，大学教师。患者自述：我已有1年多不坐飞机了，我怕乘飞机，怕会出事情。我现在变得怕高，怕乘缆车，怕登山。因为我一到高处就会全身发抖，不敢往下看，心慌胸闷，呼吸局促，大汗淋漓，手脚发软。两年前我出差乘飞机，没想到飞机在起飞后半小时出现了两次高速坠落的危险情况，我们小桌上的饭菜和饮料都飞到了飞机的顶上。全机的乘客都吓坏了。我吓得几乎已经绝望。好在最终还是安全到达了目的地，但这次惊吓我真的受不了，对我的影响太大。我觉得乘飞机真的太危险，随时都有失控的可能，我不想再冒这个险，从此我再也不敢乘坐飞机了。

2. 赵某，男，34岁，硕士。几个月前在报纸上看到了关于玻璃突然碎裂划伤行人的报道，从此以后就有了一种莫名其妙的担心，害怕自己也会遇到同样的情况。每当他看到玻璃时，就会难以控制地想到玻璃会不会突然碎裂。尽管他本人也知道这根本不可能，但就是会去想。最要命的是，他本人的办公桌旁就是窗户，他每天上班就是在与自己头脑中关于玻璃碎裂的想法做斗争，根本无法安心工作，因此前来求助心理咨询师。

一、神经症概述

神经症旧称神经官能症、植物神经功能紊乱等，是一组主要表现为焦虑、抑郁、恐惧、强迫、疑病症状，或神经衰弱症状的精神障碍。神经症有一定人格基础，起病常受心理、社会（环境）因素影响。症状没有可证实的器质性病变作为基础，与患者的现实处境不相称，但患者对存在的症状感到痛苦和无能为力，自知力完整或基本完整，病程多迁延。各种神经症症状或其组合可见于感染、中毒、内脏疾病、内分泌疾病或代谢和脑器质性疾病，称为神经症样综合征。

（1）神经症的特点　有不安全感、不确定感，明知没有必要但控制不住，感到不被理解。

（2）神经症的发病机制　神经症的形成是一个复杂的过程，心理动力学理论和学习理论应受到重视，遗传学及器质性因素也应注意，以免导致片面性。

神经症的诊断标准如下。

（一）症状标准

至少符合下列1项。

（1）恐惧。

（2）强迫症状。

（3）惊恐发作。

（4）焦虑。

（5）躯体形式症状。

（6）躯体化症状。

（7）疑病症状。

（8）神经衰弱症状。

（二）严重标准

社会功能受损或无法摆脱的精神痛苦,促使患者主动求医。

（三）病程标准

符合症状标准至少已3个月,惊恐障碍另有规定。

（四）排除标准

排除器质性精神障碍、精神活性物质与非成瘾物质所致的精神障碍、各种精神病性障碍,如精神分裂症、偏执性精神病以及心境障碍等。

二、恐惧症

恐惧症也称恐怖症,是指一种以过分和不合理地惧怕外界客体或处境为主的神经症。患者明知没有必要,但仍不能防止恐惧发作,恐惧发作时往往伴有显著的焦虑和自主神经症状。患者极力回避所害怕的客体或处境,或是带着畏惧去忍受。

诊断标准:

（1）符合神经症的诊断标准。

（2）以恐惧为主,至少符合以下4项。

① 对某些客体或处境有强烈恐惧感,恐惧的程度与实际危险不相称。

② 发作时有焦虑和自主神经症状。

③ 有反复或持续的回避行为。

④ 知道恐惧过分、不合理或不必要,但无法控制。

（3）对恐惧情景和事物的回避必须是或曾经是突出症状。

（4）排除焦虑症、精神分裂症及疑病症。

恐惧症可分为场所恐惧症、社交恐惧症,特定的恐惧症等。

（一）场所恐惧症

1. 概述

惊恐障碍常常伴发场所恐惧,有场所恐惧的人害怕呆在公共场所,他们感到要从那里逃离会是困难的,而某些场所恐惧表现为害怕孤单。场所恐惧症患者在生活中竭力回避各种他认为会引发惊恐发作的情境。通常表现为患者会远离曾经有过病情发作的

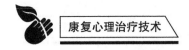
那些地方。患者还倾向于避开那些可能不容易逃离或者不容易得到救助的地方。

场所恐惧症是指处在难以逃避的情境中出现焦虑，或害怕在这样的情境中很难得到帮助时会出现的惊恐发作或惊恐样症状，因此常伴发惊恐障碍。焦虑常导致患者回避许多害怕的情境。这些情境通常为：独自离家，单独在家，处于喧闹拥挤的地方，乘公共汽车、火车、飞机、小轿车，在电梯里或桥上。

每年有近2%的人群患有场所恐惧症（伴发或不伴发惊恐障碍），女性患者比男性患者更多见，发病高峰期为25～30岁。如果不治疗，场所恐惧症可成为一种慢性致残性疾病。回避会对患者的工作和社会功能造成明显的影响。大部分患者可以通过认知行为治疗而治愈，药物治疗也有帮助。

2. 诊断标准

（1）符合恐惧症的诊断标准。

（2）害怕对象主要为某些特定环境，如广场、闭室、黑暗场所、拥挤的场所、交通工具（如拥挤的船舱、火车车厢）内等，其关键临床特征之一是过分担心处于上述情境时没有即刻能用的出口。

（3）排除其他恐惧障碍，如严重的社交恐惧症患者，也可能因害怕被别人审视而回避外出或去公众场所。另外，回避不是因为妄想或强迫思维的结果。

3. 治疗

针对每个患者的特定问题，治疗措施各有不同。场所恐惧症的治疗措施如下。

（1）连续评估病情。

（2）进行关于焦虑的宣传教育。

（3）提供控制焦虑症状的训练策略，鼓励患者经常练习这些技能。

①呼吸控制——缓慢呼吸的练习。

②放松训练。

（4）逐级暴露于恐惧的情境。

（5）鼓励患者不用镇静剂控制焦虑。抗抑郁药能有效控制某些患者的惊恐发作。

（二）社交恐惧症

1. 概述

社交恐惧症（社会焦虑恐惧症）的主要特征是害怕被别人审视或被否定地评价，害怕自己会做一些令人窘迫的事，或有些表现可能会丢脸（包括表现出明显的焦虑症状）。这种担心可只限于特定场合，也可涉及大部分社交场合。

暴露于害怕的情境通常会立即引起患者的焦虑反应，患者还会出现脸红、发抖、恶心和急于去厕所等表现。这些症状使患者特别窘迫。对特定的社交场合害怕常会导致回避，一个广泛性社交恐惧症患者可能会发展为几乎完全与社会隔离。

社交恐惧症和惊恐发作及场所恐惧症一样常见。男性、女性发病率相似，为5%～17%。社交恐惧症呈慢性波动病程，如果不治疗，会导致明显的社会或职业功能损害。经认知行为治疗后预后较好，药物治疗也有帮助。

2. 诊断标准

（1）害怕对象主要为社交场合（如在公共场合进食、说话、聚会、开会，或怕自己做出一些窘迫的行为等）和人际接触（如在公共场合与人接触、与他人目光对视或与人群相对时被人审视等）。

（2）常伴有自我评价低和害怕批评。

（3）发作时有焦虑和自主神经症状。

（4）有反复或持续的回避行为。

（5）知道恐惧过分、不合理或不必要，但无法控制。

（6）鉴别诊断：

① 有"正常"的社交焦虑或回避的经历。

② 回避型人格障碍。

③ 场所恐惧症可有对社交情境的回避，但这种回避常继发于害怕在公共场所出现惊恐发作。

④ 应与特定的恐惧症相鉴别。特定的恐惧症常指对特定刺激的害怕，然而这种刺激通常不是社交场合，而是昆虫或动物。

⑤ 精神分裂症可有被他人注意或审视的妄想，然而通过仔细询问病史及精神检查可作出正确的诊断。

3. 治疗

对轻度的患者或无法转诊接受认知行为治疗的患者，建议进行以下治疗。

（1）连续评估病情。

（2）进行焦虑本质的宣传教育和回避的宣传教育。

（3）进行缓慢呼吸练习。

（4）逐级暴露于害怕的情境。

（5）鼓励患者放弃一些"安全行为"。

（6）鼓励患者面对此时此刻的实际情形，而不是害怕将来的后果。

（7）有些患者可能需要学习基本的交谈和社交技能，并在其最不反感的社交场合进行训练。

（8）鼓励患者不要用酒精和镇静剂来控制焦虑。

（9）如果采用上述措施后社交焦虑或回避仍持续存在，则应转诊或向专家咨询。

（三）特定的恐惧症

1. 概述

几乎所有的人都有令自己害怕或者想要逃避的处境。有些人会害怕工作面试，有些人则在深夜独处时感到不自在，但大多数人都试图控制自己的恐惧并尽力正常去生活。也有一些人的生活在不适当和不由自主的恐惧中消耗，通常的应对方法不起作用，他们需要避开那些会引发强烈焦虑而导致无法正常生活的事物或处境。虽然恐惧症患者能意识到这种害怕毫无理由，但是却无能为力。虽然他们知道从理论上说并不可怕，

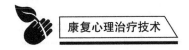

但当其暴露在某些事物或处境下时,仍会体验到极度的焦虑和恐惧。

某些人恐惧的强度是不可预料且前后不一致的。如一个恐高症患者某日可能会穿越一座大桥,然而在其下次做同样尝试时却会止步不前。特定的恐惧症的患者常有对某种诸如狗、昆虫等特定事物或某些诸如飞行、深水等特殊场景的不合逻辑却真实而强烈的恐惧。对某种动物的恐惧是最常见的特定恐惧症的表现。典型的特定恐惧症的表现还包括害怕飞行(飞行恐惧症)、害怕封闭的空间(幽闭恐惧症)、害怕高空(恐高症)、害怕鲜血(血液恐惧症)。

某些特定的恐惧症,诸如对动物的恐惧,起病于幼年,但常随着年龄的增长而消失。在未经治疗的情况下,于成年期首次发作的特定的恐惧症患者很少能自愈。人群中有8%的人可以诊断为特定的恐惧症,但只有1%的人寻求治疗。女性的患病率几乎是男性的2倍。开始于儿童期的特定的恐惧症一般不治疗也会消失,然而较晚发病的患者常会发展成慢性的特定的恐惧症。大多数特定的恐惧症常常因不引起足够的功能损害而未给予治疗。

2. 诊断标准

以恐惧为主,至少符合以下4项。

(1) 对某些客体或处境有强烈恐惧,恐惧的程度与实际危险不相称;害怕对象是场所恐惧症和社交恐惧症未包括的特定物体或情境,如动物(如昆虫、鼠、蛇等)、高处、黑暗、雷电、鲜血、外伤、打针、手术或尖锐锋利的物品等。

(2) 发作时有焦虑和自主神经症状。

(3) 有反复或持续的回避行为。

(4) 知道恐惧过分、不合理或不必要,但无法控制。

3. 治疗

(1) 连续评估病情。如询问患者是否一直回避所害怕的情境,暴露于恐怖情境时,让患者自己评定焦虑程度(焦虑总分为10分,0分是没有焦虑,10分是最严重的焦虑)。

(2) 根据患者需要进行焦虑本质的宣传教育。

(3) 提供控制焦虑症状的训练方法,并鼓励患者经常练习缓慢呼吸、放松训练。

(4) 逐级暴露于恐怖情境是主要的治疗方法。

(5) 患者不应使用镇静剂来应对恐惧情境。

三、焦虑症

焦虑症是一种以焦虑情绪为主的神经症,主要分为惊恐障碍和广泛性焦虑障碍两种。焦虑症的焦虑症状是原发的,凡继发于高血压、冠心病、甲状腺功能亢进等躯体疾病的焦虑都应诊断为焦虑综合征。其他精神病理状态(如幻觉、妄想、强迫症、疑病症、抑郁症、恐惧症等)伴发的焦虑,不应诊断为焦虑综合征。

(一)惊恐障碍

1. 概述

惊恐障碍是指反复的、有时为不可预料的焦虑或惊恐发作。发作突如其来,让人极端痛苦,持续几分钟或更久。在惊恐障碍中,发作不限于发生在特定的可预料的情境中,而可在任何情境中。惊恐发作后会持续担心再次发作。惊恐发作的症状:气短,心脏剧烈跳动,头晕或轻度头痛,手麻、足麻,胸部有压紧、疼痛感、窒息感,晕厥,出汗,震颤或颤动,潮热或寒战,不真实感,迫切想逃脱,口干,恶心,难以集中思想或讲话,肌肉紧张,视物模糊,怕死去、失去控制或发疯。

约有 20% 的成人至少有过一次惊恐发作的体验。然而只有 2% 的人群一年中经历的惊恐发作非常频繁,符合惊恐障碍的诊断标准。惊恐障碍一般起病于二十多岁,而首次惊恐发作通常出现在近 20 岁时。这种障碍会在家属中发生,而且女性患者多于男性患者,比例为(2~3):1。

2. 诊断标准

惊恐障碍是一种以反复的惊恐发作为主要原发症状的神经症。这种发作并不局限于任何特定的情境,具有不可预测性。惊恐发作可见于多种不同的精神障碍(如恐惧性神经症、抑郁症等),并应与某些躯体疾病相鉴别(如癫痫、心脏病发作、内分泌失调等)。

1)症状标准

(1)符合神经症的诊断标准。

(2)惊恐发作须符合以下 4 项。

① 发作无明显诱因、无相关的特定情境,发作不可预测。

② 在发作间歇期,除害怕再发作外,无明显症状。

③ 发作时表现出强烈的恐惧、焦虑及明显的自主神经症状,并常有人格解体、现实解体、濒死恐惧,或失控感等痛苦体验。

④ 发作突然开始,迅速达到高峰,发作时意识清晰,事后能回忆。

2)严重标准

患者因难以忍受又无法解脱,而感到痛苦。

3)病程标准

在 1 个月内至少有 3 次惊恐发作,或在首次发作后继发害怕再发作的焦虑持续 1 个月。

4)排除标准

(1)排除其他精神障碍,如恐惧症、抑郁症或躯体形式障碍等继发的惊恐发作。

(2)排除躯体疾病,如癫痫、心脏病发作、嗜铬细胞瘤、甲状腺功能亢进或自发性低血糖等继发的惊恐发作。

3. 治疗

(1)连续评估病情。

(2)根据患者的需要进行宣传教育,认识疾病的本质。

(3)指导患者不要回避任何情境或场合。

(4)提供控制焦虑症状的训练技能:

① 缓慢呼吸训练;

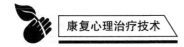

② 放松训练。

（5）鼓励患者不要用镇静剂来控制焦虑，一些严重的患者用抗抑郁药来控制惊恐发作是有效的。

（二）广泛性焦虑障碍

1. 概述

广泛性焦虑障碍（GAD）是指以持续的、全面的、过度的焦虑感为特征，这种焦虑与周围任何特定的情境没有关系。其典型的表现是：担心自己或亲戚患病或发生意外；异常担心经济状况；过分担心工作或社会能力。广泛性焦虑障碍患者的焦虑症状是多变的，可出现下列症状：神经质或不安、肌肉紧张、震颤、易疲劳、情绪易激惹、出汗、头晕或眩晕、注意力不集中、过度警觉、心悸、气急、尿频、抑郁。

广泛性焦虑障碍是最常见的焦虑症之一，占人群的 2%～8%。广泛性焦虑障碍也是初级保健（通科医生或社区健康中心）中最常见的诊断之一。广泛性焦虑障碍的发病年龄变化很大，一般为 20～40 岁。男、女都会患病，但男、女患病率的比较研究无明确结果。

广泛性焦虑障碍是一种慢性障碍，可逐渐发展和波动，病程可表现为稳定不变型，也可表现为加重型或缓解型。大多数患者自发病后在大部分时间内都有症状，但有1/4的广泛性焦虑障碍患者可有缓解期（3 个月或更长时间内没有症状）。广泛性焦虑障碍的焦虑和担忧可因应激而加重。

2. 诊断标准

广泛性焦虑障碍是一种缺乏明确对象和具体内容的以提心吊胆及紧张不安为主要表现的焦虑症，并有显著的植物神经症状、肌肉紧张及运动性不安。患者因难以忍受焦虑又无法解脱而感到痛苦。

1）症状标准

（1）符合神经症的诊断标准。

（2）以持续的原发性焦虑症状为主，并符合下列 2 项。

① 表现为经常或持续的无明确对象和具体内容的恐惧或提心吊胆。

② 伴自主神经症状或运动性不安。

2）严重标准

社会功能受损，患者因难以忍受焦虑又无法解脱而感到痛苦。

3）病程标准

符合症状标准至少已 6 个月。

4）排除标准

（1）排除甲状腺功能亢进、高血压、冠心病等躯体疾病的继发性焦虑。

（2）排除兴奋药物、催眠镇静药物的使用，或抗焦虑药的戒断反应，排除强迫症、恐惧症、疑病症、神经衰弱、躁狂症、抑郁症或精神分裂症等伴发的焦虑。

3. 治疗

（1）连续评估病情。

（2）根据患者的需要进行有关焦虑本质的宣传教育。

（3）提供控制焦虑和减少紧张的训练方法。

① 通过放松法和呼吸的控制来减轻焦虑的躯体症状。

② 制订短期的放松或分散注意力活动计划（尤其是那些以往有用的活动）。

③ 用结构式问题解决法帮助患者解决引起担忧的应激因素。

四、强迫症

（一）概述

强迫症（OCD）的特征是患者有持续存在的、强加的、不想要的思维，并对这种思维感到难以控制。强迫性思维通常为关于伤害自己或他人、灾难、亵渎神灵、暴力、性或其他令人痛苦的方面的思维。这种思维也包括在脑中的想象或情景，这种思维和想象使患者非常痛苦，并可导致患者极度不安。

强迫症也有持续的、不能控制的要进行某些行为或仪式动作的强制冲动或愿望。通过进行特定的仪式动作可暂时减轻这种不安。这些仪式动作通常与强迫性思维有关。大部分常见的强迫性仪式动作是清洗或检查，其他强迫性仪式动作还包括对事物的计数、排列、或做事有特定的和刻板的次序。

虽然，仪式动作是为了缓解焦虑或不安，但这种焦虑的减轻通常是短暂的。由于许多强迫症患者有一种以上强迫性思维和有关的仪式动作，所以一天中很多时间都会被这些仪式动作所占据。另外，强迫症会导致对一些事物或情境的回避（如污物、离开家以避免锁门），从而对生活造成了影响。强迫症的症状对患者、家庭、朋友和同事是无益的和烦扰的。

以往认为强迫症颇为罕见，但现在研究显示强迫症可能比以前认为的要常见。男、女发病率几乎相等。强迫症通常在儿童或青少年早期发病。若不经治疗强迫症的症状会有时缓解有时加重，呈波动病程。部分患者的症状可保持稳定，而部分患者的症状可逐渐恶化。

（二）诊断标准

强迫症是一种以强迫症状为主的神经症，其特点是有意识的自我强迫和反强迫并存，两者强烈冲突使患者感到焦虑和痛苦；患者体验到强迫的观念或冲动来源于自我，但很难违反自己意愿，虽极力抵抗，却无法控制；患者也意识到强迫症状的异常性，但无法摆脱。

1. 症状标准

（1）符合神经症的诊断标准，并以强迫症状为主，至少有下列1项。

① 以强迫性思维为主，包括强迫观念、回忆或表象、强迫性对立观念、害怕丧失自控能力等。

② 以强迫行为(仪式动作)为主,包括反复洗涤、核对、检查或询问等。

③ 上述内容的混合形式。

(2) 患者称强迫症状起源于自己内心,不是被别人或外界影响强加的。

(3) 强迫症状反复出现,患者认为没有意义,并感到不快,甚至痛苦,因此试图抵抗,但不能奏效。

2. 严重标准

社会功能受损。

3. 病程标准

符合症状标准至少已 3 个月。

4. 排除标准

(1) 排除其他精神障碍的继发性强迫症状,如精神分裂症、抑郁症或恐惧症等。

(2) 排除脑器质性疾病特别是基底节病变的继发性强迫症状。

(三)治疗

治疗策略为使患者暴露于害怕情境,激发起焦虑或不安,然后让患者自愿忍住不表现出仪式动作或强迫行为。治疗的关键是让他们面对所害怕的事物或情境,不采取抵消的行为。药物可减少这种强迫性思维的强度,并使患者容易抵抗。但真正的康复是面对强迫性思维没有焦虑,而药物治疗做不到这一点。

五、躯体形式障碍

躯体形式障碍是一种以持久地担心或相信各种躯体症状的优势观念为特征的神经症。患者因这些症状反复就医,各种医学检查阴性和医生的合理解释,均不能打消其疑虑。即使有时存在某种躯体障碍也不能解释其所诉症状的性质、程度。患者经常伴有焦虑或抑郁情绪。尽管症状的发生和持续与不愉快的生活事件、困难或冲突密切相关,但患者常否认心理因素的存在。本障碍男、女均可发病,为慢性波动病程。

1. 症状标准

(1) 符合神经症的诊断标准。

(2) 以躯体症状为主,至少有下列 1 项。

① 对躯体症状过分担心(严重性与实际情况明显不相称),但不是妄想。

② 对身体健康过分关心,如对通常出现的生理现象和异常感觉过分关心,但不是妄想。

③ 反复就医或要求医学检查,但医学检查结果阴性和医生的合理解释,均不能打消其疑虑。

2. 严重标准

社会功能受损。

3. 病程标准

符合症状标准至少已 3 个月。

4. 排除标准

排除其他神经症障碍(如疑病症、惊恐障碍、强迫、抑郁症、精神分裂症、偏执性精神病)。

需要说明的是,本障碍有时合并存在某种躯体障碍,必须注意以免漏诊。

六、神经衰弱

（一）概述

神经衰弱是一种以脑和躯体功能衰弱为主的神经症,以精神易兴奋却又易疲劳为特征,表现为紧张、烦恼、易激惹等情感症状,以及肌肉紧张性疼痛和睡眠障碍等生理功能紊乱症状。这些症状不是继发于躯体或脑的疾病,也不是其他任何精神障碍的一部分,多缓慢起病,就诊时往往已有数月的病程,并可追溯导致长期精神紧张、疲劳的应激因素。偶有突然失眠或头痛起病,却无明显原因。病程持续或时轻时重。神经衰弱的概念经历了一系列变迁,随着医生对神经衰弱认识的变化和各种特殊综合征与亚型的分出,在美国和欧洲已不做此诊断,CCMD-3 工作组的现场测试证明,在我国对于神经衰弱的诊断也明显减少。

（二）诊断标准

1. 症状标准

(1)符合神经症的诊断标准。

(2)以脑和躯体功能衰弱症状为主,特征是持续和令人苦恼的脑力易疲劳(如感到没有精神,自觉脑子迟钝、注意力不集中或不持久、记忆差、思考效率下降)和体力易疲劳,经过休息或娱乐不能恢复,并至少有下列 2 项。

① 情感症状,如烦恼、心情紧张、易激惹等,常与现实生活中的各种矛盾有关,感到困难重重,难以应付,可有焦虑或抑郁,但不占主导地位。

② 兴奋症状,如感到精神易兴奋(如回忆和联想增多,主要是指向性思维较费力,而非指向性思维却很活跃,因难以控制而感到痛苦和不快),但无言语运动增多,有时对声、光很敏感。

③ 肌肉紧张性疼痛(如紧张性头痛、肢体肌肉酸痛)或头晕。

④ 睡眠障碍(如入睡困难、多梦、醒后感到不解乏),睡眠感丧失,睡眠觉醒节律紊乱。

⑤ 其他心理、生理障碍:头晕眼花、耳鸣、心慌、胸闷、腹胀、消化不良、尿频、多汗、阳痿、早泄或月经紊乱等。

2. 严重标准

患者因明显感到脑和躯体功能衰弱,影响其社会功能,为此感到痛苦或主动求治。

3. 病程标准

符合症状标准至少已 3 个月。

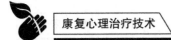

4．排除标准

（1）排除以上任何一种神经症亚型。

（2）排除精神分裂症、抑郁症。

需要说明的是：

（1）神经衰弱症状若见于神经症的其他亚型，只诊断其他相应类型的神经症。

（2）神经衰弱症状常见于各种脑器质性疾病和其他躯体疾病，此时应诊断为这些疾病的神经衰弱综合征。

任务5　人格障碍

案例引导

1．小张，男，18岁，农民。他小的时候，父母一直对他比较严厉。因为家境不好，他也非常懂事，对自己要求极为严格，不许自己浪费一点儿时间。学习非常刻苦，成绩一直名列班上前几名，父母为了奖励他，曾经节约开支给他买了块表，他一直担心将表弄丢，结果还是在一次早操中将表弄丢。他深知父母挣钱不易，内心极度内疚，常常有意识地到寝室和马路边努力寻找，希望能够发现，但始终没找到，不敢告诉父母，成绩也开始下降。后来家里添置沙发，他平素喜欢坐在沙发上看书。一次母亲说：别坐坏了，以后不准坐在沙发上看书。从此他再也不敢坐沙发，后来发展到看见椅子也害怕了。近段时间以来，他老是想着是否渴了或者饿了，椅子该不该坐，泡在盆里的衣服是现在洗还是过一会儿洗，见到电灯就要反复检查电灯开关，出了门要反复看是否锁好门，换衣服后要反复扣腰间的皮带，提着兜要反复检查兜里的东西是否还在，等等。与他人交往时，他总害怕别人笑话，认为别人的眼睛都在看自己。

2．有一位刚升入高中读书的男生，18岁。上半学期由于同学间尚互不认识，由班主任指定他暂任班长。下半学期由于与同学关系不和，被撤换班长之职。于是，该男生就疑心是某同学在班主任那里搞他的鬼，嫉妒他的才干，认为自己受到了排挤和压制，对班长撤换一事耿耿于怀，愤愤不平，认为同学与班主任这样对他不公平，常指责、埋怨他们，后常与同学、班主任为此发生冲突，有时还告到校长和家长那里，并要求恢复他的班长之职，否则扬言要上告、要伺机报复。大家都耐心细致地劝他，他总是不等人家把话说完，就急于申辩，始终把大家对他的好言相劝理解为是恶意、敌意。他这样无理取闹，与同学、班主任的关系也日益恶化，到高中毕业时，仍无根本性的变化，他不能从中吸取经验教训加以改正。

一、概述

人格障碍指人格特征明显偏离正常,使患者形成了一贯的反映个人生活风格和人际关系的异常行为模式。这种模式显著偏离特定的文化背景和一般认知方式(尤其在待人接物方面),明显影响其社会功能与职业功能,造成对社会环境的适应不良。患者为此感到痛苦,并已具有临床意义。患者虽然无智能障碍,但适应不良的行为模式难以矫正,仅少数患者在成年后程度上可有改善。人格障碍通常开始于童年期或青少年期,并长期持续发展至成年或终生。如果人格偏离正常是由躯体疾病(如脑病、脑外伤、慢性酒精中毒等)所致,或继发于各种精神障碍则称为人格改变。

人格障碍的表现为:在特定的文化背景中,与一般人的感知、思维、情感特别是待人方式上有极为突出或明显的偏离;行为模式相对稳定(持续性);常伴有主观苦恼及社会功能与行为方面的问题。人格障碍是遗传因素和社会经历的双重结果。

人格障碍的诊断应注意:患者一般在童年期或青春期出现,延续到成年,17岁前一般不诊断为人格障碍;应考虑文化或地域差异;人格改变通常是成年后获得的,多在重大刺激、疾病或脑部损伤后发生;患病率为5%。

人格障碍包括:偏执性人格障碍、分裂样人格障碍、反社会性人格障碍、冲动性人格障碍(攻击性人格障碍)、表演性人格障碍(癔症性人格障碍)、强迫性人格障碍、焦虑性人格障碍、依赖性人格障碍。

二、诊断标准

1. 症状标准

个人的内心体验与行为特征(不限于精神障碍发作期)在整体上与其文化所期望和所接受的范围明显偏离,这种偏离是广泛的、稳定的和长期的,并至少有下列1项。

(1) 认知(感知及解释人和事物,由此形成对自我及他人的态度和形象的方式)的异常偏离。

(2) 情感(范围、强度及适切的情感唤起和反应)的异常偏离。

(3) 控制冲动及对满足个人需要的异常偏离。

(4) 人际关系的异常偏离。

2. 严重标准

特殊行为模式的异常偏离,使患者或其他人(如家属)感到痛苦或社会适应不良。

3. 病程标准

开始于童年期或青少年期,现年18岁以上,至少已持续2年。

4. 排除标准

人格特征的异常偏离并非躯体疾病或精神障碍的表现或后果。

三、偏执性人格障碍

1. 概述

偏执性人格障碍以猜疑和偏执为特点,始于成年早期,男性患者多于女性患者。主

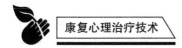

要表现如下。

① 对周围的人或事物敏感、多疑。

② 经常无端怀疑别人要伤害、欺骗或利用自己，或认为有针对自己的阴谋。

③ 遇到挫折或失败时，易于埋怨、怪罪他人，推诿责任。

④ 容易与他人发生争辩、对抗。

⑤ 常有病理性嫉妒观念。

⑥ 易于记恨，对自认为受到轻视、不公平待遇等耿耿于怀，引起强烈的敌意和报复心理。

⑦ 易感到委屈。

⑧ 自负、自我评价过高，对他人的过错不能宽容，固执地追求不合理的利益或权利。

⑨ 忽视或不相信与其想法不符的客观证据，因而很难改变患者的想法。

2. 诊断标准

（1）符合人格障碍的诊断标准。

（2）以猜疑和偏执为特点，并至少有下列3项。

① 对挫折和遭遇过度敏感。

② 对侮辱和伤害不能宽容，长期耿耿于怀。

③ 多疑，容易将别人的中性或友好行为误解为敌意或轻视。

④ 明显超过实际情况所需的好斗表现，对个人权利执意追求。

⑤ 易有病理性嫉妒，过分怀疑恋人有新欢或伴侣不忠，但不是妄想。

⑥ 有过分自负和自我中心的倾向，总感觉受压制、被迫害，甚至上告、上访，不达目的不肯罢休。

⑦ 具有将其周围或外界事件解释为"阴谋"等的非现实性优势观念，因此过分警惕和抱有敌意。

四、分裂样人格障碍

1. 概述

分裂样人格障碍以观念、行为和外貌装饰的奇特、情感冷漠，以及人际关系的明显缺陷为特点，男性患者略多于女性患者。

2. 诊断标准

（1）符合人格障碍的诊断标准。

（2）以观念、行为和外貌装饰的奇特、情感冷淡，以及人际关系缺陷为特点，并至少有下列3项。

① 性格明显内向（孤独、被动、退缩），与家庭和社会疏远，除生活或工作中必须接触的人外，基本上不与他人主动交往，缺少知心朋友，过分沉湎于幻想和内省。

② 表情呆板，情感冷淡，甚至不通人情，不能表达对他人的关心、体贴及愤怒等。

③ 对赞扬和批评反应差或无动于衷。

④ 缺乏愉快感。

⑤ 缺乏亲密、信任的人际关系。

⑥ 在遵循社会规范方面存在困难，导致行为怪异。

⑦ 对与他人之间的性活动不感兴趣（考虑年龄）。

五、反社会性人格障碍

1. 概述

反社会性人格障碍以行为不符合社会规范，经常违法乱纪，对人冷酷无情为特点，男性患者多于女性患者。本组患者往往在童年期或少年期（18 岁前）就出现品行问题，成年后（18 岁后）习性不改，主要表现为行为不符合社会规范，甚至违法乱纪。

2. 诊断标准

（1）符合人格障碍的诊断标准，并至少有下列 3 项。

① 严重和长期不负责任，无视社会常规、准则、义务等，如不能维持长久的工作（或学习），经常旷工（或旷课），多次无计划地变换工作；有违反社会规范的行为，且这些行为已构成拘捕的理由（不管拘捕与否）。

② 行动无计划或有冲动性，如进行事先未计划的旅行。

③ 不尊重事实，如经常撒谎、欺骗他人，以获得个人利益。

④ 对他人漠不关心，如经常不承担经济义务、拖欠债务、不赡养父母。

⑤ 不能维持与他人的长久的关系，如不能维持长久的（1 年以上）夫妻关系。

⑥ 很容易责怪他人，或对其与社会相冲突的行为进行无理辩解。

⑦ 对挫折的耐受性低，微小刺激便可引起冲动，甚至暴力行为。

⑧ 易激惹，并有暴力行为，如反复斗殴或攻击别人，包括无故殴打配偶或子女。

⑨ 危害别人时缺少内疚感，不能从经验（特别是在受到惩罚的经验）中获益。

（2）在 18 岁前有品行障碍的证据，至少有下列 3 项。

① 反复违反家规或校规。

② 反复说谎（不是为了躲避体罚）。

③ 有吸烟、喝酒的习惯。

④ 虐待动物或弱小同伴。

⑤ 反复偷窃。

⑥ 经常逃学。

⑦ 至少有两次未向家人说明外出过夜的原因。

⑧ 过早发生性行为。

⑨ 多次参与破坏公共财物活动。

⑩ 反复挑起或参与斗殴。

⑪ 被学校开除过，或因行为不轨至少停学一次。

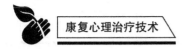

⑫ 被拘留或被公安机关管教过。

六、冲动性人格障碍

1. 概述

冲动性人格障碍（又称攻击性人格障碍）以情感暴发，伴明显行为冲动为特征，男性患者明显多于女性患者。

2. 诊断标准

（1）符合人格障碍的诊断标准。

（2）以情感暴发和明显的冲动行为作为主要表现，并至少有下列 3 项。

① 易与他人发生争吵和冲突，特别是在冲动行为受阻或受到批评时。

② 有突发的愤怒和暴力倾向，对导致的冲动行为不能自控。

③ 对事物的计划和预见能力明显受损。

④ 不能坚持任何没有即刻奖励的行为。

⑤ 有不稳定的和反复无常的心境。

⑥ 自我形象、目的及内在偏好（包括性欲望）的紊乱和不确定。

⑦ 容易产生人际关系的紧张或不稳定，时常导致情感危机。

⑧ 经常出现自杀、自伤行为。

七、表演性人格障碍

1. 概述

表演性人格障碍（又称癔症状人格障碍）以过分的感情用事或夸张言行吸引他人的注意为特点，表现如下。

① 情感体验肤浅，情感反应强烈易变，易感情用事。

② 爱表现自己，行为夸张、做作，渴望别人注意，或在外貌和行为方面表现过分。

③ 过于喜欢表扬，经受不起批评，爱撒娇，任性，心胸狭窄。

④ 以自我为中心，强求别人满足其需要或意愿，不如意时则表现出强烈不满。

⑤ 暗示性强，容易受他人影响或诱惑。

⑥ 富于幻想，缺乏真实性。

⑦ 喜欢寻求刺激而过分地参加各种社交活动。

2. 诊断标准

（1）符合人格障碍的诊断标准。

（2）以过分的感情用事或夸张言行吸引他人的注意为特点，并至少有下列 3 项。

① 富于自我表演性、戏剧性、夸张性地表达情感。

② 肤浅和易变的情感。

③ 以自我为中心，自我放纵和不为他人着想。

④ 追求刺激和进行以自己为注意中心的活动。

⑤ 不断渴望受到赞赏,情感易受到伤害。

⑥ 过分关心躯体的性感,以满足自己的需要。

⑦ 暗示性强,易受他人影响。

八、强迫性人格障碍

1. 概述

强迫性人格障碍以过分的谨小慎微、严格要求与完美主义及内心的不安全感为特征,男性患病人数多于女性的 2 倍,约 70%的强迫症患者有强迫性人格障碍,表现如下。

① 对任何事物都要求过严、过高,按部就班,常拘泥细节,否则会感到焦虑不安。

② 好洁成癖。

③ 常有不安全感,往往穷思竭虑,对实施的计划反复检查、核对,唯恐有疏忽或差错。

④ 主观、固执,要求别人也按其方式办事,否则即感不快。

⑤ 在解决问题时常犹豫不决。

⑥ 过分节俭,甚至吝啬。

⑦ 过分沉溺于职责义务与道德规范,过分投入工作,业余爱好少,缺少社交往来,工作后缺乏愉快和满足的内心体验,反而常有悔恨和内疚。

2. 诊断标准

(1) 符合人格障碍的诊断标准。

(2) 以过分的谨小慎微、严格要求与完美主义及内心的不安全感为特征,并至少有下列 3 项。

① 因个人内心深处的不安全感导致优柔寡断、怀疑及过分谨慎。

② 须在很早以前就对所有的活动做出计划且不厌其烦。

③ 凡事反复核对,因对细节的过分注意,以致忽视全局。

④ 经常被讨厌的思想或冲动所困扰,但尚未达到强迫症的程度。

⑤ 过分谨慎多虑、过分专注于工作成效而不顾个人消遣及人际关系。

⑥ 刻板和固执,要求别人按其规矩办事。

⑦ 因循守旧,缺乏表达温情的能力。

九、焦虑性人格障碍

1. 概述

焦虑性人格障碍以一贯感到紧张、提心吊胆、不安全及自卑为特征,总是需要被人喜欢和接纳,对拒绝和批评过分敏感,因习惯性地夸大日常处境中的潜在危险,而有回避某些活动的倾向。

2. 诊断标准

(1) 符合人格障碍的诊断标准。

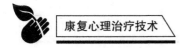

（2）以持久和广泛的内心紧张及忧虑体验为特征，并至少有下列 3 项。

① 一贯的自我敏感、不安全感及自卑感。

② 对遭受排斥和批评过分敏感。

③ 不断追求被人接受和受到欢迎。

④ 除非得到保证被他人所接受和不会受到批评，否则拒绝与他人建立人际关系。

⑤ 习惯于夸大生活中潜在的危险因素，达到回避某种活动的程度，但无恐惧性回避。

⑥ 因"稳定"和"安全"的需要，生活方式受到限制。

十、依赖性人格障碍

依赖性人格障碍的诊断标准如下。

（1）符合人格障碍的诊断标准。

（2）以过分依赖为特征，并至少有下列 3 项。

① 要求或让他人为自己生活的重要方面承担责任。

② 将自己的需要附属于所依赖的人，过分地服从他人的意志。

③ 不愿意对所依赖的人提出即使合理的要求。

④ 感到自己无助、无能或缺乏精力。

⑤ 沉湎于被遗忘的恐惧之中，不断要求别人对此提出保证，独处时感到难受。

⑥ 当与他人的亲密关系结束时，有被抛弃和无助的体验。

⑦ 经常把责任推给别人，以应对逆境。

实训　异常心理的鉴别与诊断

以六人为一个小组，进行下列角色扮演游戏：

（1）两人分别扮演异常心理疾病患者，自述其虚拟症状。

（2）其余四人根据症状判断他们扮演的是何种异常心理类型，并陈述理由。

（3）扮演者与判断者相互讨论，看看存在什么偏差。

（4）角色互换，重复上述步骤，共三轮，直到每位成员均扮演过异常心理疾病患者为止。

（5）注意：前面成员扮演过的心理疾病后面成员不得重复。

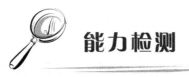

1. 如何判断正常心理和异常心理？

2. 试述异常心理的分类及各类异常心理的表现。

（张瑞娟）

项目 9　心理评估技术

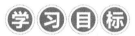

掌握：常用量表的使用和结果的分析评估。
熟悉：心理评估的具体实施。
了解：心理评估的概念和作用。

任务 1　心理评估概述

心理评估是指运用行为观察法、调查法、实验法等多种方法所获得的信息,对个体或群体某一心理现象做全面、系统和深入的客观描述的过程。心理评估在心理学、医学、教育、人力资源等方面有多种用途。心理评估的过程是康复治疗师应用心理学的方法与技术来收集康复患者的相关资料,对其心理特征与行为进行评价与鉴定,以确定其性质和水平并进行分类诊断的过程。临床上,心理评估主要是单独或辅助做出心理诊断、指导制订心理干预措施及进行科学研究的方法。

一、心理评估的种类

(一) 行为观察法

在心理评估中,对被试者的观察是评估者获得信息的常用手段。行为观察法是指在完全自然或接近自然的条件下,对个体的可观察行为进行有目的、有计划的观察记录。观察的结果需要经过科学而正确的描述加以"量化"。

(1) 目标行为　心理评估的观察内容常包括仪表、体形、人际交往风格、言谈举止、注意力、兴趣、爱好、各种情境下的应对行为等。在实际观察中,应根据观察目的、观察方法及观察的不同阶段选择观察目标行为。对每种被观察的行为应给予明确的定义,以便准确地观察和记录。

(2) 资料记录　常因观察方法不同而采用不同的记录方式。一般而言,定式观察有固定的记录程序和方式,只要严格遵循即可;非定式观察常采用描述性记录方法,不仅要记录观察到的目标行为的表现、频率,还要进行推理判断。

(二) 调查法

调查法是指通过晤谈、访谈、座谈或问卷等方式获得资料,并加以分析研究的一种

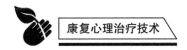

方法。

1. 访谈法或晤谈法

访谈是指康复治疗师与患者进行的有目的会谈，是进行心理评估时收集资料的重要技术。通过与被试者晤谈，了解其心理信息，同时观察其在晤谈时的行为反应，以补充和验证所获得的资料，进行描述或者等级记录以供分析研究。访谈法的效果取决于问题的性质和康复治疗师本身的访谈技巧。

座谈也是一种调查访问手段。通过座谈可以从较大范围内获取有关资料，以提供分析研究。例如冠心病康复期的心理行为问题可以通过定期与家属座谈，获得有关心理社会因素资料，并可以进行等级记录。

2. 问卷法

在许多情况下，为了使调查不至于遗漏重要内容，往往事先设计调查表或问卷，列好各等级的答案，当面或通过邮寄供被调查者填写，然后收集问卷对其内容逐条进行分析、等级记录并进行研究。例如，调查康复患者对康复工作是否满意，哪些满意，哪些不满意，以及其等级程度。问卷法调查的质量取决于研究者事先对问题的性质、内容、目的和要求的明确程度，也取决于问卷内容设计的技巧性以及被试者的合作程度。例如，问卷中的问题是否反映了所要研究问题的实质，设问的策略是否恰当，对回答的要求是否一致，结果是否便于统计处理，以及内容是否会引起被试者的顾虑等。

（三）实验法

实验法是指对某一心理行为变量进行客观的直接的测量，获得绝对的量化记录。但是，在心理社会和行为领域里，这种方法受到客观的限制，往往仅作为临床工作中的辅助变量。为了使评估的过程更加科学、规范，达到评估的目的，在评估时无论使用何种方法都应该注意以下几点。

（1）客观性与主观能动性相结合。

（2）定量与定性相结合。

（3）理论与实践相结合。

（4）分析与综合相结合。

（5）评估与教育、辅导、咨询、治疗相结合。

二、心理评估的模式

心理评估的模式有医学模式、多元模式和整合模式。

（1）医学模式　医学模式是以临床经验为基础产生的，认为只要存在一种心理或精神疾病，就表明有这种疾病存在的症状，诊断系统定义了哪些特征是诊断的指标。医学模式的主要特点是：①由于强调了心理障碍的核心症状，因而不同的诊断系统会因定义心理障碍的理论不同而有很大的差别；②由于强调了病理学的内容，诊断系统在病与非病之间作了明确的划分，基本的假设就是有障碍与无障碍的个体间有质的区别。

（2）多元模式　多元模式又称心理测量方法。在这种模式中，多元统计技术被用来分离出有内部联系的行为模式,行为的症状是用行为间或行为与协变量间的统计关系来定义的。如果行为间有高相关性,那么这些行为就构成了一个症候群。决定行为间协方差关系的主要统计方法是因素分析。这种模式强调了量的差别。一旦行为症状通过统计分析被分离出来,那么患者在行为各维度的机能水平就可以确定了。行为症状是沿着正常到偏常的连续体被概化的。一般是将患者与代表性常模样本进行比较,在某些维度上如果远低于常模团体的平均水平,即被认为是异常的。

(3)整合模式 医学模式过于强调正常间质与非正常间质的区别,而多元模式则过于依赖统计分析,又缺乏明确的理论支持,两者都暴露出一些缺陷。患者的某些心理现象可能是分布在一个正常的连续体上,而另一些可能适合于做质的区分。如果能够将两种方法结合起来,将有助于提高心理评估的水平。现在,心理评估更多地强调对患者的心理特性与机能进行定性与定量相结合的整合模式。

三、心理评估的环节

(1)观察、询问、查看患者的行为表现。

(2)对观察到的资料进行系统描述。

(3)确定心理障碍的原因。

(4)对心理障碍进行分类。

(5)对心理障碍进行预测。

(6)提出控制和矫治的计划。

任务2 心理评估的主要功能

心理评估的对象是人,包括患者和健康人,故评估的范围既涉及疾病,也涉及健康,而且更重视对健康的评估。心理评估强调生物、心理、社会医学模式,评估的内容必须涉及这三个方面及其相互间的影响。当然在某项具体临床工作或研究中,常常需要有所侧重,但在分析结果时应全面考虑其他方面的影响。具体而言,心理评估的内容包括如下几个方面。

(1)描述个体或人群有关疾病的特征,主要是从疾病的行为表现或精神病理学水平进行评估,协助临床诊断分类,寻找各类疾病的特征性表现。

(2)描述个体或人群的健康状况,全面地从生理、心理、社会等方面对构成健康的诸要素进行评估,为研究增进各种人群的健康机制和方法提供依据。

(3)评估日常健康行为习惯和日常功能的有效水平。

(4)评估疾病发展中的心理过程,包括认知、行为、社会、情感等心理过程。

(5)评估心理社会因素在疾病自然愈合过程中的作用。

(6)评估个体对不同应激刺激的反应,主要是指在实验室控制条件下,观察个体对各种应激事件的身心反应的性质和程度。

（7）评估疾病康复过程中的各种治疗方法的效果及其与心理社会因素的相互作用。

（8）评估生活方式对防治疾病和增进健康的影响。

（9）评估个体或人群的社会经济状况对健康的影响。

（10）评估各种生态学有害因素对健康的影响，既包括如噪声、环境污染、建筑风格等自然环境因素，也包括人际关系、群体气氛、家庭结构和关系、人口流动、城市化等社会环境因素。

（11）评估卫生保健的有效性，主要是指各种卫生保健设施和方法对提高人群健康的作用。

（12）评估医嘱依从性对疾病和健康的影响。

任务3　心理评估的实施原则及注意事项

一、心理评估的实施原则

（一）发展常模

在发展的背景下理解被评估者的心理机能和行为，首先要考虑发展常模。被评估者的许多行为是随着年龄而变化的，在某一个年龄段很普遍的行为，在其他年龄段可能相对就不普遍。例如对黑暗和想象中生物的恐惧感，在学前和低年级学龄儿童中相当普遍，但随着年龄增长这种感觉就逐渐减弱了。承认被评估者行为的发展变化对于心理评估是非常重要的，因为同样的行为在某一个年龄段属于发展正常范围内的指标，而在另一个年龄段却可能是病理指标。

被评估者的心理具有鲜明的年龄特征，因而在选择评估工具时应当考虑评估工具是否提供了适当的、特定的年龄常模。心理发展是不平衡的，有些心理机能或行为在某些年龄段发展变化较快，而在其他年龄段发展变化却相对平稳，年龄常模中年龄组的划分应能体现这一特点。正确利用发展常模所提供的信息对评估结果作出合理的解释，在心理评估中非常重要。

（二）发展过程

为了正确解释评估的结果，评价者还必须了解发展过程。发展过程包括两个方面，一是被评估者的一般发展过程，二是每个评估对象独特的个人发展史。

一般发展过程是指年龄阶段的发展。每个年龄阶段的发展都是一些相互联系的机能，如认知、情感、言语，或内因、外因相互作用的结果。每个年龄阶段都有特定的发展任务或发展需要，这种独特的发展需要导致了与年龄相关的发展变化。仅把被评估者的行为与年龄常模比较，并不能解释为什么一些行为在某些年龄段有明显的增多，不能确定它们究竟是正常发展过程的变形，或是与正常发展有质的偏离的病理发展过程的指标。

例如,对权威的反叛和质疑是青少年拒绝父母或社会价值的表现,这是青少年发展自我同一性过程中抗争的一种形式。当青少年第一次出现了这类行为问题时,最好把它看做是正常发展过程中的变形;而在青少年期之前儿童表现出这些行为问题时,也许就是比较严重的病理征兆。一些研究表明,有些行为问题发生在青少年期很可能是短暂的,而发生在青春期前则可能是较为严重的或长期的。

被评估者的个人发展史应包括个人在不同发展阶段的一般发展状况、既往病史和家庭史。了解个体独特的发展过程将有助于探明心理问题形成的机制和原因。

(三)发展的稳定性

稳定性指的是行为跨时间、跨情境的一致性。从发展的观点正确看待被评估者的心理特质和行为的稳定性是非常重要的。

稳定性是心理评估中一直有争议的问题。例如,有人对人格概念提出质疑,认为人格是指行为跨时间、跨情境的一致性特征,但实际上许多行为却并不具有这种一致性。儿童的行为较成人的就显得不稳定,许多行为测验证明了这一点。儿童期的飞速发展变化决定了儿童行为的稳定性相对低于成人的。然而儿童的一些行为仍是有一定的连续性的。稳定性的程度取决于所评价的心理机能和行为的类型,具体包括:评价了心理机能和行为的哪些方面;评价的是孤立的行为,还是行为不同维度的集合。例如,研究普遍表明,外化行为(如多动、攻击行为等)比内化行为(如恐惧、抑郁等)更为稳定,不同维度行为的集合体比孤立的行为更为稳定。另外,一些行为的不稳定性也许真实地反映了这样的事实,即不适应只是一种暂时现象,可能只是个体应对压力的一种发展性反应。

被评估者的行为在很大程度上与行为发生的背景有关。有人对119项研究进行了元分析,发现在有关儿童情绪和行为机能的报告中,不同评价者研究结果间的相关性非常低,仅为 0.28(平均值)。然而这种低相关性并不是行为跨情境的特异性的很好指标,因为低相关性可能反映了不同评价者的个人偏见,而不是儿童行为跨情境的真实的差异。但是如果两个以上的观察者,如父母或两个教师在类似的情境中对儿童的评价相关性较高(如 0.60 以上),而在不同的情境中的评价相关性较低,则这种低相关性可能就是儿童行为跨情境的高度变异性的指标。

与跨时间的稳定性类似,跨情境的稳定性也与所评价的行为类型以及所评价的是行为的集合还是孤立的行为有关。例如,不同观察者所报告的外化行为的相关性高于内化行为的;母亲和教师所报告的关于儿童注意缺失的某一症状的相关性远低于两者所报告的达到诊断标准的有关注意缺失的一组症状的相关性。

正是由于考虑到发展的稳定性和变异性,对儿童的心理评估必须基于多种背景、多种信息源,这样才能作出综合的、客观的评价。

为了更好地理解儿童行为跨情境的变异性,在评价儿童心理特质与行为本身时,还要对许多重要背景如家庭、学校、同伴的相关方面进行评估,因为许多重要的环境因素都会影响儿童的行为。

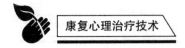

（四）共生现象

除了在心理评估中要考虑发展因素外，被评估者心理问题的共生现象也是值得注意的。共生现象是一个生物学术语，这里借指同一个体的适应问题或心理障碍总是两个或更多的问题相继或同时出现，很少是孤立的单一问题。观察发现，有许多儿童经常会出现多方面问题，如情绪、学习、社交等。这种共生现象的高比例也决定了大多数心理评估必须是综合性的。心理评估不仅应跨越不同的背景，也应跨越不同的心理机能；不仅要评价学生、家长和教师所报告的问题，也应评价在适应中那些潜在的共生问题。有时可能会发现一些最初报告的问题其实并不是主要问题，一些症状可能会因其他共生问题而加重。

对共生条件的评价同样也很必要，因为有效的干预方案的设计需要多种参数。除了发现问题之外，被评估者的心理机能的积极方面也有必要予以关注。

二、心理评估的具体步骤

（一）准备阶段

（1）收集有关被评估者的基本情况。

（2）通过专门的描述问卷、直接询问有关人员、访谈、病史调查等途径描述被评估者现有的问题。

（3）选择适合被评估者情况的心理测量量表（评定量表）。心理测量量表选择的正确与否，直接影响评估的质量。评定量表一般均为纸笔形式，即一些表格和填表用笔，但少量他评量表有时还要求准备一些评定道具，尤其是评定儿童时，有时需要一些辅助器材（如玩具等），以备评定行为能力或特征性反应时使用。

（4）准备场地，一般在安静、光线充足的房间进行。

（二）实施阶段

在评定量表填表过程中，应填写被评估者的一般背景资料，如姓名、年龄、性别、职业、联系方式等。另外，评估者还应现场观察，包括被评估者各种行为、与不同人的相处情况、身体状况、环境的影响因素、完成任务时的依赖性等。评定量表分为以下两种。

（1）自评量表　各项目填写前应有简短的指导语，说明量表的主要目的、评定内容的范围、评定的时间界定、频率或程度标准，以及记录方法与其他要求等，最好是由评估者口头说明。量表的项目由被评估者自己填写，独立完成填表过程。自评量表一般作为团体评定工具，以 10～20 人为宜。

（2）他评量表　评估者一般要求是专业工作人员。评定的资料来源主要来自最了解被评估者日常生活情况的人（如其亲属、教师或者社区人员）。由评估者根据资料来源，对照评分标准进行评分。

（三）评定结果的解释和报告

对个体评估结果的报告，用语要简明扼要、重点突出、解释合理才有科学性。需要注意几个问题,如:常模比较;确定旧问题、发现新问题;解释为主、分数为次;按照与问题的相关程度有主次地报告。此外,以口头形式报告给被评估者个人或家属时,一般将专业性术语用较通俗化的语言表达,但要注意其科学性。

（四）提出建议

（1）先指出被评估者的优点,后讲其不足。

（2）围绕评估结果提出建议。

（3）建议一定要具体、可操作、有针对性。

三、心理评估的注意事项

（一）参照标准的统一

不同的评估者对于一些专业术语有不同理解,或一些专业术语本身概念就不统一,这会导致评定结果不一致。此外,评估者本身的性格特点、个人价值或主观愿望等,在评估时会缺乏客观性。

（二）资料来源的可靠

评估者对被评估者缺乏足够的了解,对某些行为或症状不能如实地判断,从而高估或低估了被评估者。另外,通过被评估者的亲属、教师及社区人员收集的资料,其出入往往也很大,这是由于他们的偏见或观察能力的差异引起的结果偏差。

实训　心理测量量表的使用

一、心理测量量表的选择

心理测量量表有很多种类:根据功能,分为能力、智力、潜力、特殊能力等量表;根据学习成就,分为各科目的学习能力、技能掌握情况量表;根据人格测验,分为态度、性格、情绪、气质量表;根据人数,可分为个别和团体量表;根据材料,可分为器具、文字量表;根据测量目的,可分为诊断、筛选等量表。此外,还可以根据使用时间的长短,选择内容翔实或者省时、经济的量表;为了使评估结果具有更好的客观性和真实性,也可选择标准化程度较高的量表等。因此,量表的选择一般是根据使用者的研究目的来进行的。

 知识链接

标准化测验

标准化测验是经过一套严格的标准化程序进行编制,并按照标准化程序使用的测验。标准化是指测验的编制、实施、记分及测验分数解释程序的一致性。测验标准化才

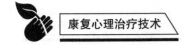

能获得真实的结果,各种测验依据标准化的完善程度各异。

标准化过程和内容如下。

(1) 由专家选择编制统一的测验题。

(2) 制定标准的测验指导语,规定时限和特定的测验环境。

(3) 编写详细的评分标准与说明。

(4) 有代表性的常模。

(5) 检验测验项目的难度、区分度、信度与效度。

(6) 编写测验手册,按统一的标准实施测验。

信度是指测验的可靠程度,即测验结果的一致性程度。通常用相关系数来表示。信度系数越高即表示该测验的结果越一致、稳定与可靠。系统误差对信度没有什么影响,因为系统误差总是以相同的方式影响测量值的,因此不会造成不一致性,但随机误差可能导致不一致性,从而降低信度。信度可以定义为随机误差(R)影响测量值的程度。如果 $R=0$,就认为测量是完全可信的,信度最高。

效度是指测验对要测量的东西能够测量的正确程度,即测量的正确性。效度是指所测量到的结果反映所想要考察内容的程度,测量结果与要考察的内容越吻合,则效度越高;反之,则效度越低。效度分为内容效度、准则效度和结构效度三种类型。

常模是判断个别差异的依据和比较的标准。它是心理测评用于比较和解释测验结果时的参照分数标准。测验分数必须与某种标准比较,才能显示出它所代表的意义。常模根据有代表性人群样本的测验结果制订。根据样本来源和大小划分,通常有全国常模、区域常模和特殊常模,根据具体应用标准和分数特征常模可分为平均数常模、百分数常模和标准分常模。

二、临床常用评定量表

(一)症状自评量表

(1) 简介　综合评估被试者的自我感觉症状和心理状况的程度,对其自我精神状态进行客观评定,为精神科临床的诊断、治疗、护理及精神药理学研究提供科学依据。本量表适用于 16 岁以上的神经症、适应障碍及其他轻性精神障碍患者,也可用于个体心理健康状况的自我评定,可以评定一个特定的时间的情况,通常是评定一周以来的情况。

(2) 评定方法　该量表分为五级评分(0～4 级),0——从无,1——轻度,2——中度,3——相当重,4——严重。有的也用 1～5 级,在计算实得总分时,应将所得总分减去 90。

(3) 评价　症状自评量表包含比较广泛的精神病症状方面的内容,如思维、情感、行为、人际关系、生活习惯等。本量表在国外广泛应用,在国内应用于临床研究。

（二）自评抑郁量表和抑郁状态问卷

（1）简介　自评抑郁量表（SDS）用于成年人衡量抑郁程度及在治疗过程中的变化情况。1972 年改自评为他评，称为抑郁状态问卷（DSI）。评定时间跨度为最近一周。

（2）评定方法　SDS 和 DSI 分别由 20 个陈述句和相应问题条目组成。每一条目相当于一个有关症状，按 1～4 级评分。20 个条目反映抑郁状态四组特异性症状：①精神性-情感症状，包含抑郁心境和哭泣两个条目；②躯体性障碍，包含情绪的日间差异、睡眠障碍、食欲减退、性欲减退、体重减轻、便秘、心动过速、易疲劳共 8 个条目；③精神运动性障碍，包含精神运动性迟滞和激越两个条目；④抑郁的心理障碍，包含思维混乱、无望感、易激惹、犹豫不决、自我贬低、空虚感、反复思考自杀和不满足，共 8 个条目。

每一个条目按 1、2、3、4 四级评分。20 个条目中有 10 项是用正性词陈述的，为反序计分，其余 10 项是用负性词陈述的，按上述 1～4 级顺序评分。SDS 和 DSI 评定的抑郁严重度指数计算公式为：抑郁严重度指数 ＝ 各条目累计分/80。该指数范围为 0.25～1.0，指数越高，抑郁程度越高。

（3）评价　SDS 和 DSI 为短程自评量表和问卷，使用方便，能直观反映抑郁患者的主观感受，有效反映抑郁状态的有关症状及其严重程度和变化，特别适用于综合医院发现抑郁症患者，但是对于严重阻滞状态的抑郁评定有一定的困难。

（三）焦虑自评量表（SAS）

与 SDS 十分相似，焦虑自评量表含有 20 个项目，分为 4 级评分，可用于评出焦虑患者的主观感受，适用于具有焦虑症状的成年人，具有较广泛的适用性。评定时间应强调是"现在或过去一周"。中国常模总分正常上限为 40 分，标准总分的正常上限为 50 分，标准总分越高焦虑症越严重。

（四）瑞文标准推理测验（SPM）

（1）简介　瑞文标准推理测验用于测量个体解决问题、观察、知觉和思维，以及发现和利用自己所需信息的能力，适用于 5～70 岁的普通人群，可团体施测，也可个别施测。测验时间为 40 min 左右。

（2）评定方法　本测验分为 A、B、C、D、E 五组测验题，每组 12 题，共 60 题。五组的题目难度逐步增加，每组内部的题目是由易到难排列的。每组题目所用解题思路基本一致，而各组之间则有差异。A 组题主要测知觉辨别力、图形比较、图形想象等；B 组题主要测类同、比较、图形组合等；C 组题主要测比较、推理、图形组合；D 组题主要测系列关系、图形套入；E 组题主要测图形套合、互换等抽象推理能力。

（3）评价　本测验适用于弱智儿童的筛查，使用简单，施测和记分程序简便，结果容易解释，适用的年龄范围广，测验对象不受文化、种族、语言及听力、肢体障碍的限制。信度和效度较高。

（五）斯坦福-比内智力量表（第五版）（SB-5）

（1）简介　本量表用于测量儿童、成人的智力，适用于 2 岁至成人期的普通人群，

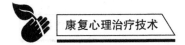

完成整套测验需要 45～75 min,属于个别施测的标准化智力测验。

(2)评定方法 整个测验分为言语领域和非言语领域两部分,每个部分均包括 5 个分测验,分别测量流体推理、知识(晶体能力)、数量推理、视觉-空间信息加工和工作记忆 5 个因子。施测分两个阶段进行:第一阶段施测言语知识和非言语流体推理分测验;第二阶段施测其他的分测验,根据受测者的应答情况确定他在每一个分测验上的基础水平和上限水平。大多数题目都按 0 或 1 记分,但也有一部分难度较大的题目按 0、1 或 2 记分。将每一题的得分加起来,就可以得到分测验的原始分数。将分测验的原始分数转换为平均分为 10、标准差为 3 的量表分数之后,就可以计算 5 个因素指数和 4 个合成分数,即全量表 IQ(智商)、言语 IQ、非言语 IQ 和简缩版 IQ(平均分＝100,标准差＝15)。简缩版 IQ 是用两个定位测验的分数计算得来的。此外,还可以将原始分数换算成百分等级和年龄当量。

(3)评价 该量表具有很高的内部一致性信度和效标关联效度,对认知能力的诊断和评估更全面,节省测试时间,适用年龄范围较广,是国际上使用最广泛的智力测验量表之一。

(六)生活事件量表(LES)

(1)简介 生活事件量表是自评量表,含有 48 项我国较常见的生活事件,包括三个方面的问题:①家庭生活方面(28 项);②工作学习方面(13 项);③社交及其他方面(7 项)。另设有 2 项空白项目,供填写当事者自己经历过而表中并未列出的某些事件。该量表适用于 16 岁以上的正常人、神经症、心身疾病、各种躯体疾病患者以及自知力恢复的重性精神病患者。该量表可甄别高危人群,预防精神障碍和心身疾病,指导正常人了解自己的精神负荷,维护心身健康,提高生活质量,使心理治疗和医疗干预更具针对性。对于神经症、心身疾病、各种躯体疾病及重性精神病的病因学研究,可以确定心理因素在这些疾病发生、发展和转归中的作用分量。

(2)评定方法 填写者必须仔细阅读和领会指导语,将某一时间范围(通常为一年)内的事件记录下来。有的事件虽然发生在该时间范围之前,但如果影响深远并延续至今,则可作为长期性事件记录。对于量表上已列出但未经历的事件应一一注明"未经历",不留空白,以防遗漏。由填写者根据自身的实际感受而不是按常理或伦理道德观念去判断那些经历过的事件,对本人来说是好事或是坏事? 影响程度如何? 影响的持续时间有多久? 偶然性的事件如流产、失窃要记录发生次数。长期性事件如住房拥挤、夫妻分居等不到半年记为 1 次,超过半年记为 2 次。影响程度分为 5 级,从毫无影响到影响极重分别记为 0、1、2、3、4 分;影响持续时间分为一个月内、半年内、一年内、一年以上共 4 个等级,分别记为 1、2、3、4 分。

生活事件刺激量的计算方法如下:

某事件刺激量＝该事件影响程度分×该事件持续时间分×该事件发生次数

正性事件刺激量＝全部好事刺激量之和

负性事件刺激量＝全部坏事刺激量之和

生活事件总刺激量＝正性事件刺激量＋负性事件刺激量

还可以根据研究或诊断治疗需要,按家庭问题、工作学习问题和社交问题等进行分类统计。生活事件量表总分越高反映个体承受的精神压力越大。95％的正常人一年内的生活事件量表总分不超过 10 分,99％的正常人不超过 32 分。负性事件的分值越高表明对心身健康的影响越大,正性事件分值的意义尚待进一步研究。

(3) 评价　该量表是评定生活事件的有效工具,甚至有人认为它可以用来检测其他生活事件量表的效度。

(七) 家庭环境量表(中文版)(FES-CV)

(1) 简介　该量表由费立鹏等人于 1991 年在美国心理学家 Moss R. H. 编制的家庭环境量表(FES)的基础上修订改写而成。该量表含有 10 个分量表,从 10 个方面分别评价家庭、社会和环境特征,包括:①亲密度;②情感表达;③矛盾性;④独立性;⑤成功性;⑥知识性;⑦娱乐性;⑧道德宗教观;⑨组织性;⑩控制性。

(2) 评定方法　该量表含有 90 个是非题,答题时间约 30 min,要求受试者具有初等以上教育程度。主试者应监控受试者完成量表的全过程,在受试者不能理解多个项目时应中止测试,并确认答卷无效。

(3) 评价　该量表具有较好的效度和重测信度,但在内部一致性信度上有一定的问题。亲密度、矛盾性、知识性和组织性 4 个分量表的内部一致性信度较高;成功性、娱乐性和控制性 3 个分量表的内部一致性信度稍差;独立性、道德宗教观和情感表达 3 个分量表的内部一致性信度很差,可能是因为这些分量表的内容不太适合中国文化,故在应用该量表做解释时应该慎重。

(八) 信任量表(TS)

(1) 简介　该量表用于测试关系密切者的相互信任度,共有 18 个项目,涉及信任的三种内涵:可预测性、可依靠性和信赖。可预测性是指我们能否预见到同伴的特定行为,包括受我们欢迎的行为和不受我们欢迎的行为。量表作者认为凡行为能被预测者,其行为均具有连贯性(无论是一贯好还是一贯坏),而行为不可预测者则不能赢得人们的信任。可依靠性是信任最核心的成分。而信赖则"使人们能无保留地确信同伴将继续负起责任并关心自己"。

(2) 评定方法　可根据受试者对每一项目的回答进行评分,有 7 个等级:1 分表示完全不同意、7 分表示完全同意。量表总分从 18 分(信任度最低)至 126 分(信任度最高),中间值为 72 分。整个量表的内部一致性 $a＝0.81$,其中可预测性 $a＝0.82$,可信赖性 $a＝0.80$。3 个分量表中度相关(范围在 $0.27\sim0.46$ 之间)。Rempel 等人描述了与本量表有关的许多变量,包括同伴间维持彼此关系的动机和内驱力,发现信赖对维持两人关系所起的作用大于其他因素的作用。

(3) 评价　修订版信任量表包含了测试信任的核心——可依靠性的项目,但本量表更加侧重于一般性的对人性的信任。本量表的优势在于它以坚实的理论为基础。

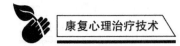

（九）孤独量表（LRS）

（1）简介　这是一个多维量表，用于评价孤独者特殊情感的频度和强度。

（2）评定方法　由大学生在感到孤独时用以形容其情感体验的 70 个形容词组成。频度与强度描述标在每个题目旁。形容词的排序是随机的，通过因素分析将这 70 个形容词简化为 4 个分量表，即衰竭、孤立、激越与颓废，每个分量表含有 10 个词。分量表得分范围频度为 0～30，强度为 0～50。当频度为"从未有过"时，强度为 0。

（3）评价　该量表针对的是孤独者的各种情感体验，而不侧重于人际关系。

（十）个人评价问卷（PEI）

本问卷用来评定自我评价的一个重要方面——自信。个人评价问卷共 54 个自陈条目，从六个方面考察了被测者的自信水平、学业表现、体育运动水平、外表、爱情关系、社会相互作用及人际关系。测验评定了总体自信水平和有可能影响自信判断的心境状态。本测验要求被测者年龄在 16 岁以上，具有小学以上的文化水平，没有可能影响测验结果的严重生理缺陷。

总量表分的重测信度的相关系数为：女性 0.90，男性 0.93。个人评价问卷与 Rosenverg 自尊量表的相关系数为 0.58，与 Janis 及 Field 的缺陷感量表的相关系数为 0.59。

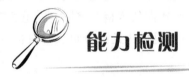 能力检测

1. 什么是信度？什么是效度？什么是常模？
2. 心理评估的种类有哪些？
3. 心理评估的环节有哪些？
4. 心理评估的原则是什么？

（曾　姝）

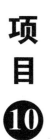

项目 ⑩ 心理咨询技术

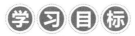

掌握：心理咨询的一般过程；心理咨询技术。

熟悉：心理咨询与心理治疗的区别；心理咨询的范围和形式。

了解：心理咨询、康复心理咨询的概念。

任务1 心理咨询概述

一、心理咨询的概念

心理咨询是指经过严格培训的心理咨询人员运用心理学的理论与技术，通过专业的咨询关系，帮助合适的来访者依靠个人自我探索来解决其心理问题，增进心身健康，提高适应能力，促进个人成长与发展及潜能的发挥。

从上述定义可以看出，心理咨询是心理咨询人员与求助者之间进行特定交往的一种过程。由于心理咨询人员接受过专门训练，了解和掌握咨询工作所需的人际交往和其他心理学原理与技术，因而在交往过程中起着主导作用。

二、康复心理咨询的概念

康复心理咨询是指针对康复患者及其家属在康复过程中出现的各种心理问题进行分析和讨论，给予解释、启发及引导，协商解决问题的方法，帮助他们缓解心理危机，改善不良认知和情绪，矫正不良行为，挖掘潜能，促进全面康复。

一般来说，康复患者是咨询过程的主体，直接咨询是康复心理咨询的一种形式，此外，康复心理咨询还有另一种形式，即间接咨询，间接咨询是由康复心理咨询人员对康复患者家属所进行的咨询。虽然间接咨询的最终目的仍然是对康复患者在康复过程中出现的问题给予指导和帮助，但这种指导和帮助却不是康复心理咨询人员在咨询过程中直接给予的，而是通过康复患者家属这一中介环节的间接工作。

三、康复心理咨询师应具备的专业素质、专业知识与专业技能

（一）康复心理咨询师应具备的专业素质

康复心理咨询师应具备的专业素质，具体可归纳为如下几个方面。

（1）善待他人的品格　待人为善，以康复患者的利益为重，对于处理康复患者的各类问题既要有信心也要有能力解决，给康复患者以信赖感。

（2）善待自己的品格　能正确认识自我价值，对自己充满信心，相信自己能充分发挥潜能去帮助别人。

（3）充满爱心和积极的生活态度　康复患者较正常人更需要关心、爱护，康复心理咨询师要充满爱心，帮助康复患者并与其建立良好的咨询关系。鼓励和调动康复患者的主观能动性并积极参与，给患者提供倾诉的机会并耐心倾听，使其不良情绪得到释放，以减轻心理压力。同时，也要以自己积极向上的生活态度感染患者，使他们勇敢地面对现实，重新鼓起生活的勇气，积极、乐观地配合康复治疗。

（二）康复心理咨询师应具备的专业知识与专业技能

1.康复心理咨询师应具备的专业知识

（1）应掌握心理学、神经病学、精神病学等基本知识和技能　康复患者咨询的原因多涉及心理问题、心理障碍、精神疾病或躯体疾病，因此康复心理咨询师只有具备相应的知识和技能，才能在咨询中解释康复患者的心理困扰，并能判断出哪些躯体疾病和精神疾病患者应及时进行临床治疗，以免延误诊治。

（2）丰富的康复医学知识　作为康复心理咨询师，只有帮助患者了解残疾的性质、程度和预后，对康复过程中出现的生理、心理问题给予适当的解释，才能使他们客观地面对残疾的现实，重新鼓起生活的勇气。

（3）掌握临床各科常见疾病的知识　康复患者，尤其是慢性病患者，其病种往往涉及内科、外科、妇科、儿科等临床各科室，所以康复心理咨询师掌握临床各科室常见疾病的知识是必要的。只有明确这些疾病的发生、发展与心理、社会因素的相互关系，才能更好地处理患者在康复过程中出现的各类心理问题。

（4）熟悉有关保护残疾人权益方面的政策和法规　康复心理咨询师对于这些政策和法规的掌握可以在康复患者的就业、劳动、福利方面给予一定的指导和帮助，减轻他们的心理负担。

2.康复心理咨询师应具备的专业技能

（1）共情　共情是指康复心理咨询师了解康复患者内心，体验到康复患者内心感受的能力，即设身处地地理解康复患者的思维和情感。只有正确地运用共情，才能产生积极的作用，从而有助于良好的咨询关系的建立。康复心理咨询师的感受越接近康复患者的体验，共情的层次就越高。如果康复心理咨询师不太确定自己的理解是否正确，可采用探索性、尝试性的语气来表达，根据康复患者的反应做出修正。丰富的人生阅历、社会经验对于共情有很大好处，除此之外，积极、乐观、开朗、进取、敏感、宽容的康复心理咨询师容易产生深层次的共情。

知识链接

共情的层次

伊根把共情分为两种类型:一种是初级共情,其含义接近于罗杰斯提出的共情定义,它往往与咨询技巧中参与技巧有关;第二种是高级的准确的共情,这对咨询者有更高的要求,需要运用咨询技巧中的影响技巧来直接影响来访者。卡可夫将共情划分为5个不同的水平:从对咨询关系只起破坏作用的共情水平到咨询者具有相当准确的理解的共情水平。艾维等人则进一步将共情细分为七种不同的水平:从对会谈起着明显破坏作用的共情水平到共情的最高水平——咨询者在任何方面都能与来访者进行直接的、成熟的交流。

(2)尊重 尊重康复患者意味着给康复患者一个安全、温暖的氛围,使其最大限度地表达自己,感受到自己被完全接纳。

(3)积极关注 这是指对康复患者的言语和行为给予积极的关注。康复心理咨询师应认识到每一位康复患者都有潜能尚待挖掘,现有的功能状态是可以改变的,在康复治疗的帮助下,通过积极的努力,可以比现在更好,但这不是盲目乐观,应实事求是,要有针对性,避免泛泛而谈。

(4)真诚 一方面,真诚与尊重、共情一起为康复患者提供安全、开放的氛围,敢于坦露自己的真实想法;另一方面,康复患者可以因此而受到鼓励,以积极乐观的态度投入到接下来的康复治疗中,并提高现有功能水平。

(5)具体化 这是指康复心理咨询师应帮助康复患者准确、清晰地表达他们自己的心理危机、不良的认知和情绪,这样也有助于康复心理咨询师准确把握患者情况。

任务2 心理咨询的范围和形式

一、康复心理咨询的对象

(一)康复患者

几乎所有的康复患者在面对现有的功能障碍或残疾时,以及在康复治疗过程中,均有可能出现各种不同的心理功能障碍,他们需要理解、安慰和支持,需要康复心理咨询师帮助其度过现存的心理危机并解决康复过程中出现的各种心理问题,顺利完成康复计划。

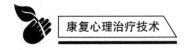

（二）康复患者的家属和亲友

残疾不仅对康复患者本人造成巨大的打击，同时还给其家属及亲友造成心理负担。他们也同样需要心理咨询师的帮助来正确、积极地面对自己亲友的不幸和家庭结构的变化。

（三）康复患者周围的社会相关人员

康复的最终目标是让康复患者重返社会，所以与康复患者产生一定社会关系的相关人员有必要了解康复患者的心理状况，在关心、帮助他们的同时，给予其心理上的援助。

（四）康复治疗人员

康复治疗人员包括从事康复治疗的各种技术人员，如康复心理咨询师、言语治疗师、物理治疗师等，他们在康复患者的康复过程中起着非常重要的作用，其态度、言行以及工作作风都会影响康复患者的心理状态和治疗效果。

二、康复心理咨询的范围

（一）躯体疾病的心理咨询

康复患者在内部器官和功能发生障碍，以及自我感受发生变化时，康复患者的心理状态也发生了质的变化。疾病可以改变康复患者对周围的感受，也可以改变康复患者对自身存在价值的态度，尤其是在一些严重的疾病和容易引起慢性病的情况下，康复患者和家属往往会出现心理上的困扰，产生情绪上的障碍，这些都不利于疾病的康复。此时应该帮助康复患者或家属弄清疾病的性质、诊断，帮助康复患者摆脱心理困扰，尽早恢复其心身健康。

（二）心身疾病的心理咨询

心身疾病涉及各个系统，多达数十种，心理咨询能够帮助康复患者分析疾病发生的原因，了解疾病的病因，并辅之以心理学的技术，综合治疗心身疾病。

（三）各种心理障碍的心理咨询

各种心理障碍包括各种类型的神经症、情绪障碍、心理危机（如自杀意念或行为）、适应障碍等。心理咨询通过分析、处理、指导、校正各种心理障碍，帮助康复患者找出病因，商讨解决心理障碍的途径和方法，提高其心理素质，树立信心，使其更好地适应社会。

（四）精神疾病的早期症状识别、干预和恢复期的心理指导

精神疾病的早期由于精神症状不明显，常不被人发现，通过咨询工作可以较早发现一些早期症状，并进行有效的干预治疗。经过有效治疗后的精神疾病患者康复后十分重要的工作就是预防疾病复发。某些不良的错误观念仍存在，不良的生活习惯或方式不易改变——不良社会心理因素的存在是疾病复发的重要原因之一，所以对康复患者

及家属的正确指导将有助于疗效的巩固。

三、心理咨询的形式

心理咨询的形式有多种,按照不同的划分标准有着不同的划分结果。

(一)按咨询对象人数的多少划分

(1)个体心理咨询 个体心理咨询是指康复心理咨询师与康复患者之间一对一的咨询。其优点在于针对性强,保密性好,咨询效果明显,但需要双方投入比较多的时间和精力。

(2)团体心理咨询 团体心理咨询又称为小组咨询,是指根据康复患者问题的相似性,将他们分为若干小组进行咨询,主要是在康复心理咨询师的引导和主持下,通过团体成员相互作用所产生的影响而使成员调整自己的思想、情感和行为。与个体心理咨询相比,团体心理咨询有许多优点:①团体心理咨询是一种多通道的交流,当康复患者看到其他人有着与自己类似的痛苦时,可以形成心理安慰,从而使情绪稳定,进而相互支持、相互影响;②团体心理咨询效率高,能够集中解决一些共同问题;③团体心理咨询对于帮助那些具有害羞、孤独的人际交往障碍患者,有其特殊功效。当然,团体心理咨询也有不足,主要是个性问题不易暴露,个体差异难以顾及。因此必要时,团体心理咨询应与个体心理咨询相配合。

(二)按心理咨询的途径划分

(1)门诊咨询 它是心理咨询中最常见的和最主要的形式。目前许多综合医院和精神卫生中心都设立有心理咨询门诊,由有经验的医生或临床心理学家担任工作,必要时可由各专科医生、护士组成联合工作组,着重解决咨询对象提出的各种心理问题。门诊咨询有许多优越性,由于是面对面交谈,来访者可以进行充分详尽的倾诉。心理医生或康复心理咨询师可以对咨询者的个性特点、心理状况、病因、病程、症状及康复治疗中的心理问题等情况进行全面了解和分析诊断,这十分有利于心理医生或康复心理咨询师对症下药,有针对性地解决问题。

(2)电话咨询 利用电话进行交谈是一种方便、迅速、及时的心理咨询方式。由于咨询者与康复心理咨询师不是面对面,所以可以无顾虑地尽情倾诉自己的心理问题,因此,电话咨询正被较多的心理困扰者采用,它在防止心理危机、精神崩溃所导致的自杀意念或自杀行为及犯罪方面具有及时性。

(3)信函咨询 有些地方由于没有心理咨询机构和心理热线电话,可采用信函的形式向心理咨询机构或具体的康复心理咨询师反映自己的心理问题,以求得解答。其最大的优点在于有些人有难以启齿的心理问题,或不愿用语言表达,或不愿暴露身份,可以采用此种形式。但信函咨询很难深入全面地了解患者的情况,对解决比较复杂的心理问题效果不理想。

(4)现场咨询 现场咨询是指康复心理咨询师到现场进行心理干预,帮助受害者度过心理危机期,或是深入某些场所,如临床科室住院部、社区、家庭、康复患者工作场

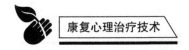

所等,有针对性地进行团体或个体的心理咨询。

(5)专栏咨询　专栏咨询是指针对公众关心的一些较为普遍的心理问题,通过报刊、杂志、电台、电视等大众传播媒介进行的专题讨论和答疑。这种方式便于普及心理卫生知识,具有教育面广的特点。

(6)互联网咨询　互联网咨询是近几年来兴起的一种新型的咨询方式,比信函咨询沟通更加方便、快捷。

四、心理咨询的原则

心理咨询要取得良好的效果,必须遵守以下几项原则。

(一)保密原则

这是心理咨询中最为重要的原则,它既是咨询双方确立相互信任的咨询关系的前提,也是咨询活动顺利开展的基础。

(二)时间限定原则

心理咨询必须遵守一定的时间限制。除初次受理外,一般咨询时间规定为每次 50 min 左右。

(三)自愿原则

到心理咨询室求助的来访者必须出于完全自愿,没有咨询愿望的人,康复心理咨询师没有必要主动地为其进行心理咨询,即"来者不拒,去者不追"。

任务3　心理咨询的一般过程

心理咨询的一般过程分为开始阶段、指导与帮助阶段、巩固与结束阶段。

一、开始阶段

开始阶段是心理咨询的第一步,它是整个心理咨询的基础,需要完成的任务有三项,即建立咨询关系、掌握来访者的资料、进行分析和诊断。

(一)建立咨询关系

康复心理咨询师(简称咨询师)与来访者必须建立起信任、真诚、接纳的咨询关系,对于来访者而言,基于这种积极的关系,才会与咨询师积极合作,对心理咨询抱有热情和信心,从而有助于提高咨询效果。为此,要求咨询师做到以下几点。

(1)初次会谈,应以简明扼要的自我介绍作为开场白,也可以用微笑或给出一个请坐的手势等形式开始咨询。

(2)初次会谈,咨询师可以就咨询的性质、限度、角色、目标及特殊关系等向对方做出解释。解释的内容包括时间的长短、会谈的次数、保密性、正常的期望等。

(3)对来访者要热情有礼、耐心慎重、装束整洁得体、行为举止大方。热情友好的态度给人以亲切感,可有效拉近双方距离,对来访者来说这就是一种力量、一种希望、一种安慰,能在很大程度上降低其焦虑水平。

(4)要建立并保持积极的咨询关系,还需要来访者掌握一些有效的方法,如无条件的积极关注、准确的共情和真诚的态度。

(二)掌握来访者的资料

为了掌握来访者有关的各种资料,可通过会谈、观察、倾听、心理测验等方式,了解对方的基本情况及存在的心理问题。

(1)来访者的基本情况 来访者的基本情况包括姓名、年龄、家庭及社会生活背景、自身的生活经历、兴趣爱好及有无心理咨询经历等。

(2)来访者的心理问题 认识来访者的心理问题是分析、诊断、确定心理咨询目标的基础。需要了解的心理问题涉及多个方面,常见的有学习问题、工作问题、社会适应问题、智力发展问题、人格发展问题、情绪困扰问题、人际冲突问题、性心理和婚恋问题、行为或品德问题、职业选择问题等。咨询师要通过掌握有关资料弄清心理问题的性质、心理问题持续的时间及产生心理问题的原因。

(三)进行分析和诊断

(1)来访者的区分 来访者可能是精神病患者、脑器质性病变的患者或有人格障碍的患者,这些都超出了心理咨询的工作范围,应介绍来访者去相应的医疗机构。除此之外的来访者,一般来说都可以进行心理咨询。

(2)来访者问题的确认和分析 对于适合心理咨询的来访者要进一步确认他们的问题并分析原因。

① 问题的具体情况 问题的具体情况包括:发生了什么问题? 问题是何时发生的? 问题是在何处发生的? 来访者对问题的反应是什么? 来访者对自身问题的看法如何?

② 问题形成的可能原因 问题形成的原因多种多样,可能与来访者看问题的方法有关,也可能与其个人经历、人格特征有关,也可能与其家庭、单位等环境背景有关,还可能与生活中发生的重大变故有关。问题形成的可能原因有很多,咨询师要边提问边分析,一个一个地排除,最后找出问题产生的真正原因。

二、指导与帮助阶段

经过开始阶段,心理咨询进入解决问题的阶段,即指导与帮助阶段。这一阶段主要完成的任务有三项:确定咨询目标、选择咨询方案和实施指导与帮助。

(一)确定咨询目标

确定咨询目标有助于咨询双方明确努力方向,有助于积极合作,有助于对咨询效果进行评估。确定咨询目标的原则如下。

(1)咨询双方共同确定咨询目标 这要求咨询双方在心理问题的确认和原因的分

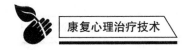

析上取得一致意见,咨询师将自己的认识、看法、结论反馈给来访者并得到认可;引导和鼓励来访者思考并提出自己的要求以及希望达到的目标,在此基础上逐步达成一致。

(2)阶段目标与长远目标相统一　阶段目标是长远目标发展的步骤,以长远目标确定阶段目标的方向,通过多个阶段目标的实现增进长远目标的达成。

(3)目标要具体化　心理咨询的目标必须具体、可行,否则难以操作,难以实现。要把抽象、笼统的目标具体化,使其具有可行性。

(二)选择咨询方案

解决来访者心理问题的方法是多种多样的,如"支持与安慰"、"训练与再学习"、"疏导与宣泄"等方法。每种方法对解决心理问题均有一定的针对性,选择咨询方案,首先要根据心理咨询目标,选取相应的咨询方法,然后按其实施过程的要求判定具体操作计划。

(三)实施指导与帮助

实施这一过程,不同的咨询方法有不同的要求与做法。可灵活运用鼓励、指导与解释,使来访者从一个全新、全面的角度面对自己的问题,认识其自身及周围的环境,从而提高来访者的自知力,促进问题的解决。

三、巩固与结束阶段

(一)作出结论性解释

在咨询结束之前,咨询师要与来访者作一次全面的总结,回顾整个咨询过程,强调咨询要点,使来访者对自己有一个更清醒的认识,进一步了解自己问题的前因后果,明确今后的努力方向。

(二)帮助来访者运用所学的经验

咨询师要渐渐退出自己的角色,使来访者摆脱依赖,引导来访者把咨询中学到的新经验应用到日常生活中去,逐渐做到不需要他人指点也能应付周围的环境。

(三)追踪调查

追踪调查应在咨询基本结束后的数月至一年间进行。可采用以下几种方式进行。

(1)填写信息反馈表　咨询师应嘱咐来访者定期填写信息反馈表并反馈给咨询师。

(2)约请来访者定期前来面谈　采用这种方式获得信息量大,容易深入,也便于咨询师及时察觉问题,并适时予以进一步指导。

(3)访问他人　这类做法一般比较客观,如果能将这种方式所获得的信息与其他方式反馈的信息综合起来考察,得出的结论将更全面、真实。

任务4 常用的心理咨询技术

一、场面构成技术

场面构成技术是指咨询师就咨询过程的本质、目标、原则、限制、来访者的责任等作出恰当说明的一种技术,具体包括以下内容。

(一)说明心理咨询的性质

心理咨询并非临床的疾病治疗,可以药到病除。咨询师需解释清楚,心理咨询是一个助人与自助的过程,它是通过双方的人际关系互动,共同对问题进行探讨,来促进来访者的自我探索,而不是谁为谁做决定的问题。

(二)说明心理咨询的保密原则

让采访者了解咨询师与采访者的谈话内容在没有经过本人同意的前提下,是不会告诉任何人的,更不会作为案例或教案使用。

(三)说明咨询师的角色和限制

(1)角色与责任 让来访者了解,咨询师不能代替来访者做决定,不担当解决问题的责任,也不能强迫来访者做符合咨询师期待的事。在咨询过程中,咨询师只是用自己的热忱、专业知识和技巧来协助来访者。

(2)关系的限制 让来访者了解,咨询师与来访者不能以朋友、师生、伴侣、知己等关系来进行会谈。

(四)说明来访者的角色和责任

(1)时间的责任 每次会谈时间限制为 50 min,并要求来访者准时依约前来会谈。

(2)行为的责任 让来访者了解自己并非被动等待咨询师的建议,而有责任主动诉说自己的故事、感受。

(3)过程的责任 让来访者了解大概要会谈几次,以及以什么样的方式进行。

二、倾听技术

倾听技术是指咨询师全神贯注地聆听来访者的叙述,认真观察其细微的情绪及体态的变化,体会其言语背后的深层次情感,并运用言语和非言语行为表达对来访者叙述内容的关注和理解。倾听技术的主要功能如下。

(1)建立良好的咨访关系,向来访者传达自己真切的关注和尊重。

(2)鼓励来访者开放自己,坦诚表白,讲自己的故事。

(3)专心聆听与观察来访者的言语与非言语行为,深入其内心世界。

有的来访者咨询的主要目的是希望能有一个被倾听的机会,因为其内心的烦闷在平时没有途径可以宣泄。

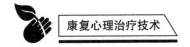

三、简述语意技术（内容反应技术）

有时来访者只是陈述事实内容,咨询师可以用自己的话语简要地复述来访者谈话的内容,这样不但可以向来访者表明咨询师正在认真了解他,也可借此检验咨询师是否正确把握来访者话中的含义。

一般运用此项技术时,咨询师要把握两次关键发言:第一次是对来访者前面的大量谈话内容的总结,使来访者对自己问题的实质进行思考;第二次说明使双方对问题实质的认识得到了深化,并进一步确定下面谈话的方向。

四、情感反应技术

情感反应技术是指咨询师辨认、体验来访者言语与非言语行为中明显或隐含的情绪、情感,并且反馈给来访者,协助来访者察觉、接纳自己的感觉。

情感反应技术的要点如下。

（1）从来访者已表达的言语或非言语的行为出发,明确指出他的情绪和情感。

（2）咨询师指明来访者的情感时可以说"看来你好像觉得……"、"听起来,你的意见似乎是……"。

（3）内容借着简述语意可以更加明确,例如:"当……时候,你好像觉得……"。

（4）在会谈情境中,如果能及时指出"此时此地"的情感,使用情感反应技术效果会更好一些。

五、具体化技术

具体化技术是指咨询师聆听来访者叙述时,若发现来访者陈述的内容有含糊不清的地方,咨询师以"何人、何时、何地、有何感觉、有何想法、发生什么事、如何发生"等问题,协助来访者更清楚、更具体地描述其问题。

总结起来,具体化技术有以下四个关键点。

（1）要确认来访者的言语和非言语行为的内容,即来访者告诉你的内容。

（2）确认任何需要检查的含糊或混淆的信息。

（3）确定恰当的开始语,例如:"你能描述……你能澄清……"或"你是说……"等,并用疑问语气而不是陈述语气进行具体化。

（4）要通过倾听和观察来访者的反应来评估具体化的效果。

六、探询技术

探询技术（探寻技术）是指咨询师针对来访者的问题或处境提出一些询问,协助来访者对个人的反应做详尽的说明、明确的叙述,使来访者对问题有进一步的澄清与了解。

探询技术所起的主要作用如下。

（1）协调来访者澄清问题,提醒来访者自己遗漏或不想面对的部分。

（2）给咨询师提供收集资料的机会。

（3）拓展来访者对事件的不同观点和不同层次的思考。

在运用探询技术的时候，应注意以下几点。

（1）要对来访者提出的问题多做讨论，少做评论和暗示。

（2）在咨询初期，少使用封闭式探询，多使用开放式探询。

（3）探询要配合共情使用，避免使来访者有被拷问的感觉。

（4）使用探询技术要避免仅仅满足咨询师自己的好奇心而岔开主题。

七、面质技术

面质技术又称对立、对质、对抗、正视现实技术等，是指咨询师指出来访者身上存在的矛盾，构成对来访者的一种挑战，以动员他的能量为了其自身的利益向更深刻的自我认识和更积极的行为迈进。一般该技术的运用是建立在良好咨访关系基础上的。

任务5　心理咨询与心理治疗的异同

许多心理咨询师和心理治疗师都认为心理咨询与心理治疗两者不能截然分开，心理咨询师所做的工作，在心理治疗师看来就是心理治疗；而心理治疗师所做的工作在心理咨询师看来则是心理咨询。这两者在实际使用过程中不能严格地加以区分，但仍然存在很大的不同。

一、相同点

（一）心理咨询与心理治疗两者的理论基础一致

心理咨询与心理治疗都是以心理学理论为指导，应用的是心理学技术，从定义上可以看出两者有相当大的共通性。

（二）心理咨询与心理治疗的最终目的一致

心理咨询与心理治疗都是帮助人度过心理危机，维持心理平衡状态，应付紧张和增加应激能力，建立社会技能，也可以说是解决困扰，消除症状，防止精神疾病的复发。

（三）心理咨询与心理治疗过程的设计相似

心理咨询与心理治疗从对问题探讨到问题解决的过程看都是行为的改变过程。

（四）心理咨询与心理治疗两者都注重建立良好的人际关系

注重建立良好的人际关系是心理咨询师和心理治疗师的共识，他们认为良好的人际关系是来访者心理和行为改变的重要动因。

二、不同点

（一）起源

心理咨询起源于教育中的指导活动，因此，教育中的许多方法常被采纳、应用；而心理治疗起源于医学中的精神疾病患者的治疗，是心理卫生运动的产物。

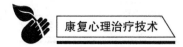

（二）对象

心理咨询的对象是有心理困扰的正常人，而心理治疗的对象是心理异常的患者。岳晓东提出的灰色区概念认为：人的心理正常与心理异常不是截然分开的，而是一个连续变化的过程，如果把心理正常比作白色，把精神疾病比作黑色，那么，在白色与黑色之间有一个巨大的"灰色区"，灰色区可以认为是非器质性精神痛苦的综合。灰色区又可进一步划分为浅灰色区和深灰色区：浅灰色区只有心理冲突，是心理咨询的对象；深灰色区是各种异常人格和神经症，是心理治疗的对象。

（三）任务

心理咨询着重处理的是正常人所遇到的各种困扰，如有日常生活中的人际关系问题、职业选择问题、教育问题、婚姻家庭问题等；心理治疗的适应范围则主要为某些神经症、性变态、心理障碍、行为障碍、心身疾病、康复中的精神疾病患者的症状等。

（四）时间

心理咨询用时较短，一般咨询一次到几次即可；心理治疗时间较长，一般治疗几次到几十次不等，甚至更多，需经数年方可完成。

（五）方法

心理咨询在意识层次上进行，更重视教育性、支持性、指导性，着重找出已存在于求助者自身的某些内在素质，并使之得到发展，或在现存条件的分析基础上提供改进意见；而心理治疗则更多地在潜意识领域中进行，重点在于重建患者的人格。

（六）目标状况

心理咨询是更为直接地针对有限的、清晰的具体目标而进行的；而心理治疗的具体目标比较模糊。换句话说，心理咨询解决的是问题，而心理治疗解决的是症状。

（七）关系

心理咨询强调咨询师与来访者之间的平等和互动，称为咨询关系；而心理治疗则更强调治疗者与患者之间的契约、患者对治疗的合作，称为治疗关系。

实训　心理咨询的实践

1. 三人为一组，以初次见面为情景，练习使用场面构成技术。一个人扮演心理咨询师，一个人扮演来访者，第三个人扮演观察员，然后交换角色。

2. 两人为一组，以下列情境为背景，用某一种或几种心理咨询技术解决来访者的困扰。

（1）来访者是一位由于一次车祸而造成下肢截瘫的货车司机，他的爱人没有工作，还有一个 9 岁的女儿。他现在对接下来的康复和未来的生活没有信心。

（2）来访者是一位脑瘫患儿的母亲。

（3）一位经过康复治疗的偏瘫患者即将出院，但由于身体的残疾，他对于回家和回归社会表现出莫名的恐惧。

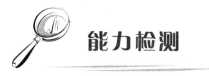

能力检测

1. 简述心理咨询的原则及其过程。
2. 心理咨询包括哪些技术,分别是如何运用的?

（金安平）

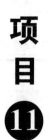

项目 ⑪ 心理治疗技术

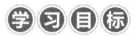

掌握：心理治疗的概念、常用心理治疗技术。

熟悉：康复心理治疗的原则。

了解：康复心理治疗的特点。

案例引导

患者，男，28岁，一次户外探险迷路，跌入山谷受伤，因伤势太重没能保全右下肢，经截肢手术后患者情绪有时暴躁、有时抑郁，并有攻击行为。

请问：①如何评估患者目前的现状？②作为康复治疗师应如何为患者提供康复治疗帮助？

任务1 认识心理治疗

一、心理治疗的概念

心理治疗也称精神治疗，是指专业人员以心理学理论体系为指导，以良好的医患关系为基础，运用心理学的技术和方法，改善、矫正或消除患者的不正确认知活动、情绪障碍、异常行为和由此所引起的各种躯体症状，并促进其人格健康发展的治疗过程。

心理治疗按一定的程序实施治疗，中介物是言语、表情、姿态和行为，以及特意安排的情景或药物。心理治疗的机制是通过影响患者的认知、情绪和行为，调动患者主体的积极性，增强抗病能力，改善或消除病理状态，使病情得到好转或康复。从广义上讲，凡是能够解决人们的各种心理问题、改善心理状态和有助于增进健康，以及减轻乃至消除疾病的一切方法和措施都称为心理治疗，其中包括：改善生活条件和环境，调整人际关系，医务人员诚恳的劝告，精湛的医术，温柔细致、熟练准确的操作技术，以及雅静、舒适、美观的治疗环境等。从狭义上讲，心理治疗专指心理治疗师（简称治疗师）所实施的心理治疗方法和技术，如支持性心理疗法、行为疗法、认知疗法、家庭疗法等。

知识链接

古代的心理治疗

据传,东汉末年,医学家华佗曾用心理治疗为一郡守治愈了疾病。这位郡守患病日久,后慕名请华佗来诊治。华佗在诊视病情后,认为需要让患者在盛怒之下方能治愈。于是,华佗不仅没有开药方反而不辞而别,在临行时还"留书骂之"。结果,郡守勃然大怒,吐了很多黑血,病却好了。这是我国古代中医较早使用心理治疗的典型范例。

二、心理治疗的性质与适应证

（一）心理治疗的性质

心理治疗的目的是完成对人的思维、行为以及人格的改造与纠正,它不同于传统的医学治疗,其治疗过程具有以下特点。

（1）自主性　心理治疗是治疗师帮助患者自己改变自己,治疗过程中的医患关系是一种合作伙伴或同盟的关系,患者从治疗一开始就发挥主动的作用。通过治疗,患者变得越来越具有自主性和自我导向能力,更能调适和把握自己的情感和行为。

（2）学习性　心理治疗的过程就是一个学习认知的过程。心理治疗的一个基本假设是:个体的情感体验、认知水平及行为特点都是个体过去生活经历的产物,它们是"学习"而来的。因此心理治疗需要具备三个条件:①参加治疗的来访者主动自愿,有强烈的治疗动机;②环境允许来访者的改变,并为之营造一个良好的治疗环境;③来访者能克服学习的内部阻碍,转变其防御机制,与治疗师密切配合。

（3）实效性　心理治疗是一项有目标、讲实效的工作,是帮助患者改善、矫正或消除不正确认知活动、情绪障碍、异常行为并促进其人格健康发展的治疗过程。

（二）适应证

（1）神经症和精神病患者,是心理治疗应用较多的对象,包括各种神经症、重症精神病恢复期的患者。

（2）心理社会应激引起的各种适应性心理障碍,包括急、慢性应激综合征等。

（3）各类行为问题,包括酗酒、口吃、遗尿、儿童行为障碍等。

（4）综合医院临床各科的心理问题,如躯体疾病患者的心理反应、心身疾病的治疗和康复等。

三、心理治疗师的素质要求

心理治疗是一项艰苦细致的工作,从事心理治疗工作的人员,除了具备国家有关部

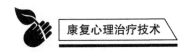
门要求的资格外,还应具备以下素质要求:①系统的心理学、医学、教育学等方面的基本知识;②广博的社会人文知识和丰富的人生阅历;③熟练应用各种心理评估、咨询、治疗的技巧;④积极的人生态度和良好的人际沟通能力。

任务 2　认识康复心理治疗

一、康复心理治疗的概述

康复心理治疗是康复治疗技术的重要组成部分。病、伤、残者在康复过程中的心理特点、规律与正常人和普通患者不同,因此在康复治疗时,应由专业人员针对病、伤、残者的心理特点实施康复心理治疗,以保证病、伤、残者的全面康复。康复医师也应该学习和掌握一定的康复心理治疗的知识与技能,了解病、伤、残者的心理特点,从而综合应用包括心理治疗在内的各种康复治疗技术,使患者的躯体功能和心理行为都得到最大限度的康复。

康复心理治疗是应用心理学的原理和方法,通过治疗师与被治疗者的相互作用,医治患者的认知、情绪和行为等问题的治疗过程。它是治疗师通过使用各种言语的和非言语的方法,通过解释、说服、支持来改变患者的认知、信念、情感、态度、行为等,为患者排忧解难、减轻痛苦,促使患者更好地面对人生、适应社会。

二、康复心理治疗的特点

康复医学不仅要增强患者的躯体功能,而且十分重视患者心理及行为方面的整体康复治疗,因为康复对象的心理变化会明显影响康复过程和效果。以前认为患者的痛苦主要是残疾引起的,若改善残疾就有可能减轻痛苦,但实践表明在残疾康复以后,一些人仍然存在能力丧失。后来随着医学模式的转变,人们逐步认识到心理障碍和社会适应不良(患者的外在障碍)是问题的主要根源。因此康复心理治疗在康复医学中发挥着十分重要的作用,康复心理治疗有其自身的特点。

(一)康复心理治疗方法的多样性

康复治疗对象的复杂性,使康复心理治疗方法具有多样性。患者在身患重病或残疾时其心理反应存在很大的个体差异,如患者得知自己病重或在残疾初期,其心理反应通常是"不,这不会是我,那不是真的"以及极力否认、拒绝接受事实,有的患者表现出看似冷静且镇定自若的样子,也有的患者因恐惧而极度焦虑或歇斯底里地哭喊。因此,针对康复患者在接受残疾过程中情感反应、心理反应起伏多变的情况,治疗师选择解决危机的心理治疗方法也应随康复患者的病情变化而变化。

(二)康复心理治疗方法的阶段性

当患者经历严重的创伤或疾病导致生活剧变后,一般心理上会经历三个阶段,即心理休克期、心理冲突期及重新适应期,治疗师应根据患者心理变化的阶段性运用不同的康复心理治疗方法。如对于急性期或新近残疾的患者,主要治疗措施是使用合理的医疗技术和沟通技巧,因为急性期的患者较容易接受暗示,同时环境(自然环境与心理环境)对患者影响很大,处理时应以镇定、理解、审慎和合作的态度开展工作,选择合适有效的康复心理治疗方法,使患者的心理情况能够在一定程度上得以改善,为下一步的治疗奠定基础。

三、康复心理治疗的原则

(一)理解与接纳原则

对所有求治的患者,不论病情轻重、地位高低、年龄大小都要一视同仁,热情接待。对于患者的倾诉,治疗师应以理解、支持、关心的态度认真倾听,热心疏导,全心诊治。只有患者感到被治疗师接纳时,才能产生信任感,这是开展康复心理治疗的前提。治疗师应认真倾听患者的叙述,注意其言行和态度所表达的心理症结,深入了解他们的内心世界,其本身就具有治疗作用。在此基础上,患者才会全部倾诉出自己的内心感受,甚至会宣泄自己的悲痛心情,不断接受治疗师提供的各种信息,逐步建立治疗动机,为准确诊断及设计和修正治疗方案提供依据。同时患者对治疗师提出的各种治疗要求,也能自觉遵守和认真执行。

(二)支持与促进原则

患者因心身受挫,而感到缺乏精神力量。治疗师应语气坚定、充满信心地告诉患者疾病的可治性,讲成功治疗的实例,让患者感到你是可信的,是可以给他支持力量的。同时治疗师应采取启发式、非指示性的方法,指导、鼓励患者自己分析思考其心理问题产生的原因,探求解决问题的方法,并付诸实际行动,这样才能充分调动患者的主观能动性,培养其解决类似问题的能力,同时还能使其反省、发现自己在人格上不成熟的方面,最终达到促进人格完善、心身康复的治疗目标。

(三)保密原则

康复心理治疗往往涉及患者的各种隐私。为保证患者资料的真实,保证患者得到正确及时的指导,同时也为了维护康复心理治疗的声誉及权威性,必须在康复心理治疗工作中坚持保密的原则。治疗师不得将患者的具体资料公布于众,在学术交流中不得不详细介绍患者的资料时,也应隐去其真实姓名。

(三)计划原则

治疗师在实施某种康复心理治疗之前,应根据收集到的有关患者的具体资料,对患者的病情进行认真评估,事先设计治疗程序,包括手段、时间、作业、疗程、目标等,并要预测治疗中可能出现的变化及准备采取的对策。在治疗过程中,应详细记录各种变化,形成完整的病案资料。

(四)针对性原则

虽然许多康复心理治疗的方法适用范围不像某些药物和手术疗法那么严格,但各

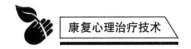

种康复心理治疗仍各有一定的适应证,特别是行为疗法,因此在决定是否采用康复心理治疗及采用何种方法时,应根据患者存在的具体问题以及治疗师本人的熟练程度、设备条件等,有针对性地选择一种或几种方法。针对性是取得疗效的必要保证。

（五）综合性原则

任何疾病的产生都是生物、心理与社会因素相互作用的结果,因而在决定对某一疾病采用某一治疗方法时,应同时考虑利用其他各种可以利用的方法和手段。例如,对高血压、癌症等疾病采用支持性心理疗法或行为疗法,必要时辅以药物或物理治疗,采取综合防治措施。多种心理治疗方法的综合使用,更有利于取得良好的疗效。

（六）灵活性原则

患者的心理活动受多种内、外因素的影响,不但不同患者之间心理活动存在很大的差异,同一患者在不同阶段的心理变化规律也往往难以预测。因此在康复心理治疗过程中,治疗师应密切注意患者的心身变化过程,不放过任何一点新的线索,随时准备根据新的病情变化信息重新评估、变更治疗程序。此外,也要注意各种社会文化和自然环境因素（包括文化传统、风俗习惯、道德观念、文化程度、经济地位等）对治疗过程的影响。

（七）中立原则

心理治疗的目的是要帮助患者自我成长,自我完善,治疗师不是"救世主",因此在心理治疗过程中,不可替患者做任何选择,而应保持某种程度的"中立"。特别是患者在遇到决策性的问题时,一定要让患者自己做出决定。

任务3　常用的心理治疗技术

一、支持性心理疗法

支持性心理疗法是心理治疗中最基本的方法之一,是一种以"支持"为主的特殊性心理治疗方法。治疗师应用心理学知识和方法,采取倾听、鼓励、解释、保证、指导和改善环境等方式,帮助患者分析当前所面临的问题,发挥自己最大的潜在能力和自身优势,正确面对各种困难或心理压力,以渡过心理危机,从而达到治疗目的。支持性心理疗法的适应证范围较广,各种心理疾病和躯体疾病都常以支持性心理疗法作为治疗的基础。

（一）倾听

治疗师认真倾听患者诉说对疾病的感受、对病情的认识,了解患者存在的情绪危机和心理因素,对他们的痛苦给予重视和同情。在倾听的过程中可以进一步了解和掌握患者存在的心理问题和心理障碍,患者也可以宣泄负性情绪,释放内心的痛苦体验,从而感受治疗师的真诚关心和理解,拉近医患之间的心理距离。在倾听过程中注意不要随便打断患者的谈话,还要通过如目光、表情、动作等体态语言给予鼓励,传递同情和理解。

（二）鼓励

通过鼓励帮助患者树立信心,提高患者与疾病作斗争的能力和应付危机的能力。鼓励主要是在患者情绪低落、缺乏自信心、自卑感较强时进行的。鼓励需要长期进行,如能结合患者生活中的实际问题和情景效果会更好。

（三）解释

解释是指在良好医患关系的基础上,治疗师对患者问题的实质及所具备的潜能和条件有了充分了解后,用通俗易懂的语言向患者提出切合实际的真诚的解释和劝告,让患者仔细领会,讲清问题的性质、程度、治疗方案等,解除其顾虑,缓解或消除其紧张、焦虑情绪,使患者树立信心,积极配合治疗。解释之所以能起支持作用,就在于它能消除患者因对疾病无知而带来的心理压力。

（四）保证

保证是指治疗师客观明确地说明疾病的可能预后,以唤起患者的希望。在患者焦虑、苦闷时,尤其是处于危机时,给予保证是很有益的。保证可以消除患者的各种疑虑,使其放弃自己的错误判断,从紧张、焦虑中走出来。要注意保证时不可信口开河、轻易许诺,提出的建议要慎重,要有限度,有余地,否则,如果患者按建议尝试失败了,就会对自己失去信心,而且对治疗师也会失去信任。

（五）指导

指导是指治疗师直接指点和示意患者做什么、怎么做,以减轻疾病引起的心理压力,帮助患者掌握处理问题的应对办法和能力。指导一定要明确、肯定并具有可行性。

（六）改善环境

环境是指患者所处的社会环境,主要是人际关系。改善环境就是改善不利于患者心理问题解决的生活、工作环境,加强其人际沟通,除去患者人际关系中的不利因素（如指责、吵架、过多关心某些症状等）,充分利用社会支持资源,并学会自助,提高患者的应对能力,使患者增强适应性,为患者营造一个良好的工作、生活氛围。

支持性心理疗法的方法是灵活多样的,没有固定的模式。治疗师可依据患者的具体情况灵活掌握。

二、行为疗法

（一）概念

行为疗法又称行为矫正疗法或学习疗法,它是指以行为学习及条件反射理论为指导,按一定的治疗程序来消除或纠正异常或不良行为,建立一种新的适应性行为的心理治疗方法。行为疗法在心理治疗中具有重要的作用,适应证有神经症、人格障碍、成瘾、

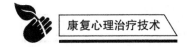

心身疾病、各种不良习惯(如口吃、咬指甲)等。

（二）治疗目标

行为疗法在康复医学中旨在重新建立新的替代行为，目的是帮助伤、病、残者适应新环境的生活，提高患者的适应能力和应对技巧。例如以前生活可以自理者，由于伤、病、残变为事事求助于别人，患者会常常不适应，特别是损伤所致四肢瘫痪而致机体功能失常初期的患者，其感受更深。如果治疗师教给患者有关人际交往技巧(如以不同的表示方法请求帮助)，效果就会好些。此做法可同时达到两个目标：①改善、增强医患关系，使患者得到良好的躯体帮助和心理安慰；②使患者建立起控制感，习得各种变通行为。

（三）常用方法

（1）系统脱敏疗法　系统脱敏疗法又称对抗条件疗法、交互抑制法等。系统脱敏疗法是一种减轻恐怖、焦虑、敏感的治疗方法，治疗师帮助患者建立与不良行为反应相对抗的松弛条件反射，然后引导患者缓慢地暴露在引起这种行为的条件刺激中，将习得的放松状态用于抑制焦虑反应，使不良行为逐渐消退，最终矫正不良行为。治疗的基本思想是一个可引起微弱焦虑的刺激，由于向正处于全身松弛状态下的患者暴露，因而逐渐失去了引起焦虑的作用。因为治疗过程是有序而连续的，故称为系统脱敏疗法。

系统脱敏疗法实施的过程：①进行放松训练，在系统脱敏疗法中首要问题是学会放松，患者通过放松训练学会放松，可在出现不良反应时运用放松进行对抗；②划分焦虑等级，将引起患者焦虑或恐惧反应的刺激情境由弱到强进行顺序排列，焦虑等级的划分不宜太多，一般在 10 级以内，如恐蛇症患者的恐惧情绪是 1～6 级，相应的刺激情境是安静、看到"蛇"字、听到或谈到蛇、见到假蛇、见到真蛇、触及真蛇；③脱敏治疗，向患者描述(也可用图片、模型、实物)最低等级的能引起焦虑的刺激情境，同时让患者放松自己直到患者能够在引起焦虑的刺激情境中保持放松为止，这时该等级的脱敏治疗就已完成，可以进行下一个更高焦虑等级的脱敏治疗，如此循序渐进。如果在某一等级焦虑反应过于强烈，就退回到前一等级重新训练。

（2）满灌疗法(冲击疗法)　该疗法不需要进行放松训练，治疗开始即将患者处于最怕的情境中，直接呈现最强烈的恐怖、焦虑刺激(冲击)或者是直接呈现大量的恐怖、焦虑刺激，如果并没有真正可怕的事情发生，紧张、焦虑不安会明显减轻。如将怕水的孩子推入水中，由于他已在水中就使原来怕水的心理逐渐消退。以迅速纠正或消除这种刺激引发的恐怖、焦虑反应。满灌疗法可在现实情景中进行，也可采取想象或模拟方式(如录像、幻灯片等)进行。在治疗过程中不允许患者采取堵住耳朵、闭眼睛、哭喊等逃避措施，当然事先要告诉患者有医生在旁其安全是绝对有保障的。在这种情况下患者即使出现心跳加快、呼吸困难、面色苍白等症状也没关系，当患者最恐怖、最焦虑的可怕后果并没发生时，恐怖、焦虑反应也就会减弱或消退。为防止过度强烈的心身反应对原有心血管病患者的危害，在做该治疗前应向患者介绍这种治疗的原理和过程，以征得患者和家属的同意，还需进行必要的检查。治疗时治疗师应在现场严密观察并适时终止。

知识链接

恐胜喜疗法

清代名医徐灵胎《洄溪医案》中记载了这样一个医案。某新科状元及第后，告假返乡途中突生怪病，求治于一位名医。结果医生告诉状元："疾不可医也，七日必死。可速归，疾行犹可抵里。"新科状元便哭哭啼啼日夜兼程赶回家中。七天后状元安然无恙，这时仆人送上医生留下的一封信，信中说："公自及第后，大喜伤心，非药力所能愈，故以'死'恐之，所以治病也，今无妨矣。"这是一个恐胜喜疗法在临床上合理应用的典型案例，而后来医生为患者留下的书信，具体说明了治疗此病的道理，以消除患者的恐惧，这就是利用了"恐胜喜"的方法。

（3）**厌恶疗法** 厌恶疗法是指将令患者厌恶的刺激与对患者有吸引力的不良刺激相结合形成条件反射，即把要治疗的症状与某种不愉快的或厌恶性的刺激结合起来，当症状出现时立即出现一种厌恶性的或惩罚性的刺激，从而使患者对不良行为产生厌恶并使其逐渐消退。例如，在酗酒者的酒中加入戒酒药，使其饮用后痛苦地呕吐，抵消饮酒的欣快感，促进其戒酒。

厌恶疗法的具体方法很多，应根据问题行为的性质和其他条件选择使用，常见的有电击法、弹拉橡皮筋等物理方法，还有使用药物（如阿扑吗啡）、厌恶想象（如令患者想象痛苦、羞辱、恶心等情境或体验）。由于厌恶疗法是给患者带来不愉快的体验，甚至痛苦，因而应将此疗法作为其他疗法无效后的选择。在使用厌恶疗法时要注意厌恶刺激必须在不良行为发生时始终存在；对不良行为的改变应随时进行鼓励；治疗的实施逐渐由以治疗师为主转为以患者为主。使用前应向患者解释清楚，征得患者同意及配合，并在严格控制下使用。厌恶疗法在消除或纠正不良行为的同时应该建立良好的适应行为习惯。

（4）**放松疗法** 放松疗法又称放松训练，它是指通过一定程式的训练，学会有意识地控制或调节自身的生理、心理活动，以达到降低机体唤醒水平，调整因紧张刺激而紊乱了的功能，通过降低肌肉紧张和自主神经兴奋程度来减轻焦虑的一种行为治疗方法。属于此类的方法很多，其共同特点是松、静、自然。常用的放松训练有渐进性肌肉放松训练、自主训练、松弛反应、生物反馈辅助下的放松训练等。中国气功、印度的瑜伽、日本的坐禅等，都是以放松为主要目的的自我控制训练。放松疗法适用于各种焦虑性神经症、恐惧症，且对各系统的心身疾病都有较好的疗效。

渐进性肌肉放松训练具体措施如下：选择一个安静的环境，让患者采取舒适的坐位或卧位，先让患者学会感悟肌肉紧张与放松，可以交替练习面部、上臂、腹部和腿部肌肉的紧张与放松,然后让患者练习缓慢的呼吸,要求患者冥想令人松弛和愉快的情境,集中注意于放松。指导患者循着躯体从上到下的顺序,对各部位的肌肉先收缩 5~10 s,同时深吸气来体验紧张的感觉,再迅速地完全放松 30~40 s,同时深呼气来体验放松的感觉,先从手部开始训练,依次是前臂、臂、头颈部、肩部、胸部、背部、腹部、大腿、小腿、双足,如此反复交换,也可只进行某一部位的放松训练。练习时间从几分钟到 20 min,依据训练肌肉群范围灵活应用。

(5) 生物反馈疗法 这是一种借助于生物反馈仪使患者了解自身在一般情况下不能感觉到的生理的微弱信息变化,如血压、心率、脑电波等生理指标,经过反复训练后学会有意识地调节控制自己的内脏活动,从而帮助患者缓解某些心理障碍和躯体疾病症状的治疗方法。简言之,该疗法是通过学习来改变自己的内脏反应。

常用的生物反馈训练包括:肌电生物反馈训练、脑电生物反馈训练、皮肤温度反馈训练、皮肤电反馈训练、血压生物反馈训练、心律生物反馈训练等。生物反馈疗法是一种非药物治疗手段,该疗法提倡患者变被动接受治疗为主动积极地学习治疗自己的疾病。

生物反馈疗法的基本原理是:机体的内脏活动和某些躯体活动是受自主神经系统支配的,不受意识的随意控制,如心血管活动、血糖、皮肤温度等。生物反馈训练就是运用操作条件反射的原理,在仪器的帮助下训练个体用意识来控制这些不随意活动。这种能将个体的生物信息转换为物理信号并反馈给本人的电子仪器称为生物反馈仪。生物反馈仪通过电极与机体各部位接触,来获得内脏活动的信息,然后将这些生物信息转为电信号,最终使这些电信号转换成容易被患者所理解和辨别的听觉或视觉信号,反馈给患者。机体在应激状态下,由于自主神经系统的作用,常常会出现肌肉紧张性增强、心率加快、血压升高、皮肤温度降低,尤其是四肢末端的皮温降低,由于出汗(汗液内含电解质),使皮肤电阻降低等。患者通过生物反馈训练,就能使上述生理指标发生相反方向的改变,最终实现不依赖生物反馈仪,在一定的范围内随意调节上述生理指标,达到自我放松。如为一位高血压患者降低血压,可以用生物反馈仪测量血压,并将其血压的变化以光的形式呈现给患者,当血压降低时灯亮,患者试着分析在血压下降时自己正在想着什么、处于什么样的情绪及躯体状态,然后重复那种状态,使血压下降。经过多次这样的练习,患者就可以不用仪器也能控制自己的血压。生物反馈训练在应用时往往与多种放松训练结合起来,互相配合,以获得更大的疗效。

(6) 自信训练 运用人际关系的情景模拟,帮助患者感悟正确地和适当地与他人交往,表达自己的情绪、情感,重建新的人际关系氛围,消除不良的心理、社会因素的刺激,避免持久性的劣性刺激,改善个体生活的社会环境。具体步骤如下。①情景分析:评估患者对某一类事情所持的态度和看法。②寻找适当行为:治疗师与患者一起共同找出解决问题的适宜行为,通过观察他人有效的行为,使患者认识到同一种问题可能有另一种解决或应对的方法。③实际练习:采用角色扮演的方法,使患者在特定的情景中通过主动模仿而学习新的行为方式。④迁移巩固:在每次自信训练后,给对方一个反馈，同时布置家庭作业或鼓励患者把学习到的新行为运用到康复训练中。

三、认知疗法

（一）概念

认知疗法是指根据认知过程影响情感和行为的理论假设，通过认知和行为技术来改变患者不良认知的一类心理治疗方法的总称。所谓不良认知是指歪曲的、不合理的、消极的信念或思想，往往导致情绪障碍和非适应行为。

认知疗法的基本观点：认知过程是行为和情感的中介，适应不良行为和情感的产生与适应不良认知存在有关。治疗师的任务就是与患者共同找出这些适应不良认知，并提供"学习"或训练的方法去矫正这些认知，或者用"新"的认知方式来取代，使患者的认知更接近现实和实际，随着不良认知的矫正，患者的情绪或行为表现也随之改变，社会适应能力增强。

（二）认知疗法的基本过程与技术

认知疗法目前有多种方法，各种方法除有不同的侧重点外，在治疗过程中也有许多相似的地方。

（1）建立治疗关系　在认知疗法中，要求治疗师和患者一开始就要建立密切合作的治疗关系，并努力把这种关系贯穿于整个治疗过程。在此关系中，治疗师扮演着诊断者和教育者的双重角色，患者则承担着主动再学习的任务。

（2）确定治疗的目标　认知疗法的根本目标是要发现并纠正错误观念及其赖以形成的认知过程，使之改变到正确的认知方式上来。上述目标还可以分解为更具体的目标，例如可以首先针对那些处于边缘和表层的错误观念，在此基础上，再去挖掘改变那些深层次的错误观念。对于所制订的各种目标，治疗师和患者应保持一致。

（3）确定问题、提问和自我审查　治疗师在此阶段的任务是把患者引入某个特定的问题范围内，要求患者集中注意那些具体的问题和可以观察到的事实，对其体验和反省。具体地说，就是通过提问和自我审查两种技术来实现的。所谓提问，就是由治疗师提出某些特定的问题，把患者的注意力导向与他的情绪和行为密切相关的问题上，从而使患者能够把他意识到的和未意识到的经验联系起来加以比较，发现自己思维过程中不合理的地方，并能主动加以改变。所谓自我审查，就是鼓励患者说出他对自己的看法，并对自己的这些看法进行细致的体验和反省，此时患者常能发现自己的认识过程是不合逻辑的。一旦认识到这一点，患者也就有可能从这种不合理的认知框架中摆脱出来了。

（4）检验表层错误观念，建议、演示和模仿　所谓表层错误观念（也称边缘性错误观念），就是指患者对自己不适应行为的一种直接、具体的解释。例如：一个抑郁症患者可能把自己的退缩行为解释为没有能力去做某件事；一个有强迫洗手行为的患者可能把自己的行为解释成对细菌或其他脏东西的恐惧。对于这些错误观念，可以采用以下有关方法。首先，可以建议患者进行某一项活动，这个活动与他自己对问题的解释有

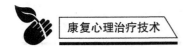

关,例如让有强迫洗手行为的患者减少洗手的次数,并让他检验这样做是否会对其健康造成伤害。其次,可以用演示的方法,即鼓励患者进入一种现实的或想象的情境,使他能够更为客观地看待自己的问题。此外,还可用模仿的方法,即让患者先观察一个模特完成某种活动,然后要求患者通过想象或模仿来完成同样的活动。

(5)纠正核心错误观念,采用语义分析技术　核心错误观念往往表现为一些抽象的与自我概念有关的命题,比如"我毫无价值"等。它们并不对应具体的事件和行为,也难以通过具体的情境加以检验,这就需要使用一些逻辑水平更高、更抽象的技术进行纠正,如语义分析技术。要使一个包含"我"的句子有意义,必须做到以下两点:首先,要把主语位置上的"我"换成与"我"有关的更为具体的事件和行为;其次,表语位置上的词必须能够根据一定的标准进行评价。通过这种语义分析技术,患者就有可能学会依据较为客观的标准来看待自己的问题,使他认识到他只是在某些特定的行为上确实有一些问题,但除此之外其他方面则可能与常人一样。

(6)通过行为矫正技术,使认知进一步改变　认知理论认为,认知过程决定着行为的产生,同时行为的改变也可以引起认知的改变。认知和行为的这种相互作用关系在患者身上常常表现出一种恶性循环,即错误的认知观念导致不适应的情绪和行为,而这些情绪和行为反过来也影响认知过程,给原有的认知观念提供证据,使之更为巩固和隐蔽。因此,在认知疗法中,治疗师常常通过行为矫正技术来改变不合理的认知观念,只是这种技术不是仅仅针对行为本身,而是时刻把它同患者的认知过程联系起来,并努力在两者之间建立起一种良性循环的过程。例如,给一个抑郁症患者设计一些特殊情境,只要患者有积极的表现,治疗师就马上给予强化,并督促患者反省获得强化后的情绪体验。这样,就可能使患者获得愉快的情绪,并可能做出更多的主动性行为。

(7)新观念的巩固,认知复习　所谓认知复习,就是以布置家庭作业的方式给患者提出某些相应的任务,这实际上是前面几个治疗过程在实际生活情境中的进一步延伸。例如,可以让患者在实际情境中继续应用演示或模仿的方法来检验并纠正错误观念,或教会患者语义分析技术,继续注意自己的活动和反应,并及时记录下来,不断加以评估和反省。这就使患者在现实生活的情境中有更多的机会来巩固那些刚刚建立起来的认知过程和正确的认知观念,进一步学习使用新的思维方式和正常的情绪行为反应。只有当患者在实际生活中能够做到完全依靠自己来调节认知、情绪和行为时,治疗目的才算达到。

四、来访者中心疗法

来访者中心疗法又称个人中心疗法、非指导性疗法,它是美国的心理治疗家罗杰斯所创建的一种心理疗法,是人本主义疗法的代表。来访者中心疗法被认为是心理治疗史上的第三座里程碑。

(一)来访者中心疗法的特点

(1)不把治疗对象称为病人或患者,而称为"求助者"、"询者"。

（2）以求助者为中心,整个治疗是非指导性的。与精神分析和行为治疗不同,它不是靠探究潜意识领域或改变反应方式来纠正不正常的行为,而是动员求助者内部的自我实现潜力。不强调专家作用,只引导求助者抒发自己的情感,发挥本人的潜能,使其有能力进行合理的选择和对自己进行治疗。

（3）不注重治疗的技巧,只注重治疗的环境与氛围。治疗师的责任是创造一种好的气氛,使求助者感到温暖,不受压抑,受到充分的理解。治疗师将注意力集中在求助者内心世界之中,强调情感的理解,这种真诚和接纳态度,使求助者感到治疗师与他产生了共鸣,完全接纳了他的想法,因此会促使求助者重新评价自己周围的事物,并按照新的认识来调整自己、适应生活。

（4）注重人格发展过程的改变,而不是人格结构的改变,将治疗看成一个转变过程。治疗师如同一个伙伴,就像是可以接受的、改变了的自我,帮助求助者消除不理解和困惑,产生一种新的体验方式,而放弃旧的自我形象。

（5）运用非指令性治疗的技巧,既不进行"心理分析",也不实施"行为矫正",而是只听不问,避免代替求助者做出决定。治疗师从来不给什么回答,在任何时候都应让求助者确定讨论的问题,不提出需要矫正的问题,也不要求求助者执行推荐的活动。这种办法可以强化求助者的言语表达,激发其情感,进一步暴露自己,并随之产生批判性的自我知觉。

（二）来访者中心疗法的过程

罗杰斯将来访者中心疗法的全过程分为如下7个阶段,借此可评估治疗过程的进展情况。

（1）第1阶段　由于患者对自身和外界已形成了固定的看法,对内心的直接体验生疏,甚至毫无觉察,表现为没有任何改变和进步的愿望,对存在的问题缺乏认识。

（2）第2阶段　能够把与自己无关的问题作为交流话题,发表意见,有时把感情说成是不属于自己或是过去的事情,个人的想法刻板不变,认为就是事实。

（3）第3阶段　患者感到自己被治疗师完全接受,从虚伪的面具下解放出来,逐渐消除顾虑,更自由地谈到自己,甚至谈论与自己有关的体验,更多的是谈到非当前的感情和意图,体验被说成是过去的或与自己相距甚远的。

（4）第4阶段　减少曾被限制和扭曲的感知觉的表达方式,感受开始被说成是当前的事,体验已不再那样遥远,有时稍为延迟就会出现。此时可以对体验做出解释,对体验是否正确开始产生疑问,并初步认识到自己对问题负有责任,并对朦胧察觉到或偶尔泄露出来的情感体验感到震惊和惶惑。

（5）第5阶段　患者在医患关系中感到安全,真诚面对自己,对内心活动的发现已不再那样震惊。患者已能够自由地表达当时的感情,放弃排斥别人或固执己见的想法,认识到其真实的体验和自我概念不一致,并开始意识到他的自我应作调整以适应现实。

（6）第6阶段　这是转变的关键阶段,对经验和外在世界的可能性采取更加开放的态度,愿意探索改变的可能性。患者把过去的体验接受下来,成为当前的体验,往往

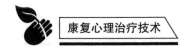

被这种体验所打动,经常伴有叹气、流泪、肌肉松弛等生理上的变化,例如:此时不再把自我当成客体,自我就是体验本身,是一个正在发生变化的过程。被患者奉为生活指南的原则,在直接的体验中开始动摇,患者因而产生一种失落感,心灵受到震撼。

(7) 第 7 阶段 这一阶段是治疗的最终目标。至此阶段,患者对感情可以有直接的、充分的体验,不再感到感情是一种威胁,自我信任,接纳自己,相信自己的感情,学会为自己的选择负责,学会更多地了解自己,变得和谐一致,愿意成为一个不断实现自我的人,以自己内心的评估标准和工具评价自己的行为表现,体验在意识中和交往中的象征呈现协调,从而保证了这种一致性目的。

五、集体心理疗法

集体心理疗法是指以团体作为治疗对象,提供心理帮助的一种心理治疗方法。它是利用团体的人际交互作用优势,促使患者在互动中通过观察、学习、体验、认识自我、探讨自我、接纳自我,从而调整和改善与他人的关系,习得新的态度与行为方式,以提高、发展良好的生活适应能力的治疗过程。

集体心理疗法的操作方法及程序如下。

(1) 形式 组建群或小组,由 1～2 名组长主持,以小组成员中共有的或相似的心理问题作为共同商讨的话题,找出训练、引导、解决的方法并予以实施。小组人数为 3～12 人,活动几次或十余次,每周为 1～2 次,每次时间为 1.5～2 h。

(2) 治疗目标 ①一般目标:培养与他人相处合作的能力、加深自我了解认知、提高自信心、加强集体的归属感和凝聚力等。②特定目标:每个治疗小组要达到的具体目标。③每次活动目标:搭建相识平台、增加相互信任、加深自我认识、提供信息交流、促使问题解决等。

(3) 治疗过程 小组经历起始、过渡、成熟、终结的发展过程。在小组的互动中会出现一些独特的治疗因素,产生积极的影响机制。

(4) 组长职责 ①注意调动小组成员的参与积极性;②使小组成员适度参与并进行引导;③提供小组成员恰当的解释;④创造融洽的气氛。

(5) 具体程序 ①确定小组的性质;②确定小组的规模;③确定小组的活动时间及场所;④招募小组成员;⑤协助小组成员投入集体;⑥促进集体互动。

(6) 注意事项 集体心理疗法有一定的局限性,具体表现为:①个人深层次的问题不易暴露;②个体差异难以照顾周全;③有的组员可能会受到伤害;④小组成员可能会不安全;⑤不称职的组长会给组员带来负面影响。因此集体心理疗法并不适合所有的人。

六、家庭疗法

(一) 概念

家庭疗法是指以家庭作为一个整体进行心理治疗,通过会谈、行为作业及其他非言语技术等影响家庭成员,促使家庭发生变化,消除家庭成员的心理问题,使其症状减轻或消失,促进个体和家庭系统功能改善的一类心理治疗方法。

(二)原理

家庭疗法的理论认为心理障碍的发生,与家庭内情感和观念交流的不恰当模式有关,改变这些模式将对治疗产生有益的影响。符合以下情况的都可以进行家庭治疗。

(1)家庭成员之间有冲突,采用过其他治疗方法无效。

(2)问题虽在某个家庭成员身上表现出来,但却反映出家庭系统有问题。

(3)在个体心理治疗中不能处理的个人的冲突。

(4)家庭忽视了患病成员或因此产生过分焦虑的情绪。

(5)家庭对个体心理治疗产生副作用。

(6)家庭成员必须参与患者的心理治疗。

(7)个体心理治疗没有达到在家庭中应有的预期效果。

(8)家庭中某个成员与其他人存在交往问题。

(9)家庭中有一个反复复发、慢性化的精神疾病患者。

(三)常用治疗方法

(1)一般性家庭疗法 治疗师与患者和其家属一起讨论当前存在的问题,做出适当的解释和指导,帮助他们对家庭人际关系和交流方式做出适应性调整。

(2)动力性家庭疗法 了解每个家庭成员以往的经历,特别是患者父母的早期经历,帮助患者及家庭成员找出与当前行为相关联的以往经历,并从中找出治疗对象的潜意识观念和情感。

(3)交流和系统性家庭疗法 治疗师把注意力集中在当前的问题及纠正方法上,指出家庭中存在的不良规矩,让他们认识这些不良规矩带来的问题并共同改变这些规矩,从而改善和促进家庭成员间的沟通交流。

(4)行为性家庭疗法 该疗法认为家庭成员持续的、不合适的行为,巩固了家庭问题,或良好的行为由于没有得到家庭的鼓励而无法建立或逐渐消退。治疗师应在家庭中提倡健康的行为方式,改变问题行为。

(四)治疗程序

(1)收集评估 收集家庭相关资料,了解家庭背景,评估家庭动力学特征,如家庭交互作用模式、家庭社会文化背景、家庭代际结构、家庭对问题起到的作用、家庭解决当前问题的方法和技术,并绘制家谱图。

(2)确立目标 重建家庭结构系统,消除家庭中回避冲突的惯常模式,引入良好的应对方式,改善代际关系,促进家庭成员间的相互交流,为家庭提供新的思路和选择,发掘和扩展家庭的内在资源。

(3)安排时间 治疗师每隔一段时间与家庭中的成员进行一次访谈,每次 1~2 h。两次座谈中间的间隔时间开始较短,一般为 4~6 d,以后可逐步延长至 1 个月或数月,

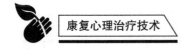

总访谈次数在 6～12 次。

七、催眠疗法

催眠疗法是指应用催眠术使人进入催眠状态，并用积极的暗示控制患者的心身状态和行为，以解除和治愈患者躯体疾病和心理疾病的一种心理治疗方法。

催眠是指催眠者应用某种方法，使个体进入一种特殊的意识状态，这种状态称为催眠状态。在催眠状态下，大脑皮层处于抑制状态，过去的经验被抑制，失去了对新刺激的鉴别批判力。因此，在催眠状态下，新刺激具有极大的征服力，患者处于明显被支配的地位，遗忘的经验可能再现，压抑的情感可获得释放，流露的想法较真实。医生的言语刺激、安慰、保证、疏导具有不可抗拒的力量，从而获得积极的治疗效果。催眠与睡眠密切相关，是睡眠过程的某一环节，这个环节在正常时可能转瞬即逝，而在催眠状态下可停留较长时间。

催眠疗法的主要适应证包括神经症、精神性头痛、人格障碍、神经性厌食症、性行为异常、心身疾病等。催眠疗法的禁忌证有：精神分裂症和其他精神病，脑器质性损伤伴有意识障碍的患者，有严重心血管系统疾病者，对催眠治疗有严重恐惧心理、经解释仍不能接受的患者。催眠疗法具有疗程短、疗效快的特点，但疗效不太巩固，只能用于暗示性高的患者。

催眠疗法的心理基础是暗示作用。暗示是指用含蓄的、间接的方式，对别人的心理和行为产生影响的过程。其作用往往会使个体不加批判地接受他人的观念、语言、情感或动作，从而导致自己的知觉、思维、观念、情感、行为等发生改变。可以说，暗示是操纵潜意识的最佳途径之一。暗示可以在觉醒状态下进行，也可在非觉醒状态下进行。在觉醒状态下的暗示又分为直接暗示和间接暗示，直接暗示就是用暗示性语言进行治疗，间接暗示要借助于某些刺激或仪器的配合，并用语言暗示来强化。在非觉醒状态下的暗示是在催眠状态下进行的暗示，由于在催眠状态下，患者顺从治疗师的指令，故所起的效果比在意识清晰状态下的暗示的效果更为理想。

临床上常用的暗示方法有语言暗示、药物暗示、手术暗示、理疗暗示、榜样暗示等。无论采用何种方法，其治疗效果与个体对暗示的易感性有关，同时与治疗师的权威性也有关系。由于催眠与暗示大多同时进行，故催眠疗法也称为催眠暗示疗法。

催眠疗法要在安静的房间里进行，治疗开始前要测试患者暗示性的高低，暗示性高的人效果好，测定方法有鼻嗅法、口渴法、导热法等，然后诱导患者进入催眠状态，催眠诱导技术主要有凝视法、倾听法、运动法、自我催眠法及药物催眠法等。当患者进入催眠状态后就可对其进行催眠治疗了，其方法有直接暗示、引发想象、催眠分析、年龄回归等。治疗结束时治疗师逐步解除催眠状态。在治疗过程中要防止副作用（如移情、头昏、头痛等）。

八、森田疗法

森田疗法是由日本慈惠医科大学森田教授于 1920 年创立的，适用于神经症的治疗,带有典型的东方文化特征,其指导思想与中国哲学有着十分密切的联系,符合中国传统思想的习惯。它是一种顺其自然、为所当为的心理治疗方法。

森田教授根据患者的症状将神经症分为普通神经症、强迫神经症和焦虑神经症。

森田疗法的适应证主要包括焦虑症、恐惧症、强迫症、疑病症和神经症性睡眠障碍等。

森田疗法的核心理论是精神交互作用学说。森田教授认为:对某种感觉如果注意力集中,则会使该感觉处于一种过敏状态,这种感觉的敏锐性又会使注意力越发集中,并使注意固定在这种感觉上,这种感觉和注意相结合的交互作用,就越发增大其感觉,这一系列的精神过程称为精神交互作用。该作用常是神经症形成的原因。

 知识链接

森田疗法的特点

(1) 不问过去,注重现在。
(2) 不问症状,重视行动。
(3) 生活中治疗,生活中改变。
(4) 陶冶性格,扬长避短。

实训　放松疗法的集体训练

(一) 实训目的

(1) 学习放松疗法。
(2) 以严肃认真的科学态度进行放松训练。

(二) 实训准备

课堂集体训练,由教师指导进行。

(三) 实训方法

(1) 在舒适安静的环境中,闭目静坐,放松全身肌肉。
(2) 排除杂念,在呼气时重复默念"1"。
(3) 用鼻缓缓吸足气后(应有腹部抬高的感觉),憋住气 2～3 s,接着自然呼气。
(4) 反复循环训练 15～20 min 后,闭目静坐 5 min。

(四) 实训注意事项

(1) 在训练过程中,自始至终应保持随和的态度。

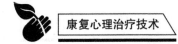
（2）努力排除杂念，如果杂念一出现，立即退回第一步。

（3）训练时要求严肃认真，仔细体会放松后的感觉。

（五）实训结果记录

记录放松训练的感受，如是否出现愉快感、舒适感、休息感、轻松感、发热感等。

（六）实训报告

（1）放松训练对机体的积极作用有哪些？

（2）列举 3～4 种适应证，并制订放松训练的方案。

 能力检测

1. 解释心理治疗、行为疗法的概念。
2. 简述康复心理治疗的原则。
3. 描述来访者中心疗法的特点。

（陈芳芸）

项目 12　心理沟通技术

掌握：康复治疗中常用的沟通技巧以及与特殊年龄段、特殊患者的沟通技巧。

熟悉：康复患者的心理需要、心理问题、治疗性沟通的特点。

了解：影响治疗关系的因素、康复治疗师的沟通要求；治疗关系、康复人际沟通、康复治疗性沟通的含义。

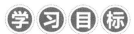

> 患儿，男，5岁，不愿与人接触，出现表情淡漠，语言表达单调，语音、语调怪异难以理解，行为刻板、兴趣狭窄等表现，被诊断为儿童自闭症。其父母四处求医但疗效甚微，经人介绍求助于一家儿童康复中心，见到了一位漂亮、和善的康复治疗师。第一次诊疗后，患儿就有了与以往不同的表现，之后的康复治疗一次比一次理想，为什么？

康复心理学的研究对象十分广泛，包括残疾人、老年患者、儿童患者、各种慢性病患者以及精神障碍患者。康复对象的复杂性决定了康复治疗工作的艰辛和康复治疗关系的特殊性，因此，作为康复治疗师必须了解康复患者的心理特征，康复过程中治疗关系的特点、影响因素，学会与不同患者沟通的技术。

任务 1　康复患者角色及心理特征

患者角色又称患者身份，是以社会背景为基础的概念。康复患者角色是指一个患有疾病或处于病痛之中，被疾病的痛苦所折磨，并有治疗和康复的需要和行为的人。

人在患病状态下，不仅机体的生理功能发生改变，而且其认知、情绪等心理活动也会有所改变，产生不适或痛苦的体验，甚至产生更为严重的身体与心理应激反应，因此，研究康复患者的心理变化，有利于提高康复心理治疗的效果。

一、康复患者的心理需要

（一）需要被认识、被尊重

患者都有希望被认识、被尊重的心理需要。患者认为受到医务人员的重视，就会得

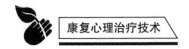

到较好的关照和治疗,他们愿意听安慰与疏导的话语,医务人员的态度稍有不妥即视为对其不尊重,对治疗采取不合作态度。因此,医务人员必须以主动热情的态度关心、尊重患者,增强其对治疗的信心。

(二)需要被接纳和有归属感

人人都需要有归属感,渴望在自己的生活圈子里有位置,属于一个群体。新患者进入一个陌生的环境,会感到孤独、无依靠,归属感更为强烈,希望自己能尽快在感情上被接纳,成为这个新治疗群体的一员,满足个人的归属感。搞好患者周围的人际关系,使患者感到自己处在团结、有益、互助的群体中,可以摆脱其孤独心理,使其处于接受治疗的积极心理状态下。

(三)需要提供信息

初次住院的患者需要及时了解有关信息,如生活制度、诊疗安排、疾病诊断及预后、医药费开支、主管医生等信息。在充分了解上述情况后,患者就能与医务人员密切合作,增强战胜疾病的信心,为顺利开展诊疗奠定基础。

(四)需要安全感和早日康复

安全感和早日康复是患者至关重要的需要,也是每个患者求医的最终目的。医务人员对有可能影响患者安全和造成痛苦的任何行为都要十分小心地加以避免。例如,任何新的治疗手段都应事先解释清楚,让患者从心理和行为上接受治疗,这样有助于增加患者的安全感,调动其主动配合治疗的积极性,促进其早日康复。

二、康复患者的心理问题

生病会引起患者心身两方面的反应,患者心理反应的类型与强度,取决于其对疾病和症状的认识与评价。在临床上康复患者常见心理问题的类型主要有认知障碍、情绪情感障碍和行为障碍。在康复治疗的过程中,医务人员首先应帮助患者克服阻碍康复的心理问题,排除干扰因素,才能有效落实康复措施。

(一)认知障碍

(1)否认 否认是心理防御机制的一种,表现为潜意识中拒绝接受现实、不愿面对疾病或意外对自己造成的潜在威胁。对已发生的不愉快事件加以否认,认为它从没发生过,借以逃避心理上的刺激和痛苦,获取暂时的心理安慰。开始极力否认自己有病,到处求医,试图证实自己没有这种病,甚至在面对证据充分、诊断明确的诊断书时,仍固执地认为自己没有病,不需要康复治疗。否认消极的一面会延误最佳治疗时机,积极的一面是在短期内可以有效帮助患者控制情绪,理性思考,发挥心理缓冲的作用。医务人员必须关心、帮助患者,让其接受现实,逐步适应。

(2)偏见 偏见多见于文化水平较低的人群,对保健和康复的理解、态度因受某些错误理念的影响而发生偏差,以致做出许多不利于康复的行为。例如:截瘫患者发生尿潴留却拒绝做膀胱造瘘手术,最后死于尿毒症;有些患者不愿下床活动和锻炼,结果由于长期卧床引起肌肉萎缩及各种心理和生理功能退化。

（3）退行　退行是指个体在面对挫折和应激时，心理活动退回到早年的水平，以原始、幼稚的方式应付当前情景，这是一种反成熟的倒退现象。退行性行为主要表现为过分强调自己的患者身份，过分顺从、依赖。例如，平常自立自强的人变得没有了主见和自信，归属和爱的需要增加，希望得到更多的关注，对康复治疗师、家属的嘱咐百依百顺，依赖性增强。

（4）固执　由于受人格特点或偏见的影响，有些患者坚持己见，对康复治疗师、家属百般挑剔，干预康复方案和康复过程，甚至扰乱康复计划。此类患者多表现出敏感、多疑的特点，一旦不如意，就大发脾气，对康复治疗采取不合作的态度。

（二）情绪情感障碍

（1）焦虑　焦虑是在康复患者中普遍存在的消极情绪反应，是因预感将要发生不良后果而形成的一种复杂情绪反应，其主要特征是恐惧和担心。焦虑会产生一系列植物神经功能紊乱的表现及复杂的心理状态，这种内在的负性体验，不仅影响康复治疗的效果，还会影响患者的正常功能。例如，冠心病患者若伴有焦虑情绪，则易引发心绞痛，从而导致康复进程更慢、效果更差。

（2）悲观、失望　康复患者虽然大多没有生命危险，但却必须面对将造成残缺畸形的现实，加之社会支持的缺乏和经济、生活的压力，患者在经过愤怒之后，随之而来的便是悲观、失望，伴有无助感，缺乏自信，产生自卑感，对前途持悲观态度。康复治疗师应给予心理支持，转化其不良心境，使患者感到有所期待。

（3）抑郁　抑郁是一种普遍的、长期的、衰弱的情绪反应，这种消极情绪对康复效果有较大影响。此类患者对康复训练表现出较弱的动机，在康复过程中很少坚持训练，从而导致康复效果差，其生活质量难以达到预期效果。弥漫性的抑郁情绪会使治疗变得更为困难，康复治疗师、家属对抑郁患者应给予更多的看护照顾。

（三）行为障碍

行为障碍多见于脑创伤或其他脑部疾病后，主要表现如下。

（1）不适应行为过多　不适应行为包括冲动性行为、以自我为中心的行为、攻击性言语或行为、乱发脾气等。

（2）适当的行为过少　患者主要表现为淡漠、缺乏动力，日常的活动需在督促或哄骗下完成。此类患者给人的感觉是懒惰、无动力。

任务2　康复过程中的治疗关系

一、认识治疗关系

（一）治疗关系的概念

治疗关系是指在康复治疗过程中患者与治疗团队之间的关系。此关系贯穿于康复

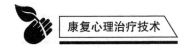

治疗活动的始终,范围不仅仅局限于医院临床,还涉及家庭、社区及社会等相关领域。

在康复治疗过程中,伤、病、残患者在有身体功能障碍的同时,往往伴有各种心理问题,如紧张、抑郁、愤怒、自卑等。此外,患者还会因康复治疗的手段以及与康复治疗师之间的关系而出现新的心理问题。因此,营造良好的治疗关系是缓解患者的不良情绪体验、提高康复治疗效果的前提,也是康复心理学研究的主要内容之一。

(二)治疗关系的特点

康复训练具有治疗时间长且伴有康复治疗师与康复对象身体接触的特点,与其他医患关系相比较,这种密切的、特殊的治疗关系使康复患者内心的情感体验更深、更长久,因此,康复中的治疗关系就具有鲜明的特殊性。

(1)促进发展 康复治疗关系的最终目的是促进发展,发展的主体包括康复治疗对象和康复治疗师本身,发展的任务包括身体、心理及社会功能各个方面的发展。具体讲就是,康复治疗师利用专业技能、心理学知识及个人品质,与患者共同努力,帮助患者内省,借此达到改善康复治疗对象认知、情绪和行为方面的问题。

(2)移情 有焦虑、抑郁、愤怒等体验的患者,往往会把帮助自己功能恢复的康复治疗师当做自己生命中重要的人物,对其投入自己真正的感情,这种现象称为移情。移情有正移情和负移情之分,如患者对康复治疗师可表现出如对父亲般的尊重、对母亲般的依恋,也可表现出对待不孝顺的子女那样的愤怒。这种移情对康复治疗既有积极作用,也有消极作用,应进行适当处理。

(3)共情 在康复治疗中,康复治疗师在与患者相互了解的基础上,对患者的痛苦体验有"共情"的触动,使康复治疗师在不同程度上设身处地理解患者。在这种治疗关系中,康复治疗师理解与同情患者非常重要,但也要注意把握和调整好自己的情绪,既不能无视患者的焦虑、抑郁情绪,也不能把患者的负性情绪变成自己的烦恼,导致康复治疗师精神上的疲劳。

(4)尊重患者 每个人的观念、思维方式、对人的态度、处事的风格和习惯,受家庭环境、文化背景、教育程度等诸多因素的影响,而表现出较大的个体差异,因此,康复治疗师必须了解和接受患者的个性,在不影响治疗计划的前提下,允许并尊重个人习惯的存在。良好的治疗关系,在很大程度上取决于康复治疗师对患者的尊重以及对其人格特征的接受程度。

(5)保密 疾病给患者带来许多不愿意过多公开的处境和问题,在康复治疗过程中,康复治疗师或多或少会了解患者相关隐私的情况,令患者有所担忧。严重的担忧会增加患者的心理负担,影响治疗关系使其不愿配合治疗,甚至拒绝治疗等。因此,保密是康复治疗师应当遵守的基本职业道德和行为规范。对患者敏感的个人隐私,康复治疗师应明确表示一定为患者保密,以增强彼此的信任感,减轻其心理压力。

(6)相互信任 康复治疗师与患者之间的互相信任、尊重和接受不是一开始就有的,而是在康复治疗过程中逐渐建立和发展起来的。在开始阶段双方是陌生的,康复治疗师提出的治疗计划,患者可能会有抵触情绪。在治疗过程中,如果患者感受到康复治疗师的行为表达出关怀患者的态度、真诚的兴趣和过硬的业务能力,就会减少抵触情绪和试探性行为,从而积极参与康复计划的实施。

二、影响治疗关系的因素

康复治疗关系既有一般人际关系的某些特点,又有其独特的一面,且受如下因素影响。

(一)文化差异

不同地域都有不同的文化,有些文化影响着人的健康理念,对于那些具有直接影响健康的特殊文化的患者,康复治疗师应针对患者的文化背景,进行有针对性的健康教育,让他们了解相关的科学知识和自己的行为习惯对自身康复的影响,但不能以强加于人的态度和方式对待患者,否则会影响治疗关系,从而达不到预期的康复治疗效果。

(二)价值观差异

许多人的价值观和其健康密切相关,左右着个体的健康理念。针对不同的价值观,康复治疗师应该首先站在患者的角度去理解,客观地提供有关的科学知识,让患者在理解的基础上选择自己可以接受的治疗方法及目标。

(三)人格差异

每个人都有不同的个性,康复治疗师和患者都不可避免地会把自己习惯了的做事风格和态度带入治疗关系中,这种人格差异可能会导致康复治疗师与患者之间的误会。所以,建立康复治疗关系后,康复治疗师应最大限度地保持专业态度和理性思维,在全面了解患者人格特点的基础上,因人而异地实施干预,使康复治疗达到预期效果。

(四)治疗期待差异

患者及其家属对康复治疗抱有不同的期待,过高的期待与欠佳的治疗效果之间的落差,会给患者及其家属带来较大的打击,进而导致对康复治疗师的信任下降甚至引起纠纷,所以康复治疗师在最初接待患者及其家属时,就要向他们介绍康复治疗师的工作职责,让患者知道康复治疗师能为他们做什么,不能做什么,以使其最大限度地利用医疗资源,同时又帮助患者及其家属对康复治疗建立客观的期待。另外,还要防止因期望过低而导致悲观失望和对参与制订康复训练计划无动机甚至放弃治疗的情况。因此,康复治疗师应依据患者病情的轻重及自身条件,制订较客观的康复目标。

任务3　康复治疗中的沟通技术

康复人际沟通是指康复治疗师在康复治疗过程中与周围人进行信息传递和交流,是医患双方沟通的特殊形式。康复人际沟通从狭义方面来讲是指康复治疗师与康复对象的沟通,从广义方面来讲是指康复治疗师与患者及其家属、亲友等的沟通,它贯穿于

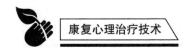
康复心理治疗技术

康复治疗工作的每个步骤中。康复人际关系是一种帮助性的、治疗性的人际关系，良好的康复治疗关系可以帮助患者获得或维持理想的康复状态，有助于加强医患之间的配合，增强康复对象对康复治疗工作的满意度。

知识链接

治疗性沟通与一般人际沟通的区别见表 12-1。

表 12-1　治疗性沟通与一般人际沟通的区别

比 较 项 目	治疗性沟通	一般人际沟通
目的	确定问题，进行健康教育	加深了解，增进友谊
地位	以患者为中心	双方对等
结果	解决问题，促进医患关系	可有可无
场所	医疗机构及与健康有关的场所	无限制

一、人际沟通在康复健康促进中的作用

随着社会的进步，人们对康复健康的需求越来越高，但在实际康复医疗服务中，需求与满足需求之间存在着矛盾，如果处理不好，轻者将影响医患关系，重者可能导致医疗纠纷。古希腊著名医生希波克拉底曾经说过："医生有两种东西能治病，一种是药物，另一种是语言。"医务人员和患者及其家属之间的沟通、理解和信任则是有效建立和维持医务人员与患者及其家属良好人际关系的关键。

（一）沟通有利于建立帮助性人际关系

医患关系是一种帮助性的人际关系，表现在康复对象寻求康复帮助以获得理想的健康状态，康复治疗师的中心工作就是最大限度地帮助人们获得健康。康复治疗师的许多帮助性照顾行为就是通过与患者的沟通来完成和实现的。

（二）沟通有利于提高康复治疗质量

良好的医患沟通是做好一切康复治疗工作的基础。由于康复治疗对象的特殊性，很多时候都需要患者的密切配合，充分发挥患者的主观能动性，使康复治疗活动能顺利进行。医患之间的良好配合能增强康复效果，促使患者早日康复，从而增加患者对康复治疗工作的满意度。

（三）沟通有利于营造良好的健康服务氛围

人与人之间良好的沟通会产生良好的社会心理氛围，使医患双方心情愉悦，在这种环境氛围下，双方能够达到相互理解、相互信任。若患者和康复治疗师的心理需求都得到满足，医患双方就会投入更高的热情到康复治疗工作中，康复对象会更主动地配合康

复治疗,进而早日康复。

(四)沟通有利于健康教育

健康教育是康复治疗过程中一个重要的方面,通过与患者进行评估性沟通,了解其现有的健康需求,有针对性地对患者传递有关的康复知识和技能,达到提高患者及家属自我康复保健能力的目的。

二、康复活动中的康复治疗性沟通

康复治疗师与患者之间的沟通成功与否,除与双方本身的因素有关外,与沟通技能也有关系。这种沟通必须是双向的,既需要接收信息,又需要发送信息,这样才会有沟通效果。沟通双方由于年龄、性别、背景、受教育程度、生活环境、种族文化等因素存在差异,价值观念和生活方式也不同,这些都直接影响医患之间的沟通效果。认识这些因素,将有助于沟通的成功。

(一)康复治疗性沟通概述

1. 康复治疗性沟通的概念

康复治疗性沟通是指在康复治疗过程中医患之间、医务人员之间,围绕患者的治疗问题而进行的对治疗起积极作用的信息传递和理解。康复治疗性沟通是一般人际沟通在康复治疗实践中的应用,它除具有一般人际沟通的特征外,还具有其自身的特点。

2. 康复治疗性沟通的特点

(1)以患者为中心　在日常生活工作中,沟通双方处于平等互利的地位,双方能关注对方的动机、情绪,并能做出相应的反应。在这种沟通中,双方是平等的,无主动与被动之分,且在康复治疗性沟通中信息传递的焦点是围绕着患者进行的,在康复治疗过程中,应以满足患者的需求为主要沟通目的。

(2)康复治疗性沟通有明确的目的性　康复治疗性沟通的目的是:建立和维护良好的医患关系,从而有利于康复工作的顺利进行;收集患者的资料,进行健康评定,确定患者的健康问题;针对患者存在的健康问题实施康复治疗活动;了解患者的心理精神状态,对患者实施心理康复,促进患者的心理健康;共同讨论解决患者的康复问题。在康复治疗活动中所有的沟通内容都是为了解决患者的康复问题,达到促进患者康复的目的,这是康复治疗性沟通的一个重要特征。

(3)沟通过程中的患者自我暴露的要求　这是与一般性沟通的重要区别。一般来说,在社交性沟通中,沟通双方都会有一定程度和内容的自我暴露,虽然在暴露的量和程度上不一定对等。而在康复治疗性沟通中,比较注重的是促进患者的自我暴露,以便增加患者对自我问题的洞察力,从而便于康复治疗师了解患者的实际情况,评定患者的需求。

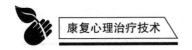

知识链接

自 我 暴 露

在人际交往过程中,当你将个人的想法、感觉告诉对方,让对方了解你是怎样的一个人,这种行为就是人们所说的自我暴露或称为自我开放。自我暴露是个体与他人交往时对自身进行揭示的一种行为。在这个过程中,人们提供了一些关于自己过去的信息,这些信息对帮助对方理解你现在的行为是有直接关系的。自我暴露就是与他人分享你对发生在身边的人和事的感觉,使别人能够了解你,这是与他人建立关系的第一步。

（二）康复治疗性沟通的程序和内容

1. 康复治疗师的沟通要求

（1）要有同情心 是否关心患者,对患者是否有同情心,是患者是否愿意与康复治疗师沟通的基础和关键。对患者而言,总希望康复治疗师特别关注、关心他,照顾他,以他为中心,一切以他为重。事实上康复治疗师不可能满足患者的所有要求,但要从态度和行为上表现出对患者的关心和同情,并对患者做出适当的解释,如"请稍候,等我把手里的事处理完就来"等。

（2）使用开放式谈话方式 开放式谈话原则上是向患者提出问题,即询问患者,患者根据其实际情况回答。此谈话问题范围较广,不限制患者的回答,可以诱导和鼓励患者开阔思路,说出自己的观点、意见、想法和感觉,而不是由康复治疗师提供答案,让患者在几个答案中选择。例如,患者说:"我可以增加活动强度吗?"康复治疗师说:"不行,不可以。"这样患者与康复治疗师的谈话就结束了。这是一种封闭式谈话,康复治疗师只能获取少量信息。如果改变问话方式,谈话就会进行下去,并且能获取更多信息。

（3）学会询问 在康复治疗实践中康复治疗师可以向患者提出一些问题,并采用鼓励的语言促使患者把自己的真实感受讲出来,询问可以帮助康复治疗师获取信息和确认有关康复问题,从而保证康复治疗措施的有效进行。

2. 评估患者的沟通能力

评估患者的沟通能力是有效进行康复治疗性沟通的基础条件。影响患者沟通能力的因素很多,除了不同的经济文化背景、价值观因素外,患者自身的生理、心理状况等因素也会影响患者的沟通能力。沟通能力因人而异。康复治疗师只有在充分了解了患者沟通能力方面的有关信息后,才能进行有效沟通,达到预期目的。患者沟通能力的评估主要包括以下几方面。

（1）听力 一定程度的听力是进行语言沟通应具备的基本条件。当患者的听觉器官受到损伤后,会出现听力的缺陷,将直接影响康复治疗师与患者进行有声语言的沟通。除了各种原因引起的耳聋外,老年人的听力随着年龄的增长,也会出现听力下降。

(2)视力 据统计,人的信息80%以上是通过视觉获得的,视力的好坏,直接影响患者对非语言的沟通,良好的视力能提高沟通的效率。

(3)语言表达能力 每个人的语言表达能力不同,如对同一件事情的陈述,有些人描述得很清楚,而有些人却不知道怎样叙述。语言表达能力还受到个体年龄、教育文化背景、个体患病经验等因素的影响。

(4)语言理解能力 良好的沟通,不仅仅需要良好的表达能力,还需要良好的理解能力,如有些人听不懂外语、方言,很容易造成沟通困难。人的理解能力同样受到其文化教育等因素的影响。

(5)病情和情绪 患者的病情和情绪会直接影响沟通。病重时患者少语懒言,无兴趣和精力进行(甚至不能进行)语言沟通。情绪不佳时会阻碍医患之间沟通的顺利进行,其至还会产生负面影响。

3. 其他常用沟通策略

(1)了解患者的价值观、情感和态度 患者的文化程度、生活环境、文化背景、信仰和价值观等可直接影响患者对某些事件的看法和采取的行为。康复治疗师只有在充分了解患者的价值观、情感和态度等的基础上,才能与患者进行很好的沟通,避免引起误解。

(2)尊重患者 每个患者都有尊严,应该以礼貌、尊敬的态度对待他们,以真心、爱心赢得患者的信任。尊重患者是与患者进行良好沟通并建立良好的医患关系的先决条件。病重或有残疾的患者,存在生活部分或完全不能自理等问题,容易产生孤独、焦虑、自卑的感觉,康复治疗师应主动关心患者,多与患者沟通,了解和满足患者的需要。

(3)掌握谈话节奏 不同的患者,其谈话和反应的节奏不同,有快有慢,康复治疗师应根据患者的具体情况,注意掌握沟通的节奏,尽量与患者保持一致,而不能强迫患者与康复治疗师保持一致。例如,与某患者的沟通一直都很顺利,按计划今天康复治疗师要与患者进行某个问题的沟通,但患者拒绝回答,或干脆不理睬,这时就要考虑是否谈话节奏过快,患者不能适应,是否应该调整进程。

(4)合理分配时间 与患者的沟通需要进行时间安排,如果是比较正式的沟通,如对患者进行评定,进行健康教育,则要有一定的时间计划。如这个话题将要花多长时间?是否需要事先约定?时间安排上应注意与主要的治疗时间错开,要有足够的时间实施教育计划而不被打断,从而保证健康教育能顺利和有效进行。

(5)积极的倾听态度 康复治疗师认真、积极的倾听态度,表示出对患者的谈话感兴趣,愿意听患者诉说,是鼓励患者继续交谈下去的动力。如果是正式谈话,需事先安排合适的时间,不要让其他事情分散自己的注意力,仔细倾听患者的述说,不轻易打断患者的陈述。应用自己的眼睛、面部表情、话语传递出对患者的关注。在与患者交谈的过程中,注意观察患者的面部表情、姿势、动作、说话的语调等,有时患者的身体语言更能表达患者的真实意思。沟通中最重要的技巧是关注对方,关注患者的需要,而不是康

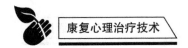

复治疗师自己的需要。谈话过程中注意不要有东张西望和分散注意力的小动作（如不停地看表、玩弄手指或钥匙等），这样会使患者认为你心不在焉，从而影响沟通的进行。同时，应及时回应患者，对视力好或有残余视力的患者，可用点头等身体语言示意，对视力差的患者应给予口头上的反应，如"是吗"、"你说得对"等话语，以促进沟通的继续进行。

（6）传递温暖的感觉　康复治疗师在与患者沟通时，尽量在各方面（如安排谈话的时间、地点、沟通的方式等）使患者感到舒适。在日常治疗工作中，应表现出愿意与患者接触，愿意帮助，关心患者的行为和态度，使患者感到被尊重、被关心和被重视。医患之间只有建立较深的信任感，才能实现较高层次的沟通。

（7）巧用非语言沟通　康复治疗师的手势、面部表情、语调等能传递出对患者的关心和对沟通的关注等信息。在患者行走时搀扶他，痛苦时抚慰他，紧张时握住他的双手以及帮助患者整理用物，将其用物放在患者易于取拿之处，这些行为都是无声的语言，都传递着康复治疗师的关心和爱心。

（8）注意观察患者的非语言表达方式　康复治疗师可通过观察患者的面部表情、姿势、眼神等，了解患者的真实信息。患者可能并没有用语言表达自己的情绪，但从患者的表情中也可以得到一些信息，如从患者捂住腹部的姿势上，就能判断出患者可能有腹部不适等。

（9）保护患者的隐私　如果谈话的内容涉及患者的隐私，不要传播给与治疗和护理无关的医务人员，更不能当笑料或趣闻四处播散。如有必要转达给他人时，应告诉患者并征得其同意。如患者告诉康复治疗师他的生理缺陷情况，若与治疗方案的选择有关，需转告同行时，要向患者说明将把这一信息告诉其他医生并解释转告其他医生的必要性。

（10）理解患者的感觉　人是经验主义的，对于人和事的理解高度依赖于自己的直接经验。人的思维常常以自我为中心，没有切身体验过的事往往觉得难以理解。只有当别人经历的情感是自己曾经体验过或正在体验的，才能真正理解，因此，自我经验的丰富无疑是康复治疗师理解和同情患者的前提。但是，由于受年龄、阅历和生活视野等因素的限制，人们亲身体验、亲眼所见的事物总是不够的，这就需要靠"移情"来补偿。移情不是指情感的转移，而是对人更高一层的理解与同情。它的含义包括：一是用对方的眼光来看待对方的世界；二是用对方的心来体会对方的世界。

（11）对患者的需要及时作出反应　在绝大多数情况下，康复治疗师与患者交谈都带有一定的目的性，患者的一般需要和情感需要将得到回应。如患者诉说某处疼痛，应立即评估患者的疼痛情况，并给予及时处理；若问题严重，不能单独处理时，应及时通知其他医生协助进行处理，不能因有其他事情而怠慢患者。

（12）向患者提供与健康有关的信息　在康复治疗活动中，康复治疗师应尽量利用和患者接触的时间，向患者提供有关信息，解答患者的疑问。在向患者提供信息时，应使用通俗易懂的语言，尽量不用或少用医学专业术语。对一时不能解答的问题，应如实告诉患者并及时、努力地寻求答案,切忌对患者说谎或胡乱解答。

任务4 与不同康复患者的沟通技巧

医患之间存在个体差异和群体差异,如儿童和老人,各自就有其年龄特点,在康复治疗沟通过程中,既具有一般人际沟通共同的特点,也具有医患沟通独有的特点和途径,了解和掌握了这些特殊年龄段患者的特点,将有利于医患之间沟通的顺利进行,进而提高康复措施的有效性,促进患者的康复进程。

一、与特殊年龄段的患者进行沟通

所谓特殊年龄段主要是指儿童和老人,他们在沟通方面具有一定的特点,如果不了解他们的特点,将不能进行有效的沟通,甚至会导致沟通的失败。

(一)婴儿、儿童与青少年的特点及沟通要求

不同年龄段的患者有不同的沟通特点,只有了解这些特殊年龄段患者的特点,才能与他们进行有效的沟通。

(1)婴儿的特点和沟通技巧 婴儿阶段的患者不能用语言进行沟通和表达个体感受,常以哭、笑动作等非语言形式表达自己的舒适与否、好恶等。康复治疗师在与婴儿沟通时应避免过大、刺耳的声音,也不要突然移动,动作应轻缓,轻柔的抚摸可增加婴儿的安全感。沟通时,应面带微笑出现在婴儿的视野范围内。要多与婴儿接触,可将他们抱在胸前,让他们熟悉护士,使他们感到安全和温暖。

(2)儿童的特点和沟通技巧 儿童能用语言和非语言的形式简单表达自己的意见和感受,其自我中心意识较强,能清楚表述自己的思维和意愿。与这个年龄段的儿童沟通,应关注儿童的个人需要和兴趣,告诉其应该怎样做,怎样去感觉,允许他们自己去探索周围环境(如玩听诊器、压舌板等,但须注意安全)。谈话时注意用简单的短句、熟悉的词汇和具体形象的解释,避免使用含糊不清的话语,直截了当的语言更利于他们的理解,如直接对儿童说:"现在该吃药了"。

学龄期儿童能使用语言进行沟通。他们有较强的求知欲,对周围世界感兴趣,关心自己身体的完整性。在与学龄期儿童交往时,康复治疗师应对其感兴趣的事物给予简单的说明和解释;动作应轻缓,温柔、友善和平缓的语调能使其感到舒适和容易接受。儿童也有被尊重的需要,所以在与儿童交谈时,眼睛应尽量与他们的眼睛处于同一个水平面。

绘画和游戏是与儿童有效沟通的两种重要方式。绘画给儿童提供了非语言表达(绘画本身)和语言表达(解释画面)的机会。儿童的绘画通常能显示出他们自己的经历、喜好等信息,有时候可以作为心理分析的资料。康复治疗师也可以从儿童的绘画上开始与他们的交谈。游戏是一种独特的沟通方式,在游戏过程中,儿童与康复治疗师逐渐熟悉,戒备和恐惧心理得到缓解,康复治疗者就能了解儿童的真实情况。治疗性的游

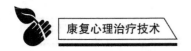

戏能减轻患病儿童的焦虑和因疾病引起的不适。在给患病儿童进行体格检查前，先与他们游戏，再进行体格检查，可取得他们的配合。

（3）青少年的特点和沟通技巧　青少年人群的抽象思维、逻辑判断能力和行为介于成人和儿童之间，喜欢独立行事。应允许他们有自己的想法，不要强迫他们；认真倾听他们的诉说，了解他们的想法。在这个阶段的青少年可能有他们年龄段的一些独特的词汇，所以应熟悉并且能运用这些独特的词汇，以利于更好地与其进行沟通。

（二）老人的特点及沟通要求

老人是社会中一个特殊的群体，随着社会的老龄化，老年人口会越来越多。老人的患病率和住院率也高于其他人群的，所以与老人的沟通是做好老年患者康复服务的关键。

1. 老人的沟通特点

老人随着机体的生理性老化，感觉器官的功能也逐渐减退或出现病变，如老年性白内障、青光眼、糖尿病视网膜病变、眼底血管性病变及老年性耳聋等，还有老年患者的记忆力下降，这些将严重影响老年患者与他人的沟通。一般老人的共同特点如下。

（1）视力差　老人视力减退的程度和持续时间各异，但都会不同程度地影响其与他人沟通的能力，特别是对他人非语言的感受和领悟。

（2）记忆力下降　记忆力下降会直接影响老人对某些信息的记忆和回忆，从而影响沟通效果。

（3）听力下降　听力下降会直接影响沟通双方口头语言信息的传递和理解。

2. 与老人沟通时的注意事项

（1）选择适当的沟通方式　通过评估老人的沟通能力，选择适当的方式与老人进行沟通，如交谈、表情与手势、书写、卡片等，强化沟通效果。

（2）语速要慢　因为老人的反应速度减慢，所以在与老人进行沟通时，要适当减缓语言速度，说完一句话后应给一定的时间让老人反应，切忌催促。

（3）创造一个适宜沟通的环境　让患者取舒适的体位，保持环境安静，谈话时不要有人打断，并保证谈话时间充裕。

（4）简短、重复　在与老人沟通时，注意语句简短，一次交代一件事情，以免引起老人的混淆。对重要的事情，有必要重复交代，直到老人理解、记住为止，必要时可用书面记录提示或告知其家属，协助老人完成。

二、接待的沟通要求

与患者初次接触时，康复治疗师的仪表、态度、言语举止都会给患者及其家属留下难忘的第一印象，并且会影响以后的交往和沟通，所以无论是接待门诊患者，还是接待住院患者，都应该注意以下几点。

（一）接待沟通要求

（1）态度热情，语言文明　患者到医院求医，面对陌生的环境，加上身体的不适，往往会不知所措。医生见到患者,特别是初诊患者时,应主动询问"需要我帮忙吗","有患者正在看医生,请稍候"等。

(2)仪表端庄,举止文雅 端庄的仪表和文雅的举止是一种非语言的沟通形式。有研究发现,非语言沟通有时用得更多,也更能直观地表达真实观点。

(二)电话沟通要求

电话沟通是通过语言、语气、态度等方面传递信息的,虽然不是面对面的交流,但若语气不当,也会影响沟通效果和医生的形象,因此应该引起重视。电话沟通应注意以下几点。

(1)接电话的时间 通常应该在电话铃声响3次以内接电话。电话铃声一旦响起,应迅速地妥善处理手中的事务,以便尽快接听。如因特殊原因,致使电话铃声多次响过后才接听,则在谈话之初应向对方表示歉意,如"对不起,让您久等了"等。

(2)电话接通后的要求 电话接通后,发话人首先要向对方问候、作自我介绍,同样受话人也应如此。这样的目的不仅在于礼貌,同时也可以证实通话号码和通话对象是否正确。如果拨错了电话号码或者接话人不是自己想找的人,应向对方表示歉意,切忌一言不发地就挂断电话。发现对方拨错号码时,不要大声训斥,或立即挂断电话,而应礼貌地告诉对方"您可能拨错了号码,请查证后再拨"。

(3)使用对方能听懂的语言 我国人口众多,各地使用的方言差异较大,互相之间不能进行很好的交流,所以应大力提倡和推广普通话。另外,由于国际交流增多,外籍患者增多,故要求医务人员应该具有一定的外语交流能力。

(4)通话时的姿势 通话时注意力要集中,应站立或端坐,不能躺着接电话,更不能心不在焉地边接电话边忙其他事情。

(5)把握通话的时间 通话时对要表达的内容应做到简明扼要,言简意赅,不要拖延时间,一般每次通话的时间应控制在3 min内。双方均应注意时间的把握。发话人将主要内容讲完即可,受话人要集中精力倾听,及时回应,尽量缩短通话时间,不要在通话时闲聊。

(6)电话结束后挂断 在通话过程中不要随意中断,当必须中断时,应简要向对方说明原因和所需要的时间,如"对不起,有患者要询问,请稍等"。通常情况下,由发话人先挂断电话,或受话人征求对方意见后挂断电话。

三、与特殊患者的沟通

在临床护理工作中,不是每一个患者都容易与康复治疗师沟通,常会出现一些特殊的情况,如患者出现愤怒、抑郁、悲哀、抱怨等不良情绪,也可能因患者病情严重,感知能力下降而影响沟通,康复治疗师应掌握与特殊患者的沟通技巧。

(一)与情绪愤怒的患者进行沟通

在临床康复治疗工作中,难免会遇到情绪愤怒的患者。他们大声喊叫,无端地指责护士和医生,甚至摔东西。对待这类患者,有的康复治疗师采取不理睬、回避的态度,这

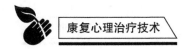

种态度有时可能会缓和患者的情绪,但有时会更加激化患者的愤怒情绪。对待这类患者,需要注意的沟通要点是:①认真倾听患者的诉说;②了解和分析患者愤怒的原因;③安抚患者;④尽量满足他们的要求。有时患者愤怒的原因是因为他们被诊断患了严重的疾病,他们一时难以接受,而以愤怒来发泄他们的不良情绪,这时应尽量给患者提供适当的环境,让患者发泄。

(二)与抑郁的患者进行沟通

抑郁的患者具有反应慢、说话慢、动作慢和注意力不集中的特点。对待这类患者,需要注意的沟通要点是:①关心患者,让其感到温暖和被关注;②沟通时应注意语速要慢,句子要简短,必要时可多重复几次;③对患者的反应及时给予回应。

(三)与悲哀的患者进行沟通

多种原因可引起患者的悲哀,如疗效不佳、病情加重、丧失亲人等。对待这类患者,需要注意的沟通要点是:①允许患者哭泣,哭泣有时是一种有效的、有利于健康的反应,在患者哭泣时,可静静地陪伴在患者的身边,递上一条毛巾、一杯水,或轻轻触摸患者的肩部,握住患者的手;②鼓励患者倾诉悲哀的原因;③如果患者想独自安静地呆一会儿,应给他们提供适当的环境。

(四)与不断抱怨的患者进行沟通

患者可能会因为各种不同原因而不满,表现为连续不断地抱怨,对周围的事物不满。对待这类患者应注意的沟通要点是:①允许患者抱怨;②认真倾听患者的意见;③对患者合理的要求应及时予以满足,若不能满足时,应耐心地给予解释,取得患者的理解和合作。

(五)与病情严重的患者进行沟通

在与病情严重的患者沟通时应注意的沟通要点是:①话语要简短,根据患者的体力情况进行沟通,一次谈话时间不能太长;②谈话时观察患者的病情变化,如体力能否支撑;③对于意识不清的患者,可以用同样一句话反复地与之交谈,强化刺激;④对于昏迷患者,触摸是一种较好的沟通方法,无论他是否能感知到,是否有反应,都应该反复地、不断地试图与其沟通。

(六)与感知觉有障碍的患者进行沟通

1. 与视力受损患者的沟通

(1)告诉患者你来了或你离开了病房这一点对患者非常重要。由于患者视力差,不能看见你的到来或离去。突然出现在患者面前或突然地开口说话,有时会使患者出现惊恐感,而有时又会出现康复治疗师已经离开,但患者不知道,可能仍然不停地说话,这样对患者极不礼貌,所以进入或离开病房时,应告诉患者,并通报自己的姓名。

(2)给予患者足够的反应时间。由于患者视力差、年老或病重,对于康复治疗师所传递的信息反应较慢,康复治疗师应给予其足够的反应时间,让患者理解和回答,切忌催促患者,出现不耐烦情绪,同时要注意说话时语速要慢,语调要平稳。

（3）鼓励患者表达自己的内心感受。患者患病后，特别是视力减退、病重或生活不能自理后，容易产生被嫌弃的心理而表现出焦虑、烦躁或郁闷的心理，不利于患者的恢复。这时应鼓励患者表达自己的内心感受。

（4）选择合适的沟通环境和时间。

（5）与尚有残余视力的患者交谈时，应面对患者，与患者保持较近的距离，便于患者观察非语言表达的意思。

（6）其他：给视力受损患者做任何操作或行动前，都应向患者做较详尽的解释；对周围的声响，应加以说明；因此类患者的视力受损，对身体语言的感知能力下降，故应避免或尽量少用非语言表达方式。

2. 与听力受损患者的沟通

（1）在与听力受损仅具有残余听力的患者进行沟通时，应面对患者，在让他看到康复治疗师的面部和口型时，才开始说话，并增加身体语言的表达比例，以弥补由于听力受损而引起的沟通障碍。

（2）在与患者进行正式交谈时，要注意选择安静的环境，避开探视时间。

（3）交谈时适当大声，但应避免吼叫，以免造成患者误解。

（4）听力下降的患者由于感知不到旁人的到来，故应轻轻触摸患者，让他知道你已经来到。

（5）交谈时应与患者距离靠近，必要时应贴近患者外耳交谈。

（6）可运用其他沟通方式以弥补口语沟通的不足，如卡片、书写等。如患者视力尚好，可用写字板、卡片写字或画一些图画、符号、标识传递信息，辅助以身体语言，如手势、面部表情等。

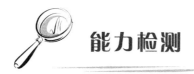

能力检测

1. 何谓治疗关系、康复人际沟通、康复治疗性沟通？
2. 简述影响治疗性关系的因素。
3. 叙述与康复患者的常用沟通策略。

（陈芳芸）

心身疾病患者的心理康复

掌握:心身疾病的概念;A 型人格的性格特征;C 型人格的性格特征;原发性高血压、冠心病患者的心理康复技巧;癌症患者的心理康复技巧;消化性溃疡患者的心理康复技巧。

熟悉:心身疾病的相关因素、分类与常见类型;A 型人格易罹患的疾病;C 型人格易罹患的疾病。

了解:心身疾病的诊断与鉴别诊断;心身医学的发展与未来展望;哮喘患者的心理康复技巧;肥胖症患者的心理康复技巧;糖尿病患者的心理康复原则。

案例引导

患者,男,19 岁,高三学生,寄宿生,胆小,好多思、多虑,性格孤僻,在学校没有朋友,很少和同学讲话,经常因父母吵架而沉默片刻后大声喊叫,伴用手抓头发等自残行为,三年前开始头发一块一块地脱落,医院诊断为脂溢性脱发。半年前该患者头顶中心部位头发完全脱落,因为怕同学笑话,每天除了在家里时间外其余时间都带着帽子,最近一周因老师不让上课戴帽子而拒绝去上学。作为一个康复治疗师,你认为他的问题是什么,该怎样对其进行康复治疗。

任务 1   心身疾病概述

康复的对象是人,但人不仅仅是一个生物体,还是一个有着复杂的心理活动,在特定的家庭环境中成长,具有特定的生活习惯和社交模式、特定的健康观、特定社会关系的统一体。世界卫生组织认为,人的健康是身体的、精神的和社会适应的健全状态。1977 年美国医生恩格尔提出了生物-心理-社会医学模式。该模式认为现在的康复体系在面对疾病时,不仅要从躯体的角度,还要从心理特征、心理倾向,以及生活习惯、生活方式、社交模式、工作态度、应对方式、家庭情况、家庭成员的健康观、社会关系、社会支持水平等多角度、多因素来分析易发因素和机制、临床表现和治疗,制订康复原则和措施,进行预防和健康宣传教育等。

一、心身医学发展简史

(一)心身医学的概念

广义上心身医学是指在研究人类健康和疾病过程中,生物学、心理学和社会学等各因素的相互关系。Weiss 和 English 认为,心身这一术语是表达与一般医学问题相联系的一种提法。Alexander 也认可广义的概念,他认为,心身这一术语的提出,是要求在医学研究和诊断治疗中,既要使用生理学的,也要使用心理学的方法。Weiner 在他的《心理生理学与人类疾病》一书中曾经指出:人不只是细胞和器官的总和,疾病不只是细胞或器官的病理过程,应将有疾病的人作为整体的患者。心身医学研究的内涵,就在于了解遗传因素、社会环境、文化教育背景、营养状况、毒物及病原体、生理反应、心理因素等如何交互影响而导致心身不平衡。可见心身医学的广义概念是指医学领域中接触、治疗患者的一种方式。研究心身医学是涉及整个医学的问题,心身医学并不是像心理治疗或心身疾病那样作为医学的一个专门分科。对所有的患者都应该从心身医学的观点加以研究。这样看待心身医学实际上就是要求完整地看待患者,就是采用生物-心理-社会医学模式看待患者。

狭义上心身医学是指研究心身疾病或心理生理疾病的病因、病理、诊断、治疗和预防的学科。所谓心身疾病,是指心理因素在其发生、发展中起重要作用的一类疾病。但在实际上,几乎所有的疾病都受到心理因素的影响,不过,习惯上把由心理因素起重要作用而引起的躯体疾病称为心身疾病,它已成为心身医学的一个重要研究领域。

(二)心身医学发展史

"心身"这个术语最早由德国哲学家和精神病学家海因洛茨在有关睡眠障碍的论文中首次提出。1818 年,海因洛茨和德雷珀首先使用了"心身医学"这一术语。1822 年,Jacobi 将溃疡性结肠炎、消化性溃疡、偏头痛、支气管炎哮喘及类风湿关节炎纳入心身疾病。Freud 创立的精神分析理论形成、发展较早,但没有被当时的欧洲采纳,在传入美国后才发展起来,成为心身医学理论的主要支柱之一。

1935 年,美国精神科医生 F. Dunbar 在《情绪与身体变化》一书中关于患者性格与疾病关系指出某类人格特征特别容易得某些疾病,并创造了一个术语"心脏病易患型人格倾向",主张某些心身疾病患者具有某些人格特征,并于 1939 年,创刊《心身医学》杂志,1944 年,他又创建了"美国心身医学会"。由此,心身医学在美国越来越受到大众的关注。20 世纪 50—60 年代,Weiss(1950) 和 Alexander(1960) 先后发表了心身医学的经典著作,Alexander 也强调人格因素对罹患心身疾病的影响,并且认为被压抑的潜意识的矛盾和冲突,是导致心身疾病的原因。

同时,加拿大生理学家 Selye 描述了"全身性适应综合征"的过程,提出了应激学说,为心身医学的发展提供了心理生理学理论的支持。Wolf 通过实验室和临床观察,确定了心理应激与胃肠分泌和运动之间的联系。他在对一个患者进行手术时,在其胃部安置了一个透明的塑料窗,可观察到患者胃部的运动和分泌情况。他发现,在患者愤

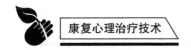

怒、仇恨时，胃部的血流和分泌功能亢进，而在抑郁、孤独时，其胃部运动和分泌功能则被抑制。他认为，这些生理和病理变化，是心身疾病结构性改变的前驱，因此，他支持不同的心理刺激能激发全身性应激反应，认为应激是非特异的反应。他的工作采用了精细的实验设计，实验造成的生理和病理变化可以严密地观察和比较，研究对象是可以观察到的对生理功能的影响，为心身医学开创了心理生理学研究的方向。Miller 在巴甫洛夫条件反射和 Skinner 操作条件反射理论的指导下，用动物实验证明，内脏反应也能进行操作训练，表明有些心身症状也是可以习得的。

二、心身疾病概述

广义上心身疾病是指与心理社会因素有关的一切躯体疾病。它既包括心理生理障碍，即由心理因素导致、转换、影响的躯体疾病（如生气引起牙疼），又包括生理心理障碍，即躯体疾病的各个时期伴随的心理改变（如感冒的不适感伴随的短期的情绪低落），还包括一部分正常的生理活动伴随的心理活动（如雌激素、孕激素调整时的情绪改变、月经期、产褥期、更年期的情绪变化）。这里所指的躯体疾病既包括躯体器质性疾病，又包括躯体功能性疾病。狭义上心身疾病是指心理生理障碍，主要表现为躯体症状，但在发生、发展、转归和防治方面与心理因素关系密切。

美国 A. I. Kaplan（1983）主编的《精神疾病诊断与统计手册》（第三版）把心身疾病称为"心理因素影响的躯体疾病"，认为心身疾病由以下条件来界定：①患者具有环境刺激导致的心理因素，这种心理因素在时间上与其躯体疾病的发生或加剧有联系；②患者躯体上可以检查出器质性的病变或已知的病理生理过程，如呕吐、偏头痛等；③疾病的开始不是由躯体的病变引起的，但是其症状往往以某种躯体症状和体征表现出来的。

加拿大 Wittkower. E 认为与心身疾病有关的情绪因素可视为发病因素。情绪因素可直接参与发病，如原发性高血压和支气管哮喘等；情绪因素也可间接参与发病，如肥胖症等。

日本池见酉次郎为心身疾病下的定义是：心身疾病是指以躯体症状为主，在诊断与治疗上，关于心理因素的考虑具有特别重要的意义的那些疾病。此定义为日本心身医学会所接受。

日本石川中在其所著的《心身医学入门》一书中把心身疾病从狭义和广义上分为两个不同的概念。石川中（1978）认为：所谓心身疾病首先从狭义上来说，即由心理因素而引起的躯体疾病，再从广义上来说，心身疾病虽是由于躯体因素而引起的躯体疾病，但心理因素作为第二位的因素也起作用，由心理因素而引起的精神疾病，也表现为躯体症状。

三、心身疾病的发病机制

（一）生物、心理、社会多因素理论

心身疾病的发病是在一定的生理基础上，心理、社会等多因素共同作用的结果。首先，个体以父母身上先天生物遗传的很多生理特点作为其生理基础，又在共同生活在一起的家庭成员身上学习了饮食、工作、作息习惯及生活态度等，在逐渐成长过程中又形

成了独特的性格、兴趣爱好、人生观、世界观、应对方式等。当生活事件发生时,个体调动现有资源,调动社会支持系统,如亲人、朋友,激发潜力,伴随情绪波动及心跳、脉搏、血压、呼吸、激素等生理基础代偿改变。在心理应对过程中心理应对失效、压力宣泄失效,在生理代偿过程中生理代偿次数增多、生理代偿失效,都会产生心身疾病。

这些生活事件不仅包括外在客观因素,如国家政策的改变等社会事件,地震、噪声、亲人的生老病死等自然事件,还包括主观内在因素,如年龄的改变、生理激素的调整、躯体疾病等生理方面,自我成长中遇到困难、自我意识转变、角色调整以及人际沟通不良等心理方面。

(二)心理社会因素和个体心理生理素质理论

也有学者认为,心理社会因素和个体的心理、生理素质是导致心身疾病发病的两个重要环节。心理社会因素是指个体生活变化所产生的各种应激,如亲人亡故、离婚、工作调动等。一般而言,能引起人们丧失感、威胁感和不安全感的心理社会应激最易致病。丧失感对健康危害最大,常见的如天灾人祸等,其中重要的有配偶、子女、父母的亡故等。

1. 一般性应激

无论是来自自身还是外界,无论是急性还是慢性,只要是应激性生活事件或情境,都会给个体带来挑战。在 T. Huolmes 和 R. Rahe 编制的社会再适应量表中,列举了 43 项可能破坏一般人的生活或引起应激反应的生活事件,并根据其不同影响程度赋予不同量值,其中影响较大的有配偶亡故、离婚、分居等。如果某一个体在一年内累计的生活事件量值超过 200,则心身疾病的发病率就会增高。近年来的研究认为,个体在身处逆境时的态度与个体是否患心身疾病或患病后是否容易康复有关,如持乐观态度者不仅不容易患心身疾病,即使患病,也容易康复。

2. 特异性与非特异性应激

除了一般性应激(如离婚或配偶亡故)之外,一些研究者还认为,某些特定的人格特点以及冲突方式与特定类型的心身疾病有关联。还有一些研究者则认为,由任何一种冲突所引发的泛发性焦虑是若干种心身疾病的致病因素。

所谓特异性应激,是指可造成内稳态失衡的特定人格或无意识的冲突,这种人格或冲突会导致特定的心身疾病。人们最早对特定人格类型的研究主要是研究其与冠心病的关系,研究提示,攻击性强、好胜心切的人容易出现心肌梗死。上述性格特点就是 M. Friedman 和 R. Rosenman 所描述的 A 型人格。

除了特定的人格之外,特定的无意识冲突类型也与特定的心身疾病类型有关。比如,Alexander 认为无意识的依赖冲突可使个体容易患溃疡病。Alexander 提出的多因素理论后来得到了 A. Mirsky 和 H. Weiner 的证实。另外,有学者认为,通常与焦虑相互混杂存在的慢性非特异性应激,与遗传素质因素相互结合,可能构成某些心身疾病的发病基础。具有情感认知障碍的个体,由于他们不能识别自己的情绪,他们往往充满幻想,他们意识不到自己的内心冲突。因而心身疾病往往可以作为他们宣泄情绪紧张的

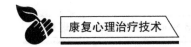

渠道之一。此外,以下的实验证据也支持非特异性应激学说:让动物长期处在应激环境中,动物可以出现心身疾病(如消化性溃疡),显然,动物不具有特定的人格特点,而且也不会像人一样具有潜意识的内心冲突,因而只能是非特异性应激在起作用。

3. 生理因素

应激与疾病之间的联系很可能是通过体内激素的中介。这在全身适应综合征模型中已经有所涉及,该模型的中介是氢化可的松。此外,应激与疾病的中介也可能是垂体-下丘脑-肾上腺功能改变,同时累及自主神经系统,造成肾上腺肥大及淋巴组织萎缩。在激素方面,从下丘脑分泌的激素到了垂体前部,垂体前部分泌的营养类激素与下丘脑分泌的激素发生直接作用,或者从其他腺体分泌激素。Alexander 指出,自主神经系统可能是慢性应激与心身疾病之间相互联系的机制,例如,消化性溃疡与副交感神经有关,而交感神经与高血压有关。另一个中介因素可能是免疫系统中的单核细胞,单核细胞可与大脑内的神经肽(脑细胞之间的信使)发生相互作用,因此,免疫系统可能影响个体的心理及情绪状态。Benson 认为,放松疗法对不少心身疾病之所以有效,可能就是因为放松可以降低脑内去甲肾上腺素以及其他影响边缘系统功能的物质的活性导致的。

(三)心理动力理论

心理动力理论重视潜意识心理冲突在心身疾病发生中的作用,认为个体特异的潜意识特征决定了心理冲突引起特定的心身疾病。心身疾病的发病有三个要素:①未解决的心理冲突;②身体器官的脆弱易感倾向;③植物神经系统的过度活动性。心理冲突多出现于童年时期,常常被压抑到潜意识之中,在个体成长的生活过程中,受到许多生活变故或社会因素的刺激,这些心理冲突会重新出现。如果这些重现的心理冲突找不到恰当的途径疏泄,就会通过过度活动的植物神经系统引起相应的功能障碍,造成所支配的脆弱器官的损伤。目前认为,潜意识心理冲突是通过植物神经系统功能活动的改变,造成某些脆弱器官的病变而致病的。例如,心理冲突在迷走神经功能亢进的基础上可造成哮喘、溃疡病等,在交感神经亢进的基础上可造成原发性高血压、甲状腺功能亢进等。因而,只要查明致病的潜意识心理冲突即可弄清发病机制。

(四)心理生理学理论

心理生理学的研究侧重于说明发病机制,重点说明哪些心理社会因素,通过何种生物学机制作用于何种状态的个体,导致何种疾病的发生。Cannon 用"应急反应"描述"战或逃"状态时所出现的一系列内脏生理变化。被誉为"医学爱因斯坦"的加拿大学者Selye 提出的"应激"学说,带动了内分泌学家及心理学家的参与。心理不适在生理应激反应中发挥重要作用,内分泌系统对心理影响极为敏感,一切有效的应激源都伴有心理成分(认知评价),心理社会因素的刺激也能引起生理的应激反应。心理生理学理论认为,心理神经中介途径、心理神经内分泌途径和心理神经免疫学途径是心身疾病发病的重要机制。在免疫方面,心理社会因素通过免疫系统与躯体健康和疾病的联系,可能涉及以下三条途径。①下丘脑-垂体-肾上腺轴:应激造成暂时性皮质醇水平升高,后者损伤细胞免疫作用,但持久应激与短期应激对免疫系统的影响效果不同,有时可使细胞免疫功能增强。②通过植物神经系统的递质:交感神经系统通过释放儿茶酚胺类物质,与淋巴细胞细胞膜上的受体结合,影响淋巴细胞功能。③中枢神经与免疫系统的直接联系:免疫抑制可形成条件反射,改变免疫功能。由免疫后的大鼠下丘脑内侧核电活动增加,可推测抗原刺激与下丘脑功能之间存在着传入联系,实验性破坏下丘脑可以阻止变态反应。心理生理学研究也重视不同种类的心理社会因素,如紧张劳动和抑郁情绪,可能产生不同的心身反应,以及心理社会因素在不同遗传素质个体上的致病性的差异。

（五）学习理论

巴甫洛夫关于经典条件反射的著名实验是狗的唾液分泌反射实验,说明条件反射是一种独立的生理反应。心理神经免疫学奠基人之一阿德勒通过厌恶性味觉实验证明免疫系统可以形成条件反射,他用具有免疫抑制作用的致呕吐剂环磷酰胺作为非条件刺激物,用大剂量糖精作为条件刺激物制作条件反射动物模型,消退期只给糖水,不给予环磷酰胺强化,动物死亡率反而上升,说明经过学习,糖水具有了环磷酰胺的免疫抑制作用,中枢神经系统能够影响免疫系统功能。学习理论认为某些社会环境刺激引发个体习得性心理和生理反应,表现为情绪紧张、呼吸加快、血压升高等,由于特殊环境因素的强化,或通过泛化作用,使得这些习得性心理和生理反应被固定下来,而演变成为症状和疾病。例如,先把动物置于一个封闭箱内给予反复电刺激,然后进行逃避学习训练,会发现动物不逃避电击,即使示意逃避过程,动物训练成绩依然不好,说明它仍固守无效的应对方法而不做新的尝试,这是一种类似临床抑郁症的情绪状态,会导致动物实验的死亡,这就是习得。心身障碍有一部分属于条件反射性学习,如哮喘儿童可因哮喘发作会获得父母的额外照顾而使这一过程被强化,也有通过观察或认知而习得的,如儿童的有些习惯可能是对大人习惯的模仿。关于"植物性反应的操作条件反射性控制"的实验,说明人类的某些具有方向性改变的疾病可以通过学习而获得,如血压升高或降低、腺体分泌能力的增强或减弱、肌肉的舒张或收缩等。基于此原理提出的生物反馈疗法和其他行为治疗技术,被广泛地应用于心身疾病的治疗中。无论是巴甫洛夫的经典条件反射,还是斯金纳的操作条件反射,都将强化作为学习过程的一个要素来说明,但社会学习理论认为通过观察、学习、模仿也可以形成人类心身障碍症状。

四、心身疾病的分类

（一）经典的分类方式

Alexander 提出了七种心身疾病,即支气管哮喘、类风湿性关节炎、溃疡性结肠炎、原发性高血压、神经性皮炎、毒性甲状腺肿大和溃疡病,并认为特殊的情绪矛盾可引起特殊类型的躯体疾病。他的这些观念在 1930—1960 年间占据了重要地位。

（二）现有的分类方式

人类自古就有心理活动,心理活动对躯体的影响从未停止过,躯体活动对心理的影

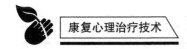

响也从未间断过,大多数的疾病都从属于心身疾病的范畴。世界各国对心身疾病的分类方法不同,包括的疾病种类很不一致,目前我国尚没有统一的研究标准。结合临床,可将心身疾病分为以下几类。

1. 内科心身疾病

(1)心血管系统心身疾病:原发性高血压、原发性低血压、冠状动脉硬化性心脏病、阵发性心动过速、心率过缓、期外收缩、雷诺病、神经性循环衰弱症等。

(2)消化系统心身疾病:胃、十二指肠溃疡,神经性呕吐,神经性厌食症,溃疡性结肠炎,过敏性结肠炎,贲门痉挛,幽门痉挛,习惯性便秘,直肠刺激综合征,胆道功能障碍,神经性厌食,神经性嗳气(吞气症),神经性呕吐,异食癖,心因性多食症,习惯性便秘,气体潴留症,腹饱胀感,返酸等。

(3)呼吸系统心身疾病:支气管哮喘、过度换气综合征、心因性呼吸困难、神经性咳嗽等。

(4)神经系统心身疾病:偏头痛、肌紧张性头痛、植物神经失调症、心因性知觉异常、心因性运动异常、慢性疲劳等。

(5)内分泌代谢系统心身疾病:甲状腺功能亢进、阿迪森病、副甲状腺功能亢进、副甲状腺功能低下、垂体功能低下、糖尿病、低血糖、夜尿症、过敏性膀胱炎、原发性性功能障碍(阳痿、早泄、性欲低下等)、尿道综合征等。

2. 外科心身疾病

外科心身疾病包括肩臂综合征、乳房肿瘤、全身性肌肉痛、脊椎过敏症、书写痉挛症、外伤性神经症、阳痿、过敏性膀胱类、类风湿性关节炎等。

3. 妇科心身疾病

妇科心身疾病包括痛经、月经不调、经前期紧张症、功能性子宫出血、功能性不孕症、性欲减退、更年期综合征、心因性闭经、阴道痉挛、产后抑郁情绪等。

4. 小儿科心身疾病

小儿科心身疾病包括心因性发烧、站立性调节障碍、继发性脐绞痛、异食癖、尿床症、紧张性尿频、夜惊症、口吃、睡眠障碍、心因性咳嗽等。

5. 眼科心身疾病

眼科心身疾病包括近视、弱视、原发性青光眼、中心性视网膜炎、眼肌疲劳、眼肌痉挛等。

6. 口腔科心身疾病

口腔科心身疾病包括复发性慢性口腔溃疡、颞下颌关节紊乱综合征、特发性舌痛症、口臭、唾液分泌异常、咀嚼肌痉挛等。

7. 耳鼻喉科心身疾病

耳鼻喉科心身疾病包括美尼尔综合征、咽喉部异物感、耳鸣、晕车、口吃等。

8. 皮肤科心身疾病

皮肤科心身疾病包括脂溢性脱发、神经性皮炎、皮肤瘙痒症、圆形脱发、多汗症、慢性荨麻疹、银屑病、湿疹、白癜风等。

9. 其他与心理因素有关的疾病

其他与心理因素有关的疾病包括睡眠障碍、癌症、肥胖症、急性应激反应等。

五、心身疾病的国内现状和未来展望

（一）国内现状

长期以来，心身疾病对人类健康构成了严重威胁，它是造成死亡率升高的主要原因，日益受到医学界的重视。门诊与住院患者中约有 1/3 患有心身疾病，人群的心身疾病的患病率在 10%～60% 之间。心身疾病主要分布在内科，如内分泌科的比例为 75.49%，心血管科的比例为 60.3%，呼吸科的比例为 55.6%，普通内科的比例为 30.8%，皮肤科的比例为 26.6%。部分城市的统计结果表明，我国死亡率最高的前三位疾病都可归为心身疾病，这三种疾病分别是恶性肿瘤、脑血管疾病和心脏病，合计死亡率为 62.3%。2003 年上半年在我国发生的非典型肺炎，在某种程度上，是一种与个人行为和生活方式有关的心身疾病。

（二）研究特点与未来展望

1. 以往心身疾病的研究特点

（1）心理动力学途径　以精神分析学说为基础，Alexander 和 Dunbar 强调心理冲突在心身疾病中的作用，因此，只要根据一个人心理冲突的性质，就可以预言他将会患何种心身疾病。

（2）心理生理学途径　以 Cannon 的生理学（主要是躯体内稳态理论）、selye 的应激学说及巴甫洛夫、贝柯夫与谢切诺夫的条件反射研究、皮质-内脏相关学说为基础，通过心理生理学的实验来探讨有意识的心理活动同身体的生理生化变化间的关系，揭示心理因素导致心身疾病的心理生理机制。沃尔夫通过胃瘘观察情绪对胃的运动、张力、黏膜血管舒缩和胃液分泌的影响，发现在情绪愉快时，黏膜血管充盈，分泌增加，在愤怒时，黏膜充血，运动能力大大增强，而在忧郁、自责时，黏膜苍白，分泌减少，运动能力也受到抑制，这些生理变化若持续下去就会发生病理变化，最后导致器质性改变。

（3）行为途径　米勒等心理学家提出了关于"内脏学习"的理论，认为人类的某些生理机能性（如血压升高或降低、腺体分泌能力的增强或减弱、肌肉的舒张或收缩等）疾病可以通过学习而获得，从而对心身疾病的产生机制提出了新的解释，并为心身疾病的治疗开创了一条新的途径——生物反馈疗法，该疗法已被广泛地应用于心身疾病的治疗中，并且取得了较好的效果。

2. 当前心身疾病的研究特点与未来展望

（1）当前心身疾病的研究特点　当前心身疾病的研究特点有：①心身疾病的研究是在生物-心理-社会医学模式的指导下进行的，疾病的单因素模式让位于多因素模式，心身疾病的发生、发展是在心理、社会因素影响下进行的，同时还具有生物和理化环境改变的基础；②运用现代医学手段更深入地探讨心理应激所引发的心理生化改变，以及

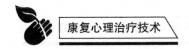

进一步引起病理变化的方式和途径；③大量使用各种心理测验工具，以便更全面、准确地评估患者的心理状态、生活质量、家庭和社会背景。进一步研究个性心理特征与心身疾病的关系，发现在个性心理特征影响下人的行为模式、生活方式和习惯、对各种刺激物的认知与评价、情绪与生理反应、对外界挑战的适应和应对方式、所能得到和利用的社会性支持等，都会对心身疾病的发生、发展产生影响。

（2）心身疾病在心理障碍分类体系中已消失　目前 ICD-10 将传统的心身疾病分别纳入不同分类，归为"神经症性、与应激相关的躯体形式障碍"（F_4），还有一些内容分散在"伴有生理紊乱及躯体因素的行为综合征"（F_5）及其他分类中。我国 1958 年的精神疾病分类中还没有心身疾病。《中华医学会精神病分类—1981》将"心身疾病"列为第十三类；1995 年的《中国精神疾病分类》（第 2 版修订版）（CCMD-2-R）把相关内容列入"与心理因素有关的生理障碍"和"神经症及与心理因素有关的精神障碍"中，另有一些列入"儿童少年期精神障碍"中，这种情况一直延续到《中国精神疾病分类》（第 3 版修订版）（CCMD-3）。德国及日本等国对心身疾病很重视，日本心身医学会经过修订，把心身疾病定义为躯体疾病，其发病及经过是与心理、社会因素密切相关的，是有器质或机能障碍的病理过程，但有神经症（如抑郁症）等其他精神障碍伴随的躯体症状除外。

（3）因心身疾病患者分布在临床各科室中，心身疾病的治疗渗透在医护、康复等各个领域　大型综合医院对心理、精神服务的需求正在逐步扩大，需要精神科专业更多的参与。各研究学派在生物-心理-社会医学模式下，应提高医护人员的心理健康意识，携手康复治疗师和营养师，从多角度、多机制应对大众对心身疾病的迫切需求。

六、心身疾病的诊断与鉴别诊断

（一）心身疾病的诊断

因心身疾病概念在目前的权威性心理障碍分类体系中已逐渐消失，被其他概念取代，心身疾病的范畴日益扩大与心理社会因素有关的躯体疾病的种类越来越多，所以对心身疾病的研究由关注诊断向关注治疗与康复的方向发展。

（二）心身疾病的鉴别诊断

在鉴别诊断方面，诊断心身疾病时必须首先排除以下诊断。

（1）一些本身包括躯体症状的传统精神障碍，如转换型障碍，其躯体症状是由于心理冲突所致。

（2）躯体化障碍：这种躯体症状没有器质性病理基础。

（3）疑病症：患者对自己的健康过度关注。

（4）经常与精神障碍相关联的躯体主诉，如在情绪恶劣障碍中，患者常有肌肉无力、虚弱、疲劳等。

（5）与物质滥用障碍有关的躯体不适，如与吸烟有关的咳嗽。

七、心身疾病的心理康复原则

心身疾病的心理康复要注意以下几点原则。

(1)制定心理康复方案前注意病史采集 在采集临床病史的同时,应该特别注意收集患者心理方面的信息、社会工作中的信息,有必要时进行心理测验,如霍尔姆斯生活事件量表、焦虑自评量表、抑郁自评量表、90项症状清单、明尼苏达人格量表、艾森克人格问卷、自觉困难调查表等,以获取个体心理发展情况、兴趣、爱好、性格、压力宣泄方式、行为特点、人际关系状况、家庭或社会支持资源、个体的认知评价模式、人格特点、行为模式、心理社会因素等。

(2)从接触患者起就注意观察 观察患者是否意识状态清醒;观察患者言语和行为是否主动、配合;观察患者衣着是否整洁或怪异;观察患者的眼神是否有回避现象;观察患者的非言语项目及情绪表达等;观察患者康复进入到了哪一阶段,及时调整康复方案。

(3)注意问诊 询问患者现实工作中的工作状态,是否能完成任务,是否力不从心,是否按时上下班,工作时伴随什么样的情绪,关注其社会功能。

(4)建立良好的医患关系 在康复过程中运用多种沟通技巧,迅速拉近与患者的心理距离,使患者达到较高的依从性。

(5)注意运用心理学技巧 如联觉现象,语调高、嗓音尖细、语速快、光线明亮可能会加重患者痛觉。培养患者适合的、积极的、有效的压力宣泄习惯,以替代其重复那些错误的、消极的、无效的应对。

(6)与患者家属的沟通不可忽视 真正和患者朝夕相处的是患者的家属,患者出院后也主要是和家属沟通地最多,患者的情绪、未来、回归社会的动力都源于家属的态度,所以,在康复方案的制订、实施(如冠心病患者的行为矫正,改变认知模式,改变生活环境以减少心理刺激),以及健康宣教时均需家属的参与。

(7)实施时要注意的事项 从开始接触患者,患者的心理康复就被启动了,生活事件等挫折是不可避免的,引导患者接受现实,改善患者目前迫切需要解决的生理状态是首要的,如截肢的患者首先用放松训练缓解其阉割性焦虑引发的幻肢痛、失眠等状况。在康复治疗过程中,患者旧的心理问题解决了,新的问题又会出现,这就要求康复治疗师针对变化,重新评估和采取新的干预措施。

任务2 常见心身疾病患者的心理康复

一、原发性高血压、冠心病患者的心理康复

(一)发病机制

当生活事件激发应激反应时,A型人格类型的患者即选择了"战或逃"当中的"战"

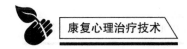

项目,由此推动了 A 型人格类型的多米诺骨牌:争强好胜、为所带领的团队争取最大利益、做事认真仔细、有时间紧迫感、有高期望值、成就欲望强烈、缺乏耐心、急躁易怒、醉心于工作、时时感到有压力、急于求成,为此生理上表现为心跳加快、肌肉紧张、血管被动受压、血压代偿性升高,进行高负荷的脑力劳动时需要高营养、高脂肪、高蛋白饮食的补给,导致高血脂、原发性高血压、冠心病的发生。另外,高血压时,血管长期痉挛使血管壁营养不良,容易引起胆固醇等脂质沉着,继而导致血栓的发生率增高,增加了冠心病的发生。与之相对应的 B 型人格类型的患者则选择了"不战不逃",自我意识水平高,能中肯地评价现实状况,期望值低,表现为轻松自如,得过且过,从容不迫,不计较事业有无成就,把工作看做是某种享受而不是战斗。

流行病学调查表明,A 型人格类型者的冠心病发病率高于 B 型人格类型者的 2 倍。动物实验也表明,动物长期处于应激状态之中也可引起高血压反应。从事注意力高度集中,精神紧张而体力活动较少的职业者,容易患原发性高血压,如在高度紧张下工作的空中交通管制员,其原发性高血压发病率比普通机场工作人员的高 5 倍多。调查资料表明,高强度工作负荷、失业、离婚、居无定所、长期租房、长期生活不稳定、长期生活在噪音环境中者的原发性高血压、冠心病的发生率较高。

A 型人格、原发性高血压与冠心病三者之间的因果关系是争论的焦点,普遍认为:A 型人格类型者容易罹患原发性高血压和冠心病,原发性高血压和冠心病可以导致 A 型人格类型的形成。另有学者认为,A 型人格是原发性高血压的发病原因,也有学者认为,A 型人格是冠心病的发病原因,还有学者认为,原发性高血压必然导致冠心病。

(二)相关因素

1. 生理基础

原发性高血压、冠心病是心血管系统的多因素致病、多临床症状的综合征,其生理基础是:阳性家族史,高盐饮食、血管代偿失效、动脉硬化、高血脂、肥胖等。

2. 心理基础

心理特点、生活习惯和行为方式是原发性高血压、冠心病的心理基础。心身疾病常见于 A 型人格类型者。

另外,原发性高血压、冠心病患者发病期间易激惹、情绪不稳定、焦虑阈值较低,敏感易焦虑,中医学认为,情绪可致病,"怒伤肝、喜伤心",患者的争强好胜所带来的喜悦和多期望相叠加,可导致血管、心脏等其他内脏经常代偿工作,长期或高频率导致代偿失效,由此发病。

冠心病监护病房(CCU)的患者中至少有 80%的患者存在不同程度的焦虑,58%的患者出现抑郁情绪,22%的患者有敌对情绪,16%的患者表现不安。焦虑情绪主要源于担心突然死亡、被遗弃感和各种躯体症状的影响等,在入院后的前 48 h 最为明显,严重者甚至出现情绪混乱,因此要及时进行心理干预。抑郁情绪在入院第 3~5 天逐渐明显,成为患者的主要情绪特点,持续时间比焦虑的长。有人将这些患者的症状称为自我梗塞,以说明情绪变化对患者的严重影响。

生活习惯和行为方式也是原发性高血压、冠心病的心理基础。患者嗜盐、吸烟、饮酒过量、运动不足、高脂饮食与高胆固醇饮食,错误、消极、失效的应对方式,都能增加该病的发病机会。

3. 生活事件及社会因素对原发性高血压、冠心病的影响

生活事件及社会因素是原发性高血压、冠心病的导火索。研究表明,社会不稳定,冠心病发病机会随之增高。患冠心病本身对患者来说就是一种很强的心理刺激,患者担忧随时急性发作而死亡,自然也就会产生抑郁与焦虑反应。抑郁多见于中老年患者,焦虑多见于青年患者。这两种情绪都会影响疾病演变。当个体察觉应激时会在生理和心理等多方面共同调节,应激所带来的生理上心跳的速度、节律与心搏出量的变化,容易诱发心绞痛和心肌梗死,应激所带来的血压的升高和血管失代偿的频率增加或时期过长,容易诱发原发性高血压。

(三)心理康复

1. 首先满足患者的归属需要和安全需要

介绍病房有关制度(如探视制度、作息制度)、康复治疗师、主治医师和责任护师。对新入院患者,面带微笑、主动、语气平和。监护生命体征,对由于情绪异常引起的高血压及时查明原因,给予恰当的心理疏导及稳定情绪,对精神紧张的患者,关心体贴,逐步消除患者的紧张心理。

2. 对患者及其家属甚至护工进行原发性高血压、冠心病健康宣教

用分发小册子或集体讲座的方式进行原发性高血压、冠心病知识和 A 型人格知识教育,使其明白不健康的生活习惯与行为、应对方式与疾病的相互作用关系。了解情绪、呼吸、心跳、脉搏之间的相互作用,了解生活事件和情绪激动可以诱发或加重高血压,而血压升高的患者的心理应激状态会诱发心理功能障碍,导致血压进一步升高,进而增加冠心病的发病风险。冠心病中至少有 50% 的患者发病后超过 24 h 才就医,原因涉及"否认"机制的运用,患者虽然觉察到了症状,但否认其重要性,或给予其他解释,拒绝就诊。对患者态度和蔼,语言亲切,可使患者情绪稳定,转移患者对疾病的关注,消除住院就是病情危重的错误认知,纠正患者错误的心理防御机制。

3. 保持良好的休养环境

避免对患者讲有刺激性的言语,也不可将过喜、过悲的事情告知患者,尽量给患者创造整齐、清洁、舒适、安静的休养环境。向患者介绍冠心病的有关知识,使其对疾病有正确的认识,了解该病的易感因素,解除思想顾虑,消除恐惧心理。

4. 自我完善,修正不合理的自我期望值和错误认知,改善行为方式

冠心病患者大多有较高的自我期望值和对工作的错误认知,所以冠心病患者的自我完善就显得尤为重要。行为方式和应对方式及情绪的表达在冠心病的发病中占有重要地位,A 型人格特征是冠心病的危险因素,指导患者纠正 A 型人格行为,引导患者遇事冷静思考,避免急于求成,学会放松调节,顺其自然,随天气、季节、事件进展变化来调节自己的心理与行为,提高生活的质量,保持内心的自在与安定。

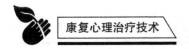

5. 结合心理治疗，对原发性高血压、冠心病进行生物学和心理学治疗

可利用生物反馈技术，通过现代电子仪器记录血压变化，并放大成能理解的声光信号反馈给患者，同时指导患者进行放松训练。通过仪器的反馈，体验放松对自己血压的调节作用，学会有意识地调节血压。如练习瑜伽、太极拳等，体会肌肉、皮肤、神经交替的紧张和放松，调整呼吸，进而调整心率、脉搏、血压，以此来替代应激时错误的表达方式。

对盲目自信、满不在乎的患者，应讲明冠心病的性质，指导患者注意生活保健，坚持治疗，服从治疗，定期服药。

二、消化性溃疡患者的心理康复

（一）发病机制

消化性溃疡包括胃、十二指肠溃疡。胃酸和胃蛋白酶在胃黏膜的屏障防御机能下降时产生的自身组织消化是消化性溃疡发生的直接原因。胃蛋白酶水平增高可以导致消化性溃疡，情绪变化容易引起胃液分泌及胃肠运动功能变异，应激也可使胃蛋白酶水平增高，导致消化性溃疡。有人用白鼠做制动实验，造成白鼠的焦急与挣扎，24 h 后 80% 的白鼠患上了消化性溃疡。

（二）相关因素

1. 生理基础

有学者认为，血清胃蛋白酶原水平高者易患消化性溃疡。Mirsky 等认为，这种高水平胃蛋白酶分泌是一种遗传特质。这一特质引起较高的口唇驱动，特别体现在早期母婴关系上。这种婴儿有强烈的口唇要求，而母亲难以满足，从而导致挫折感，最终导致胃蛋白酶分泌增加而致消化性溃疡。

2. 心理基础

消化性溃疡患者的人格特征是：被动、顺从、依赖性强、缺少人际交往、守旧、刻板、情绪不稳定。陈达光用 EPQ 调查发现消化性溃疡患儿的神经质得分超过 60，显著高于健康儿童的，此类患儿可能存在情绪不稳定、多愁善感、对刺激易产生强烈的情感反应。消化性溃疡患者好胜心强，容易在情绪上处于紧张状态，愿望一旦未能实现会产生愤怒、敌对、愤慨、抑郁、羞愧等负性情绪。

这些人对心理社会性的刺激较敏感。临床上常可发现许多消化性溃疡患者的起病往往有一段难忘的痛苦经历，而病情的加重与复发也往往与负性的情绪体验有关。

3. 生活事件及社会因素对消化性溃疡的影响

生活事件等应激可使胃蛋白酶水平增高，导致消化性溃疡。消化性溃疡患者通常经历过家庭矛盾、经济压力、司法纠纷、失业等重大生活事件，这说明生活事件可以增加消化性溃疡的发病率。Stewart 及 Winser 报道，在第二次世界大战伦敦遭受空袭期间，消化性溃疡发生率增加。Cobb 及 Rose 发现空中交通管理员比二级飞行员的消化性溃疡发生率高 2 倍。Weinex 等对新兵作对比研究，发现 3 个月的军事训练应激，可使胃蛋白酶高水平组中部分新兵发生消化性溃疡,而胃蛋白酶水平正常组中则无此病发生。

（三）心理康复

1. 指导患者有规律地工作、学习

保证规律的睡眠和休息,尽量不要轻易改变生物钟,避免过度疲劳、紧张和压力,消化性溃疡发作或有并发症时,卧床休息可促进溃疡部位的愈合。

2. 饮食调配

患者在患病期间应禁烟、酒,忌暴饮暴食,忌食坚硬、黏稠、辛辣、生冷、油炸食物或浓茶、咖啡等。定时进餐,细嚼慢咽,避免便秘。

3. 心理疏导

进行自我重建,重新审视生活中的际遇对自己的内在意义,并学习放松训练等情绪疏导技巧,运用萨提亚理论改善沟通模式来改善人际关系。

三、哮喘患者的心理康复

（一）发病机制

哮喘是一种变态反应性疾病。其发病与特异性体质、感染、变态反应等因素有关,其中心理、社会因素是重要的诱发因素。由于心理应激导致的强烈情绪反应及伴发的神经内分泌变化,影响免疫机制及呼吸道生理功能,常可使哮喘突然发作。人们发现儿童患者中,心理、社会因素的影响更加明显。

Green 曾经报道,有一个哮喘患者,当他看到曾引起他发作的过敏性物质的图片时,就会引起条件反射性哮喘发作,这是"心因性过敏"的生动例子。鉴于心理因素与哮喘的密切关系,日本的吾乡提出了"心因性哮喘"这一新的疾病概念,其诊断标准如下。

（1）有与客观症状不相协调的哮喘发作主诉,但是缺乏主观治疗愿望。

（2）无呼吸道感染,分泌物不多,轻度呼吸困难,有呼气样呼吸困难感觉,并出现剧烈咳嗽症状。

（3）入院后症状很快消失,出院或外出时又很快引起发作。

（4）患者在考虑某种要求和愿望时必然引起发作（如想到手边无药时,就会立刻发作）。

（5）患者对自己疾病的预后有强烈的悲观心理。

（6）发病前后存在其他心身疾病表现。

但是必须注意,这也绝不是纯心因性的。对于这类患者可以给予安定剂,同时进行自律性训练及其他心理治疗等,患者症状可逐渐好转,发作次数减少。

（二）相关因素

1. 生理基础

内分泌系统和免疫机制对呼吸系统的影响是哮喘的生理基础。

2. 心理基础

哮喘患者多有依赖性人格特征。哮喘患儿的性格为过分依赖、幼稚敏感和希望受

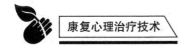

人照顾,这可能是疾病对患儿行为影响的结果。儿童易受挫折,所产生的情绪障碍可引起生理变化,诱发或加重病情。Williams 分析了 487 例不同年龄哮喘患者的发病因素,发现有心理因素参与或诱发哮喘者达 70%。实验让 8 名哮喘非发作阶段的学龄儿童观看使之感到厌恶的电影,或做复杂而无味的数学题,结果发现这 8 名患儿的呼吸频率减慢、呼吸道阻力增加。

也有人指出,母亲对孩子的过高要求或过分保护,都会导致哮喘的发作。据观察,一些患儿离开母亲后住院或参加劳动等独立生活时,哮喘发作常会减轻。有部分哮喘的发生与子女对父母的过度依赖有关,这可能是由于哮喘发作可得到母亲更多关心和爱护(奖励)而得到强化。长期反复发作的哮喘会引起患者的焦虑、抑郁、沮丧,与家长过度关心、烦恼和焦虑交互作用,互相影响,形成"哮喘发作-恐惧-发作"的恶性循环,促使哮喘迁延不愈。

哮喘发作与情绪有关。有报道称一位对燕麦过敏的人,只要他去马厩时,总有轻微气促,但无哮喘,有一次,他在马厩里发现佣人不忠而勃然大怒,接着竟发生了一次最严重的哮喘。这说明心理因素可以引发哮喘患者的哮喘发作。

3. 生活事件及社会因素对该病的影响

Powell 等使用集体定期咨询的方法对 1 012 名患者进行了为期两年的综合行为矫正对照研究,发现父母生病都会给儿童带来巨大的应激,父母的慢性病造成父母的功能缺乏或不全,使儿童缺乏必要的照顾,依恋情感的需要被忽视,过早的承担与年龄不相称的责任都会使儿童的生理和心理健康受到不良的影响,增加发生躯体疾病、意外事件伤害、心身疾病的机会。父母离婚或不稳定的婚姻关系甚至家庭暴力也会使家庭的气氛变得紧张,儿童在家庭中的基本安全感缺乏,或担心会失去双亲的一方,或焦虑自己会被遗弃,儿童常常无意识的防御机制使其表现出躯体问题,如哮喘发作。某些儿童哮喘仅在家中发作,一到学校就不再发作,主要原因是母亲的焦虑情绪影响到了其子女。同时,在家中,患儿还有一种受人特殊照顾的"获益性心理"的心理驱动。

（三）心理康复

1. 儿科哮喘患者

儿童哮喘可以引起持久的心理问题,发生率达到 10%～30%,抑郁情绪最突出。家长的过度关心或焦虑只会加重患儿的抑郁。

儿科哮喘患者住院期间,康复治疗师对患儿的治疗手法要轻柔,尽量允许母亲陪护,鼓励母乳喂养,通过抱抱、摸摸、微笑、游戏和对患儿说话进行情感交流,增加患儿的安全感、依恋感。学龄期儿童已懂事理,体验到疾病的疾苦,担心预后,担心住院后要忍受母子分离的痛苦。为了避免分离性焦虑,可以采用支持性心理治疗,理解、同情患儿的处境,对疾病和治疗给予必要的解释、劝慰、保证和鼓励,让患儿认识自己的病友,帮助他们相互交流,树立信心,对于长期住院的患儿组织他们学习和娱乐。

2. 成年哮喘患者

为缓解患者的紧张心理,康复治疗师要与患者建立良好的人际关系,提高依从性。

保持病室的安静,让患者在愉悦的心情下进行康复。用肯定的语气,平和的声调,劝导、启发、鼓励、安慰患者,帮助患者提高战胜疾病的信心,提高治疗效果。对于伴有明显焦虑、紧张心理的患者,严重的可给予镇静剂或安慰剂治疗。

3. 健康宣教

指导患者正确对待疾病,使患者自觉地发挥主观能动性,摆脱依赖性。当感到哮喘发作征兆时,患者要保持镇静,可静坐或饮用白开水,转移注意力,进行自我心理护理,并随身准备塑料袋,随时准备自救。

对患者家属进行健康宣教的同时还要进行相关知识的培训。家属要对患者不断地提供爱的关注、心理支持和生活的关照,不能因患者的慢性病带来家庭的应激而忽视了其心理需求,通过交流,了解其内心体验和痛苦,不应无充分理由地责备和苛求,或在患者面前表现出过分的焦虑等。在健康许可的情况下,尽可能让患者保持正常的生活和人际交往,适度地参加社会活动,防止社会功能受损。

鼓励适应性的行为,当患者出现退行性行为时,家属的处理方式最好是忽视它的存在,不去注意患者的退行性行为,而对积极正确的行为予以赞赏。让患者及其家属体验放松训练,反复练习,应用于日常生活中,以替代焦虑情绪的错误应对。

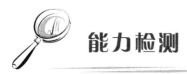

能力检测

1. A型人格类型者的性格特征有哪些?容易罹患什么疾病?进行心理康复时应注意什么?

2. 癌症患者的人格类型是什么?有哪些行为特点?进行心理康复时应注意什么?

3. 以下是一个关于猴子的心理学实验,请你根据所学到的知识进行解释。

预备实验:把一只猴子的双脚绑在铜条上,然后给铜条通电,猴子挣扎乱抓。旁边有一个弹簧拉手,是电源开关,一拉就不痛苦了,这样猴子一被电就拉开关,建立了一级反射。然后每次在通电前,猴子前方的一个红灯就亮起来,多次以后,猴子知道了红灯一亮它就要受苦了,所以每次还不等来电,只要红灯一亮,它就先拉开关。这就建立了一个二级条件反射。预备试验完成。

正式实验:在这个猴子的旁边,再放一只猴子,与第一只猴子串联在铜条上,隔一段时间就亮红灯、通电,每天持续6 h。第一只猴子注意力高度集中,一看到红灯就赶紧拉开关,第二只猴子不明白红灯是什么意思,无所用心,过了二十几天,第一只猴子就死了。

第一只猴子是因为什么死的呢?科学家发现,它死于严重的消化性溃疡,实验之前体检时它没有任何胃病,也没有溃疡。请你根据所学到的有关知识进行解释。

（于颖新）

周围神经疾病与精神疾病患者的心理康复

学习目标

掌握：周围神经疾病患者的康复功能评定；周围神经疾病患者的心理康复技巧；精神疾病患者特征性症状和困扰性行为的心理康复技巧。

熟悉：周围神经疾病的发病机制；周围神经疾病的临床主要功能障碍；周围神经疾病的康复原则。

了解：周围神经疾病的病损分类；精神疾病患者的康复原则；精神疾病患者给家庭带来的家庭负担及应对技巧。

案例引导

患者，男，83岁，老红军。双腿和脚面有静脉曲张，长期服用去痛片、扑热息痛，手、脚的感觉（如戴手套、袜套的感觉）减退，走路感觉好像踩在棉花上。一个月前，在洗脚时将双脚烫伤，因处理不当而引起化脓感染。作为一个康复治疗师，请思考：他的问题出现在哪里？该怎样对其进行康复治疗？

任务1 周围神经疾病患者的心理康复

一、周围神经疾病概述

（一）基本概念

1. 周围神经

周围神经一端连于中枢神经系统的脑或脊髓，另一端连于身体各系统、器官。周围神经一般有脑神经、脊神经和内脏神经，由神经节、神经丛、神经干、神经末梢组成，多数为混合神经，包含感觉纤维、运动纤维及自主神经纤维。

2. 周围神经病损

周围神经病损一般可分为周围神经病变和周围神经损伤两大类。周围神经病变是指周围神经干或分支因疾病而致靶组织的运动神经、感觉神经或自主神经的结构和功能障碍，分为神经痛和神经病两大类。神经痛是指受累的感觉神经分布区发生剧痛，而神经传导功能正常,神经实质无明显变化,如三叉神经痛;神经病是指部分周围神经由于炎症、中毒、缺血、营养缺乏、代谢障碍等引起的病变,曾称神经炎,轴突变性是其常见的一种病理改变,与瓦勒变性基本相似。周围神经损伤是指神经丛、神经干或其分支受外力作用(如挤压伤、牵拉伤、挫伤、撕裂伤、锐器伤、火器伤、注射伤等)而发生的损伤,主要病理变化是损伤的远端神经纤维发生变性等。

英国学者 Seddon 将周围神经损伤分为神经失用、神经轴索断裂和神经断裂三种。①神经失用是指神经纤维传导功能暂时丧失,轴突的连续性存在,神经纤维不发生退行性变。临床表现为运动障碍明显而无肌萎缩,感觉迟钝而不消失。神经功能于数日至数周内自行恢复,不留后遗症。②神经轴索断裂是指神经内膜管完整,轴索断裂致损伤的远端出现瓦勒变性,轴索可沿施万鞘管长入末梢。临床表现为该神经分布区运动和感觉功能部分或完全丧失。神经功能多可完全恢复。因神经轴索再生速度为每天 1～2 mm,故需时较久。③神经断裂是指神经的连续性中断,神经功能完全丧失。神经断端出血、水肿,日后形成瘢痕。神经断裂采用必须采用手术修复,术后神经功能可恢复或不完全恢复。

澳大利亚学者 Sunderland 将神经损伤程度分为五个梯度。①Ⅰ度损伤:神经失用,轴突的连续性存在,可有节段性脱髓鞘,轴突传导丧失。②Ⅱ度损伤:轴索断裂,轴突与髓鞘受损,神经内膜组织未受损。③Ⅲ度损伤:神经纤维横断,神经束内神经纤维损伤而神经束膜完整,有自行恢复的可能,但多为不完全恢复。④Ⅳ度损伤:神经束损伤断裂,仅神经外膜保持完整,神经干的连续性仅靠神经外膜维持,需手术修复。⑤Ⅴ度损伤:神经干完全断裂,失去其连续性。

(二)发病机制

常见的周围神经损伤有臂丛神经损伤、桡神经损伤、正中神经损伤、尺神经损伤、坐骨神经损伤、腓总神经损伤和胫神经损伤等。

周围神经损伤临床上最常见的原因是:开放性损伤、牵拉伤和骨折脱位造成的损伤。常见原因有以下几个方面:①切割伤,如刀割伤、电锯伤、玻璃割伤等;②牵拉损伤,如产伤等引起的臂丛损伤;③压迫性损伤,如骨折脱位等造成的神经受压;④火器伤,如枪弹伤和弹片伤;⑤缺血性损伤,如肢体缺血挛缩,神经也受损;⑥其他,如电烧伤、医源性损伤(药物注射性损伤、手术误伤等)、肿瘤的放射性治疗、代谢性或结缔组织疾病等。

(三)临床主要功能障碍

1. 感觉与知觉障碍

感觉与知觉障碍表现为感觉减退或消失、感觉过敏、体感异常、幻觉、感知综合障碍等,如有麻木感、蚁爬感、被扭转感、被撕裂感、自发疼痛、幻肢痛等。

2. 运动障碍

运动障碍表现为该神经支配的肌肉或肌群呈弛缓性瘫痪,肌张力低下,肌肉萎缩,肢体姿势异常,或有不随意运动、重复动作,严重时会有木僵状态等。

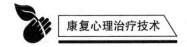

3. 反射障碍

反射障碍表现为腱反射增强、减弱或消失。

4. 自主神经功能障碍

自主神经功能障碍又称神经营养性改变,具体表现为:早期皮肤潮红或发绀、皮温升高,干燥无汗;后期皮肤苍白、皮温降低、指(趾)甲粗糙变脆等。

二、周围神经疾病的康复功能评定

康复评定的目的在于正确判断病损的部位、性质、程度,确定康复目标,制订康复计划,评价康复疗效,及早预防。

(一)躯体康复的功能评定

周围神经的躯体康复功能评定主要从形态观察、运动功能评定、自主神经功能检查、神经干叩击试验、周围神经电生理学评定五个方面进行。

1. 形态观察

形态观察主要观察皮肤是否完整、肌肉有无肿胀或萎缩、肢体有无畸形、步态和姿势有无异常等。

2. 运动功能评定

运动功能评定包括肌力评定、关节活动范围评定、患肢周径的测量、反射检查、运动功能恢复等级的评定等。

3. 自主神经功能检查

自主神经功能检查常用发汗实验。无汗表示神经损伤,从无汗到有汗则表示神经功能恢复,而且恢复早期为多汗。常用的方法有碘淀粉试验和茚三酮试验。碘淀粉试验即在患肢检查部位涂抹2%碘酒,待其干燥后再扑以淀粉,若有出汗时则局部变蓝。茚三酮试验即将患手指腹印压在涂有茚三酮的试纸上,出现蓝紫色指纹,则表示有汗。

4. 神经干叩击试验

神经干叩击试验既可帮助判断神经损伤的部位,也可检查神经修复后再生神经纤维的生长情况。具体操作是按压或叩击神经干,局部出现针刺性疼痛,并有麻痛感向该神经支配区放射,为阳性反应,表示为神经损伤部位,或从神经修复处向远端沿神经干叩击,若有阳性反应则是神经恢复的表现。

5. 周围神经电生理学评定

周围神经电生理学评定对周围神经病损具有重要意义,能较好地反映出神经肌肉所处的功能状态,对判断周围神经病损的部位、范围、性质、程度和预后等均有重要价值。定期进行评定,可监测病损神经的再生与功能恢复的情况。常用方法有如下几种。①直流感应电测定:应用间断直流电和感应电刺激神经肌肉,根据阈值的变化和肌肉收缩反应状况,判断神经肌肉的功能状态。②强度-时间曲线:强度-时间曲线是神经肌肉兴奋性电诊断方法,通过时值测定和曲线描记判断肌肉有无失神经支配,是完全神经损伤还是部分神经损伤,并可反映神经有无再生。③肌电图检查:肌电图检查对周围神病损有重要的评定价值,可判断失神经的范围与程度以及神经再生的情况。由于神经损伤后,受累神经出现变性和坏死,这种变化多在神经损伤后3周左右才出现,故应在损伤后3周进行肌电图检查。完全神经损伤时肌肉不能自主收缩,运动单位丧失,记录不到电位,或出现纤颤电位、正锐波等;部分神经损伤时可见平均时限延长,波幅及电压降低,变化程度与损伤的轻重有关。④神经传导速度测定:神经传导速度测定对周围神经病损是最适宜的,既可用于感觉神经也可用于运动神经的功能评定,以及确定受损部位。周围神经病损后,神经传导速度改变明显。当神经完全断离时,运动和感觉神经传导消失,刺激神经无诱发电位变化,这种情况一般于神经损伤后的3~5 d出现;当神经部分断离时,神经传导速度减慢。⑤体感诱发电位在重度神经损伤和神经吻合术后初期,记录运动和感觉神经的传导速度比较困难,此时可从头部记录诱发电位,测定周围神经的传导速度,判定障碍的程度,了解神经再生的情况。

(二)心理康复的功能评定

1. 认知功能评定

(1)感觉功能评定　感觉功能评定包括浅感觉(痛觉、触觉、温度觉)检查、深感觉(位置觉、运动觉、振动觉)检查、复合感觉(皮肤定位觉、两点辨别觉、实体觉、体表图形觉)检查和空间觉能力的检查。

(2)思维功能评定　检查患者思维逻辑性、思维的量、思维速度、思维内容有无异常。

(3)记忆和注意、想象、智力功能评定　检查记忆和注意、想象、智力功能有无异常。

2. 情绪情感功能评定

检查有无情感的高涨、低落、倒错、淡漠、易激惹等异常情况;检查情感与周围环境是否协调。

3. 意志和行为功能评定

检查意志有无增强、减退,意向倒错;检查言语活动增多或减少,是否协调。

4. 意识与自知力功能评定

检查衣着是否整洁、适宜,意识是否清晰,与康复治疗师是否积极、主动配合,检查是否有自知力等。

5. 社会功能评定

检查生活是否能自理、能否完成工作、能否去上班等社会功能。

6. 日常生活活动能力评定

日常生活活动能力(ADL)评定包括躯体的日常生活活动能力(PADL)的评定和工具性日常生活活动能力(IADL)的评定。常用的标准化的躯体的日常生活活动能力评定有Barthel指数评定、Katz指数评定、PULSES评定、修订的Kenny自理评定等。常用的工具性日常生活活动能力评定有功能活动问卷(FAQ)评定、快速残疾评定量表(RDRS)评定等。

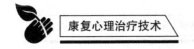

三、周围神经疾病的康复治疗

（一）周围神经疾病的治疗原则和治疗目的

1. 治疗原则

周围神经疾病的康复治疗，既要积极进行躯体康复，也要及时进行心理康复。康复治疗应早期介入，介入越早效果越好，根据病情的不同时期进行有针对性的治疗。周围神经病损后不论手术与否，均应尽早消除病因，减轻对神经的损伤。应采取综合治疗措施，以改善神经损伤所致的功能障碍。

2. 治疗目的

防治并发症，预防肌肉肌腱挛缩、关节僵硬，防止肌肉萎缩，促进受损神经再生，增强肌力，恢复运动与感觉功能，最终恢复患者的生活能力和工作能力。对于功能恢复不完全或不能恢复的功能，可使用矫形器代偿，以最大限度地恢复其生活能力，调整其心理状态，使其尽早回归社会。

（二）周围神经疾病的躯体康复

1. 早期

早期一般为发病后 5～10 d，首先要针对病因，及早消除炎症、水肿，减轻对神经的损害，预防关节挛缩的发生，为神经再生做好准备。具体措施如下。

（1）应用物理因子　早期可应用超短波、微波、激光等疗法，通过扩张血管，改善神经及周围组织的血液循环和营养代谢，提高免疫细胞的吞噬功能，既有利于消除炎症、促进水肿吸收，又有利于促进神经再生。

（2）保持关节功能位　周围神经损伤后由于肿胀、疼痛、不良的肢位、受累肌与拮抗肌之间失去平衡等因素的影响，常易出现肌肉肌腱挛缩。防止挛缩最好的方法是肢体保持良好体位，应用矫形器、石膏托、三角巾、夹板等将受累肢体各关节保持在功能位，防止挛缩等畸形发生。如腓总神经损伤足下垂时，可用足托或穿矫形鞋将踝关节保持在 90°功能位，以预防跟腱挛缩。

（3）功能锻炼　为防止关节出现挛缩和畸形，早期受累的肢体应在无痛范围内做各关节全范围、各轴向的被动运动，每天至少 1～2 次，以保持受累关节的正常活动范围，若受损程度较轻，出现主动运动时则进行主动运动。早期被动运动可有效防止肌肉萎缩和关节僵硬，运动功能部分恢复后的主动活动可刺激相应运动皮质及脊髓前角细胞，促进轴突再生。周围神经和肌腱吻合术后，要在充分固定后进行功能锻炼。

（4）肢体按摩　肢体按摩可改善血液循环，防止软组织粘连，改善关节活动度，预防和延缓肌肉萎缩的发生和发展。

（5）处理肢体出现的肿胀　周围神经损伤后，肢体出现肿胀与病损后血液和淋巴液回流受阻、组织液渗出增多有关。一般采用抬高患肢、用弹力绷带包扎、被固定的肢体做肌肉等长性收缩运动、患肢做轻柔的向心性按摩与受累肢体的被动活动、冰敷等措施。此外，物理因子（如超短波等）可改善局部血液循环，促进组织水肿和积液的吸收。

（6）保护受累部位及功能代偿部位　受累肢体因感觉障碍易发生继发性外伤（如烫伤等），且由于局部营养障碍，一旦发生损伤治疗困难、不易恢复，故应注意对受累部位多加保护，如戴手套、穿袜等。若出现外伤，可选择适当的物理因子（如紫外线、超短波、激光等）进行治疗，以促进伤口早期愈合。

（7）药物治疗　肌内注射或静脉滴注神经生长因子可促进神经再生；复合维生素、复合辅酶、甲钴胺片等神经营养药物也有促进神经再生的作用。若病情需要还可选用适当的抗生素以控制外伤感染，以减轻神经的损伤。

2. 恢复期

急性期炎症水肿消退后，即进入恢复期。早期的治疗措施仍可有选择地继续使用。此期的重点是促进神经再生、保持肌肉质量、增强肌力和促进感觉功能恢复，防止肢体发生挛缩、畸形，最大限度地恢复其功能，改善患者的日常生活和工作能力，提高患者的生活质量。

（1）促进神经再生　可选用神经营养药物及超短波、微波、激光、红外线等物理因子治疗，有利于损伤神经的再生。若有条件可行高压氧治疗，也可以用神经肌肉电刺激疗法，以能输出指数曲线波或三角波的低频脉冲电刺激疗法为首选。神经肌肉电刺激疗法可使神经肌肉兴奋性和生物电活性升高，有利于损伤神经的修复再生，可防止和延缓肌肉萎缩的发生和发展，保持和恢复肌肉质量以利于神经再支配。调制中频电疗法也能达到此作用。失神经支配后的第一个月，肌肉萎缩最快，故宜及早进行神经肌肉电刺激，且失神经后数月仍有必要采用神经肌肉电刺激疗法。

（2）应用矫形器　对于功能恢复不完全或不能恢复的功能，应根据患者的具体情况选择合适的矫形器进行代偿。矫形器在周围神经损伤中的应用可预防、矫正挛缩畸形，动力性矫形器可帮助瘫痪肢体完成某些功能性活动，下肢的某些矫形器还有承重作用。注意矫形器重量宜轻，尺寸要合适，避免对感觉丧失部位的压迫。如足部肌力不平衡导致足内翻、外翻、足下垂，可用下肢短矫形器矫正；大腿肌群无力致膝关节支撑不稳、小腿外翻、屈曲挛缩，可用下肢长矫形器矫正。

（3）手术治疗　对保守治疗无效而又有手术指征的周围神经损伤患者应及时进行手术治疗，如神经探查术、神经松解术、神经移植术、神经缝合术等。

（三）周围神经疾病患者的心理康复

周围神经疾病患者的心理康复应伴随治疗的始终。周围神经疾病患者常常伴有不同程度的心理问题，表现为否认、认知偏差、情感脆弱、焦虑、抑郁、意志减退等。让患者了解疾病的性质、程度和康复治疗方案，通过健康宣教、心理疏导等方式来消除或减轻患者的心理障碍，提高其依从性，使其发挥主观能动性，积极地进行康复治疗。

1. 自我重建

纠正患者的认知偏差，进行情感疏导，提高患者的情感表达和沟通能力，使其重新设立人生目标，提高自信，自我重建，从而促进社会和谐发展。

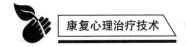

2. 感觉训练

患者病损区如有感觉过敏现象，可用不同程度的连续刺激来进行脱敏，即选用不同质地、不同材料的物品（如棉花、棉布、毛巾、毛刷、米粒、沙子等）刺激敏感区，刺激量逐渐加大，使之产生适应性和耐受性，刺激程度由弱到强，刺激物由软到硬。

局部有麻木、刺痛、灼痛者，可采用药物治疗、交感神经节封闭治疗、物理因子治疗等。感觉减退或消失、实体感缺失者，需要采用感觉重建训练法进行训练。感觉训练时先进行触觉训练，选用软物（如橡皮擦）摩擦手指掌侧皮肤，然后进行振动觉训练。

后期训练的重点是辨别觉，涉及对多种大小、形状、质地和材料不同的物体进行鉴别训练。可将一系列由不同大小、形状、质地、材料制成的日常用品（如钥匙、螺钉、曲形针、硬币、手表等）放在布袋中让患者用手触摸辨认。采用循序渐进的训练原则，即由大物体到小物体、由简单物体到复杂物体、由粗糙质地的物体到纤细质地的物体、由单一类物体到混合物体。

3. 感觉整体统合训练

周围神经疾病患者的心理康复离不开感觉整体统合训练。感觉整体统合训练适用于儿童多动症、儿童孤独症、儿童发育障碍等儿童精神疾病的治疗。

4. 功能锻炼

功能锻炼的目的是改善和维持关节活动范围，增强肌力和耐力，可采用主动-助力运动、主动运动、抗阻力运动等训练。肌电图检查出现较多动作电位时应开始增强肌力训练，以促进运动功能恢复。根据肌力检查结果，受累神经支配肌肉肌力为0～1级时，施行电刺激、电针、针灸、中枢冲动传递训练、被动运动、肌电生物反馈、等长收缩等治疗；受累神经支配肌肉肌力为2～3级时，进行主动-助力运动、主动运动及器械性运动，随着肌力的增强，逐渐减少助力，但应注意运动量不宜过大，以免肌肉疲劳。受累神经支配肌肉肌力为3级以上时，可以进行抗阻力运动，以争取肌力最大限度的恢复，同时进行速度、耐力、灵活性、协调性与平衡性的专门训练。

5. 作业治疗

根据功能障碍的部位及程度、肌力及耐力的检测结果，进行有关的作业治疗。上肢周围神经疾病患者可进行木工、编织、泥塑、打字、套圈、雕刻、缝纫、刺绣、拧螺丝等操作，下肢周围神经疾病患者可进行踏自行车、踩缝纫机等练习。同时进行日常生活活动能力的训练，如上肢练习洗脸、梳头、穿衣、伸手取物等动作，也可选择文艺和娱乐活动以改善心理状态。治疗中不断增加训练的难度与时间，以增强肌肉的灵活性和耐力，并应注意防止由于感觉障碍而引起机械摩擦性损伤。

6. 音乐疗法

音乐对心理的影响已经得到了大众的公认，音乐不仅可以放松心情，宣泄情绪，还对有创伤的神经有神奇的修复功能，不同周围神经疾病、疾病的不同时期，选择的音乐不同。

7. 其他疗法

其他疗法包括绘画、书法、运动、写日记、水疗、看心理剧等。

任务2 精神疾病患者的心理康复

一、精神疾病患者住院期间的心理康复

第一次世界大战以后,随着对精神障碍认识的增加,精神科医生、临床心理学家、护士、社会工作者及专门的职业教师对精神障碍住院治疗的发展起了促进作用。

（一）院内心理康复的环境

1. 改善住院环境

研究表明,患者的精神状态的确与医院的环境有关,长期住在精神病医院的精神分裂症患者的病态是由他们所在的环境造成的。社会环境差（如属于个人的物品少、与外界接触少等因素）与住院综合征有高度的联系。

人性化、园林化、现代化的住院环境有利于患者的病情减轻,并能使康复计划得以顺利实施。现在国内很多医院已经建立了康复病房和开放病房。实行部分精神病房开放或半开放式管理,可以逐步扩大患者的"自由化程度",增加实际生活环境,并配备较全面的康复专业人员,有计划地安排康复实施方案。开放病房具有安静优雅的环境,患者出入较为自由,管理、治疗和护理方便,患者和家属也十分容易接受。在开放或半开放病房中,患者可以不穿病号服,工作人员可以不穿工作服,医患之间较容易建立良好关系,可使患者能够较快地消除"住进精神病专科医院就等于被关进监狱"的不正确观念,也可部分缓解患者因住院引起的紧张、焦虑情绪。

2. 建立过渡性的家庭化管理式病房

进行独立生活能力训练,提供一个与家庭居所相似的环境。当患者经过药物及综合治疗,症状消失、自知力恢复、病情趋于平稳,但又不能很快为家人或社会所接纳时,可转移到这种病房。室内陈设依据一般家庭需要安排,患者可在工作人员的指导下洗衣、做饭、布置房间、读书看报等,以训练各种生活技能。白天可到院里的康复车间工作或参加娱乐活动,为正式的回归社会,做好充分的准备工作。

3. 建立过渡性就业设施

进行医院内的职业功能康复,如医院内开设的小卖部可由参加康复组的患者在工作人员的指导下经营、管理账目、定期做经济核算,使患者能亲身体验经营的乐趣,既方便住院患者购买生活物品,又使其能得到部分技能的训练。

4. 建立娱疗和体疗设施

设置多功能厅、图书室,以及球类、棋类和体育活动室等,定期组织患者参加活动。

（二）院内心理康复的措施

1. 主动性缺乏患者的康复训练

病期较长的慢性或趋于衰退的精神障碍患者多以自我服务主动性缺乏为典型特征。他们往往缺乏自我照顾的技巧、身心健康技巧、家居技巧,不能独立完成财物管理、

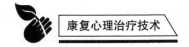

进行自我调整及自觉遵守社会公德,患者行为退缩、情感淡漠、生活懒散、仪表不整,甚至完全不能自理生活。康复治疗师要耐心、热心与诚心地对待患者,对他们的微小进步要及时给予肯定,训练时要注意循序渐进,讲究实效。工作人员要始终保持信心,尽最大的能力指导、带动、督促他们去做他们能做的事,这与"服务对象颠倒"、"让患者替工作人员干活"是完全不同的两个概念。组织带有学习提高和竞技性质的娱乐活动,如咏诗、绘画、舞蹈、书法、乐器演奏及一些体育竞赛,还可定期组织郊游、野炊等活动。

2. 应对技能的训练

训练患者关于处理和应对各种实际问题的社会交往技能,有利于患者应付在出院后遇到的与人交往中的应激,能够在社会中自立、被社会所接受。具体方法如下:开展丰富多彩的集体活动;注重个人仪表训练,自我解决问题的技能训练,药物治疗的自我管理技能训练;进行出院前的社会角色演练;建立自我服务劳动小组;增加患者与社会的实际接触等。

3. 职业技能训练

注重对实行劳动作业方面的技能训练,给患者带来希望,增强他们康复的信心及要求参加康复训练的愿望。

4. 健康宣教

对精神疾病患者及其家属进行健康宣教。对住院精神分裂症患者实施团体健康教育后,患者对教育内容的掌握,对教育满意度及相应的行为改变均明显提高,团体健康教育有利于密切联系护患关系,尤其可使患者得到最大限度的受益,值得推广。

(三)住院综合征的预防

巴顿和戈夫曼描述了住院综合征,其特征是:情感淡漠;主动性缺乏;兴趣丧失(不参加或不积极参加各种活动);顺从;不能表达自己的感受;对工作人员不正确的命令不会表现出不满;独立性丧失;个人的习惯、打扮和一般的生活标准退化。

就住院时间的长短来说,患者在医院呆得越长,出院的可能性越小,且易形成"新的慢性患者"。关于"新的慢性患者"的定义是,年龄在 18～64 岁之间,住院时间在 1～6 年之间的患者。一般连续住院 2 年以上者出院的可能性会急剧下降。住院 2 年通常被视为一般患者转为慢性患者的标准,并可发现他们住院的时间越长,要出院的态度就越不迫切。新的慢性患者继续留住医院里的原因并非都是纯医学上的。调查表明,约1/3的人已不需要持续的住院照顾,如果可提供其他支持场所的话,他们就可以出院,其中20%的人可以推荐到由医务人员管理的宿舍中去生活和外出就业。另外我国国内的资料表明,在 15～59 岁的精神残疾者中,78.6%的患者尚具有一定的劳动能力,只要适当地给予训练是可以回归社会,成为自食其力者。

关于住院综合征的形成,巴顿提出了 8 项与住院综合征有关的原因:①失去与外界的接触;②强制性空闲;③暴行、恐吓和戏弄;④医务人员的专横;⑤失去了知己的朋友、私人财产和缺少个人生活事件(如生日);⑥药物;⑦病房的气氛;⑧失去了出院的指望。

国内外许多专家提示,只要患者继续住院,住院综合征就是"难以改变的、不可避免的和无期限的"。从以上观点分析,住院综合征的产生并不应仅仅归咎于延长了住院时间,住任何医院都会产生不良的影响,这些不良影响包括:住院危机(住院的应激);耻辱;态度的改变和期望的降低;增加了再次入院的风险;社会地位的下降;给家庭增加了经济开支;出院后的应激等。纠正因住院给患者带来的影响,可以尝试做下列的工作:患者重新建立接触(与病房的工作人员、家庭成员及周围的环境);每天给患者安排 14 h 的活动(包括一系列有益的工作、娱乐、社会活动,以及病房工作、刮胡子、修饰、打扮、穿衣等自我照顾);重新开发社会技能、训练风度;学习烹饪及做家务;体育锻炼、工作;杜绝暴行、恐吓和戏弄;改善专业人员的态度;鼓励患者交朋友、拥有私人物品和享受个人生活事件;减少药物;提供一种家庭化的、友好的、随和的病房气氛;让患者看到出院后生活的安排、工作及朋友的前景。

二、精神疾病患者家庭病房的心理康复

(一)精神疾病患者给家庭带来的家庭负担和应对

20 世纪 50 年代中期,美国的社会学家 Clausen 等认为,家庭负担是指患者对其家庭和有关成员(或照顾者)造成的问题、困难或不良影响。负担的存在打乱了家庭成员之间原有的相互关系,使一方承担更多的义务或责任,使其社会活动也受到限制,并伴有主观上的不满。家庭负担的另一个严重后果是使家庭的日常生活和社会交往受到限制。

从 20 世纪 60 年代开始,大量原来长期住院的精神病患者重新返回了家庭和社会,加重了家庭照顾和支持的责任,引起了各种家庭负担及应激状态等。Falloon 将功能性精神病的环境应激来源分为两种,即日常生活环境的应激和应激性生活事件。Falloon 认为,如在那些易伤倾向患者所生活的社会环境中施行有效处理应激的应付措施,精神分裂症、抑郁症等精神疾病的发病危险性就会降低,还提出在家庭中采取处理应激的应付措施合并使用适当的精神药物,对开展重性精神疾病的社区康复和预防慢性残疾颇有实用价值。

宋立升等发表的题为"精神分裂症患者的家庭负担"一文中,阐述了精神分裂症患者的家庭主要照顾者中 38% 存在明显的心理障碍,以严重抑郁和焦虑、失眠较为突出。

情绪表露已成为掌握精神疾病患者家庭问题或缺陷的一项重要指标,目前国际上评定情绪表露均采用 Camberwell 家庭会谈表,为了使亲属更从容自然,会谈通常在其家中进行,也可在医生办公室进行。会谈主要针对批判性意见、敌对表现、情绪过分卷入、关怀程度及肯定性评论五方面展开。由此引发了家庭干预的研究和探索。

家庭干预是近年来普遍受到重视的一项心理与社会康复手段,也是目前流行的康复对策。Bateson、Lidz 及 Wynne 等从不同的角度探讨家庭交流关系,指出不良的家庭关系和交流方式与患者的病态表现相关联。也有学者认为,用心理教育性家庭干预方案来帮助家庭成员,现在比以往更有成功的可能性,从而逐渐掀起对家庭采用医疗及康复措施的研究探讨。家庭干预的内容包括对危机指向性心理干预、教育与亲属相互支

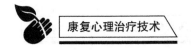

持性家庭干预、行为训练性家庭干预、心理教育和生存技能训练性家庭干预。调查表明，面对面的会谈和家庭聚会对精神病患者及其家属的心理康复效果显著。

（二）面对精神疾病患者特征性症状和困扰性行为的心理康复

（1）幻觉　家庭成员告诉患者其感知的是幻觉，不与其争辩；帮助患者带着问题继续常规生活，继续常规工作，尽量保持社会功能。

（2）妄想　转移注意力或用消退的技巧弱化患者的妄想状态，教会患者只和医生或亲属讨论妄想，否则人们将对患者采取否定态度；若患者变得很困扰，应和医生商量对策。

（3）缺乏主动性　给患者规定每天最少应该完成的任务，完成时及时鼓励，提供适当的社交活动。

（4）焦虑　和患者交谈他（她）所害怕的话题，并适当抚慰；学习用放松训练来替代焦虑表达。患者需要时应和医生讨论。

（5）抑郁　认识某些常见的抑郁感受；从疾病一开始就强调鼓励患者的成绩；针对现实目标，要求患者分几个步骤逐渐达到；如抑郁恶化，必须及时提请医生注意。

（6）自杀观念　识别预兆，必须慎重对待，并向医生报告。

（7）攻击性与暴力行为　如患者失去控制，帮助他（她）重新获得控制；如患者进行要挟，设法进行限制。

（8）外逃　有外逃倾向的精神病患者应该有人陪护，要善待患者，外逃行为是疾病客观所致，不是主观行为。

（9）异食和幻味、幻嗅　家属尽量和患者一起进餐，有自罪妄想的患者除外。

（10）失眠　精神病患者的睡眠非常关键，精神病患者失眠可以导致精神疾病的复发。具体康复措施见本书的睡眠障碍的相关内容。

还应注意的是：家庭成员不能急于求成，患者状况会一点点改善；家庭成员应和其他有关亲友取得一致意见，避免情绪过分卷入，发展家庭特有的户外兴趣爱好；家庭成员应学习行为理论，学习强化、塑造、暂停、行为排练的技巧。家庭成员应学习、改进家庭成员之间相互交流的技巧：①学习在什么时候进行交流，如不要在你感到烦恼时交流等；②每一次选择一个问题进行交流；③既要注意语言性交流，也要注意非语言性交流；④家庭成员与患者的交流要保持简明扼要，谈某些积极性质的内容，认清你想加以改变的某种行为，说明如果行为改变后你会感到什么，仔细倾听亲友说些什么。

三、精神疾病患者的社区心理康复

1981 年，世界卫生组织提出"以社区为基地的康复"（简称社区康复，CBR），其定义为：社区康复是指在社区的层面上采取的康复措施，这些措施是利用和依靠社区的人力、物力和技术资源来进行的，包括依靠有残损、残疾和残障的人员本身以及他们的家庭和社会。社区康复的工作目标是给康复对象进行必要的训练，提供受教育与就业的机会，使他们参与正常的家庭和社会生活，以及恢复其作为一个普通人的尊严。这基本上属于心理与社会康复的范畴。

上海市于 1956 年成立了由卫生局、民政局和公安局负责人组成的“三人小组”，下设办公室，各区县陆续建立了精神病防治站（院），开设精神科门诊点，推广由大街道主办的精神病患者治疗组，形成市-区（县）-街道（乡镇）三级精神病防治网。它的主体包括行政管理部门、专业机构和社区防治康复设施三个系统，康复服务的主要对象是精神分裂症和部分精神发育迟滞者，上海市的社区精神病防治康复工作取得了显著的成绩。上海市及其他地区在这方面的工作经验，证明了坚持推行以上的社区康复组织网络是十分必要的。

四、精神疾病患者日间照顾的心理康复

（一）日间照顾概述

1933 年，Dzhagarov 首创了日间照顾又称日间治疗。当时由于苏联严重缺乏收治重度精神病患者的床位，而住院患者多数为慢性精神分裂症患者，Dzhagarov 创立了日间照顾代替住院治疗，为需要长期住院的精神病患者短期内提供床位，减少了住院开支。1947 年，Cameron 在加拿大蒙特利尔的 Allen 纪念研究所创办了一所日间医院，旨在减少对住院患者的 24 h 服务，并认为这种方式对许多患者都有益。1948 年，Bierer 将日间医院作为住院治疗和门诊治疗的过渡形式介绍到英国，利用集体和个人心理治疗、职业治疗、娱乐治疗、艺术治疗等形式达到治疗目的。从此，日间治疗在世界各国得以迅速发展。1898 年，美国人 Kerr 在广州建立了我国第一所精神病收容所。20 世纪 50 年代，全国范围内开展了神经衰弱的集体综合治疗。20 世纪 70 年代以来，南京等地儿童精神病治疗机构定期派出医疗队到厂矿、农村设立家庭病床、防治点或防治站，举办暑期日间治疗班。天津、河南等地举办了随访门诊，使患者定期返院，了解病情，解决治疗和预防中的问题，其形式均为日间照顾。

（二）日间照顾对儿童精神疾病患者的心理康复作用

日间治疗、家庭病床等治疗形式与住院治疗相辅相成、互为补充，但花费更低，在治疗中不必与家人分开，能加强与家人的情感联系，更弥补了住院治疗的不足。1961 年，Connell 开设了世界第一家儿童日间病房。日间住院、夜间住院和周末住院是精神疾病住院治疗的补充，对住院治疗后病情好转不必继续住院，但又不能正常适应社会生活者提供灵活、全面的服务。它与精神卫生中心、社区保健中心相联系，已经成为欧美国家社区精神疾病防治措施的主要形式之一，为患者重返社会提供了帮助。

儿童精神疾病患者的日间照顾，可以缩短儿童住院时间，儿童不用像住院治疗那样与家人分开，能得到家人的照顾和关心，治疗花费也明显低于住院治疗的。日间照顾以小组的形式，对有精神障碍或其他行为问题儿童提供日间服务。它利用环境因素的影响，一方面对患儿进行医药治疗，另一方面将患儿安置于人为设计的控制条件下，组织他们生活、学习，进行文娱、体育、音乐、美术、劳动、郊游等多项活动，使精神活动或病态行为在各种活动中表现出来，供康复治疗师掌握和分析，并在活动中修复精神创伤，恢

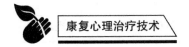

复丧失的能力,减轻痛苦体验,消除不平衡心理状态,使患儿早日回归到家庭、学校等社会生活中去。其目的是为儿童提供有组织的、更集中的或某些特殊的治疗。

（三）日间照顾对儿童精神疾病患者的心理康复技巧

（1）康复治疗师要态度和蔼、端正,服务热情,技术熟练,情绪稳定,在治疗小组内能相互配合。

（2）日间照顾的环境要清新、安静,采光及通风良好,病房布置要有利于儿童身心的健康发展。

（3）日间照顾适应于精神发育迟滞、情绪障碍、品行障碍、注意缺陷多动障碍、抽动-秽语综合征、抽动症、有不良习惯以及经住院治疗症状得到缓解但还不能适应社会生活的精神分裂症者,但对于精神症状危急的伤人毁物者、意识障碍者、有自杀行为和明显器质性脑病者、精神活性物质依赖和戒断综合征患者,则不宜采用日间照顾。

（4）采用日间照顾时可以在早上由家长护送患儿到医院,傍晚由家长接回家中,儿童早来晚归犹如平时上幼儿园或学校,亲子关系不会受到像住院时那样的影响,也不会造成患儿忧伤、恋家、分离性焦虑、紧张恐惧的痛苦体验。患儿早上到医院进行治疗暂时与家人分离,晚上重聚会使亲子关系更加密切。Bentovim甚至建议严重障碍的学龄前儿童,其父母也可一同到日间医院参加治疗。日间照顾对病情不严重的患儿很适合,既照顾了个体所需要的治疗,也不会中断其社会和家庭生活。

（5）日间照顾前应详细了解患儿的生长发育史,疾病产生的原因或可能的诱因,性格特征,兴趣爱好,道德品质,在校表现和学习成绩,家庭环境,父母感情,性格特征及对子女的教育方式等,掌握患儿病情,为进一步治疗和指导奠定基础。

（6）对初到日间医院的患儿,康复治疗师要注意接触他们,消除他们对医院和工作人员的恐惧和神秘感,帮助其解决分离焦虑并介绍其他工作人员和小伙伴。日间治疗采取药物治疗、心理治疗、行为治疗、认知治疗及游戏、艺术、心理剧、教育等治疗相结合的综合治疗方法,根据患儿症状、诊断的特殊性,选择合适的有效治疗。

（7）具体操作步骤:早晨学习文化课或特殊教育课,课间休息 10～20 min,中午采用药物治疗,午后休息,饮水,加餐,分组进行游戏、艺术等综合治疗,并总结当天治疗情况,患儿谈收获,向家长谈结果,并与之讨论次日治疗计划,离开日间医院返家。

（8）对社交恐惧症和过度害羞或恐惧的儿童,需要一个不会使之困窘但又能吸引他参加的活动,如游戏、音乐等,集体活动可帮助儿童消除焦虑,讲故事能改善儿童的语言技能,定时就餐或加餐可解决儿童的喂养和进食问题。由于同龄人文化环境的相似性,年龄较大的儿童往往可以帮助年龄较小的儿童克服对康复治疗师的紧张感。

（9）攻击性多动儿童需要置于预先布置的特殊环境,用集中注意和暂时隔离的方法,增加其对挫折的忍耐性,减轻暴力反应,若患儿冲动减少即可获得奖励。

（10）给躁狂症患儿所安排的活动宜平静而有规律,不要过于喧闹,同时要投其所好,使其"过剩"的精力有所发挥,可安排体操、组织一些儿童活动等。

（11）给抑郁症患儿安排的活动以较有热烈气氛者为宜,安排劳动能鼓励其信心,参加文体活动能激发其兴趣。

（12）日间照顾前、后要各举行一次家长座谈会，交流经验，提出建议，要求家长不要因患儿有精神障碍去责备患儿或自责，对患儿行为及品行问题要理解，配合康复治疗师对其进行治疗和矫正。

（13）家长应学习亲子关系的沟通技巧，了解父母和子女在家庭中的角色，对患儿进行测评，学习亲子沟通技巧，对青少年进行行为矫正。

 能力检测

1. 应从哪几个方面对周围神经疾病患者的心理功能进行评定？

2. 周围神经疾病患者的心理康复技巧都有哪些？

3. 以下是一个案例，请你根据所学到的知识进行解释。

患者，女，39岁，某工厂女工，初中毕业，性格开朗，因连夜加班缺少睡眠，不小心将手指伸进了机器，右手食指、中指、无名指均受伤，并感染，后不得已而截肢。截肢术一天后醒来，感觉右手食指、中指、无名指仍然存在，并感觉受伤手指剧痛。请根据你所学习的知识，对此进行解答，并设计心理康复计划。

4. 精神疾病患者特征性症状和困扰性行为的心理康复有哪些技巧？

5. 日间照顾对儿童精神疾病患者进行心理康复时要注意哪些方面？

（于颖新）

項目 **15**

常见传染病患者的心理康复

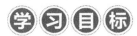

掌握：传染病、结核病、病毒性肝炎、艾滋病的概念。

熟悉：结核病患者的心理特点；病毒性肝炎患者的心理特点；艾滋病患者的心理特点。

了解：结核病患者的心理康复方法；病毒性肝炎患者的心理康复方法；艾滋病患者的心理康复方法。

案例引导

2010年5月3日，李某来到了某大桥欲纵身跳下，被环卫工人和民警救下。李某说，他今年30岁，2004年患上肺结核病，没当回事儿，2005年病情加重，伴有咯血症状，家里把地租了出去，换了6000元钱，老父亲陪他看病，他却中途放弃了治疗，开始流浪。李某说治病最少要9个月，他没有钱，为了不拖累家人，不传染家人，他选择到处流浪，最终产生了轻生的念头。

任务1 结核病患者的心理康复

一、结核病的概念

传染病是指由各种病原体引起的能在人与人、动物与动物或人与动物之间相互传播的一类疾病。病原体中大部分为微生物，小部分为寄生虫，由寄生虫引起者又称寄生虫病。对于有些传染病，防疫部门必须及时掌握其发病情况，及时采取措施，因此一旦发现应按规定时间及时向当地防疫部门报告，这类传染病称为法定传染病。

结核病是由结核杆菌感染引起的慢性传染病。结核杆菌可以侵入人体全身各器官，但主要侵犯肺。结核病又称为痨病和"白色瘟疫"，是一种古老的传染病，自有人类以来就有结核病。结核病是青年人容易发生的一种慢性和缓发的传染病，潜伏期为4～8周，一年四季都可以发病，15～35岁是结核病的高发年龄段，其中80％发生在肺部，其他部位（颈淋巴、脑膜、腹膜、肠、皮肤、骨骼）也可继发感染。人与人之间呼吸道传播是本病传染的主要方式。传染源是接触排菌的结核病患者。新中国成立后人们的生活水平不断提高,结核病已基本控制,随着环境污染和艾滋病的传播,结核病又卷土重来,发病率愈演愈烈。中国是世界上22个结核病高发国家之一,肺结核病患者人数仅次于印度的。遏制结核病的流行、有效防治结核病已经到了刻不容缓的地步。

二、结核病患者的心理康复

(一)结核病患者的心理特点

结核病患者由于年龄、性格、文化水平、经济状况、生活环境各不相同,心理障碍的表现形式也各不相同,常见如下类型。

(1)疑病型 有些患者平时身体健康,无任何不适感,偶尔在体检时发现结核病,他们怀疑诊断的正确性,满不在乎,拒绝治疗。对于这样的患者要向他们宣传结核病知识,使他们相信科学,早期治疗,早期康复。

(2)恐惧型 一些患者缺乏结核病的知识,一旦得知患上结核病,立即产生恐惧心理,具体表现为:①怕疾病难治愈;②怕影响学习和工作;③怕病情让他人知道受到歧视;④怕长时间用药产生副作用;⑤年轻人怕将来影响升学、就业及婚姻,老年人既怕影响子女的健康,又怕子女嫌弃;⑥家庭困难的患者怕给家庭增加经济负担,影响家庭的和睦。要向患者宣传结核病的防治知识,使他们知道结核病只要规律、全程用药,是可以彻底治愈的,治愈后可以和正常人一样学习、生活和工作,所以要增强他们战胜疾病的勇气和信心。

(3)急躁型 结核病属于慢性病,病程长,需要长期服药。患者容易产生急躁情绪,特别是病情严重者,由于身体不适和环境的改变,致使其心情焦虑,遇事不冷静,对周围的人和事易产生不满及厌倦情绪,严重者对治疗可产生抵触情绪。对于这样的患者,要充分理解和包容他们,用周到的服务、热情的态度、耐心的解释感化他们,使他们主动配合治疗。

(4)悲痛失望型 一些患者常有孤独无助的感觉,对周围一切都丧失信心,特别是性格内向的人,表现出抑郁、寡言、情绪低落、敏感多疑,有的出现食欲减退和睡眠障碍。对于这样的患者,要关心他们,细心照顾他们,多和他们沟通,加强语言交流,帮助他们树立战胜疾病的勇气,为其创造良好的康复环境。

(二)结核病患者的心理康复

近年来由于医学模式的转变,重视了社会、心理因素在一些常见疾病的病因学中的作用。而肺结核病这类传染性疾病,就其病因来说,结核杆菌感染无疑是发病的主要因素,但正如中医所言:外感"六淫之邪",内伤"七情之变",也是削弱正气,造成器官功能失调,增加人体对病原体易感性的重要原因。

国内外大量研究资料表明,心理应激可导致精神紧张,产生负性情绪,使机体抵抗力降低,是结核病发生、发展、恶化或复发的诱因之一。肺结核患者多发生在文化水平低、经济条件差的群体中,患者经历的负性生活事件较一般人的多,症状自评量表

(SCL-90)的测评结果显示,他们的主要心理问题是躯体化、抑郁、焦虑、恐惧、强迫症状和精神病性,心理障碍评分与社会支持呈负相关。这些因素可能通过影响心理和免疫力增加机体对结核病的易感性。20世纪90年代后美国将精神卫生技术成功地运用于结核病的防治,不仅提高了患者的依从性,而且促进了医生、患者及社区的配合,有效遏制了结核病的蔓延。美国学者亚历山大和科布在谈到心身疾病时认为,心身医学并不停留于结核杆菌引起疾病的一般观点,除了考虑生物体的免疫力、感染、抵抗力之外,还应当重视患者的情感因素对疾病的影响。在实际观察中也发现,肺结核病患者的治愈与患者的心理状态有很大关系,有时消极情绪给患者造成的痛苦和危害比肺结核病引起的器质性损害更为持久和严重,因此结核病康复中心理康复非常重要。

(1)支持性心理治疗　支持性心理治疗是指为患者提供支持,善用患者的潜在资源与能力,协助患者渡过危机,以较有效的方式去处理所面对的困难或挫折。通过支持性心理治疗可以给患者提供安全感,使其对自己困境的解脱感到有希望,增强患者对疾病的康复信心。建立良好的医患关系,为患者营造良好的、宽松安静的治疗环境,细致地观察患者的心理反应,有针对性地采取心理护理措施。通过开导、解释、安慰等方法,消除患者的心理障碍,耐心听取患者的疑问。

(2)认知疗法　认知疗法适用于对结核病的性质、严重程度及诊疗过程等方面的认识出现问题,再加上受疾病长期的折磨,造成患者经济和精神上的双重负担,患者情绪不稳定,易出现焦虑、恐惧、抑郁和孤独感等消极情绪者。医务人员通过合理的沟通技巧,有针对性地进行结核病知识的宣传教育,使他们了解结核病的病因、诱因、性质、用药、预后、传播途径等。帮助他们纠正错误的认识,让患者知道在疾病的发生、发展及转归过程中都与心理、社会因素的刺激有关。除医务人员的解释之外,可在患者之间展开自我教育和经验交流,请某些已经治愈的结核病患者"现身说法",会起到事半功倍的效果。

(3)行为指导法　结核病是一种慢性消耗性疾病,饮食宜清淡,应多食富含蛋白质、维生素的食物。咯血期间,禁止患者食用辛辣、刺激性强或过热的食物,患者应绝对卧床休息。合并肺心病的患者应进食低盐饮食。结核性脑膜炎患者应减少不良刺激。肺结核病患者病情趋向稳定时,才可适当参加轻度的体育锻炼,如慢跑、太极拳、呼吸操等。平时应保持充足的睡眠,节制性生活。妊娠合并肺结核病时服用抗结核病药物引起的胃肠不适及妊娠反应,会使患者营养摄入受影响,对患者疾病恢复、供应胎儿的营养物质产生负面作用,部分抗结核病药物对胎儿的成长有一定不良反应或致畸作用,因此育龄妇女患者要采取避孕措施。

(4)家属的健康教育　大多数患者经过规范的治疗,都可以治愈,家属要在精神上、生活上给予患者更多的关心和照顾,督促其按时、规律、全程服药,完成疗程,还应采取有效的隔离措施。患者会担心受到家属、朋友、社会的歧视,影响前途甚至人际交往,因此健康教育已成为控制结核病传播的重要措施之一。通过对结核病患者的心理干预与健康教育,能够使患者及家属更好地配合治疗与护理,促使患者早日康复,防止结核病复发,不断提高结核病患者的生存质量。

任务2 病毒性肝炎患者的心理康复

一、概述

病毒性肝炎(viral hepatitis)是指由多种肝炎病毒引起的,以肝脏炎症和坏死病变为主的一组传染病,主要通过粪-口、血液或体液传播。临床上以疲乏、食欲减退、肝肿大、肝功能异常为主要表现,部分病例可出现黄疸,无症状的感染常见。

按病毒类型分类,目前已发现的病毒性肝炎(简称肝炎)至少可分为甲型、乙型、丙型、丁型、戊型、庚型和输血传播病毒(TTV)肝炎,其中甲型肝炎和戊型肝炎主要表现为急性肝炎,乙型、丙型、丁型肝炎主要表现为慢性肝炎,并可发展为肝硬化和肝细胞癌。

各型肝炎(除 TTV 肝炎外)对比一览表如表 15-1 所示。

表 15-1 各型肝炎对比一览表

肝炎类型和对应病毒缩写	病毒大小、性质	潜伏期/周	传染途径	转成慢性肝炎	暴发型肝炎
甲型肝炎(HAV)	27nm,单链RNA	2～6	肠道	无	0.1%～0.4%
乙型肝炎(HBV)	43nm,DNA	4～26	分泌物、血液	5%～10%	小于1%
丙型肝炎(HCV)	30～60nm,单链RNA	2～26	分泌物、血液	大于50%	极少
丁型肝炎(HDV)	缺陷性RNA	4～7	分泌物、血液	共同感染小于5%,重叠感染80%	共同感染3%～4%,重叠感染7%～10%
戊型肝炎(HEV)	32～34nm,单链RNA	2～8	肠道	无	合并妊娠20%
庚型肝炎(HGV)	单链RNA	—	输血、注射	无	—

注:共同感染是指 HDV 与 HBV 同时感染;重叠感染是指在慢性 HBV 感染的基础上重叠感染 HDV。

二、病毒性肝炎患者的心理康复

(一)病毒性肝炎患者的心理特点

(1)焦虑、恐惧心理 作为传染病患者,患者关切的首要问题是是否会传染家属、还有一些患者作为社会和家庭的主要劳动力,担心生活和工作受到影响。他们既希望和家属在一起,又怕传染他人,内心十分矛盾,关心亲人及同事能否接受自己,今后能否正常工作、生活等。思想上的沉重包袱使乙型肝炎患者感到恐惧和焦虑。焦虑、恐惧是心理紧张和不愉快的期待心理,这种消极的情绪,来自于本身疾病久治不愈的心理体验,是一种预感到威胁性刺激而无法应对的痛苦反应。恐惧、绝望使重型肝炎患者常表现出烦躁不安、精神紧张。特别是看到同病患者抢救或死亡时,都会给其他患者造成很大的恐惧感,甚至导致病情加重或恶化。

(2)悲观、抑郁心理　悲观、抑郁心理除学龄前儿童少见外,其他年龄组均常见,常常在交谈中发现。具有自卑心理的患者一般少言寡语,说话小心谨慎,造成这种心理的主要原因是由于社会上普遍缺乏对肝炎传播途径的了解,对肝炎患者表现出过度的无原则的"避而远之",视肝炎如瘟神,甚至在招聘工作时将乙型肝炎患者拒之门外。对肝炎患者采取歧视态度,使患者产生孤独感和被遗弃感,在社会上总感到低人一等,整日愁眉苦脸,不愿与人交谈,不积极配合治疗。另外由于治疗费用较高,加之治疗时间较长,使许多家庭日渐贫困,甚至举债治疗,加重了患者的自卑、消极、悲观厌世的心理,导致其病情加重。

(3)孤独、寂寞心理　由于乙型肝炎是一种传染病,在住院期间必须采取消毒、隔离措施,限制活动时间及探视时间,患者不能忍受隔离的寂寞,有度日如年之感。有的患者担心在医院里受到其他疾病的传染,处处小心谨慎,不想与他人接触,因此产生苦闷、孤独、寂寞的心理。

(4)易怒心理　中医认为"肝主疏泄,喜条达",而肝炎患者往往容易出现肝气郁结,气滞化火,肝经郁火的病理表现。由于目前治疗肝炎尚无特效药物,患者久经治疗,化验指标长期不能转阴,加上工作、家庭及经济等因素的影响,常表现为情绪易激动,动辄就对医务人员或家属发脾气,事后又后悔。特别是重型肝炎病情发展快,来势凶猛,患者自觉症状明显,患者常表现出恐惧不安的情绪,唯恐病情加重,易出现急于求成、希望药到病除的心理。若未达到自己预期效果,患者则表现出急躁易怒、烦躁不安、失眠等,将治疗效果归因于医务人员技术水平低,工作不负责任。此种情绪如不及时纠正和正确引导,可加重病情,使疾病更加恶化。

(二)病毒性肝炎患者的心理康复干预措施

(1)认知疗法　改变病毒性肝炎患者的不良认知和不良情绪。有些患者由于对肝炎知识一知半解,故对疾病有一个错误的认识,不配合治疗或丧失信心,甚至产生厌世、绝望心理。例如,有的患者觉得得了肝炎就会转化为肝癌,就等于判了死刑,从而消极对待,不能积极配合治疗。有的患者不能正视患病事实,产生一种逆反心理,悔恨自己疏忽大意,埋怨别人把疾病传染给自己,压抑的情绪难以宣泄,转换成对他人和社会的怨恨、报复心理。对素质较高的干部和专业人员可采用杨德森教授始创的"道家认知疗法"进行心理治疗,以谈话的方式,适时导入"利而不害,为而不争,少私寡欲,知足知止,知和处下,以柔克刚,清静无为,顺其自然"的道家哲学思想,引导患者降低追名逐利的欲望,不安排过多工作,对己对人不苛求完美,对财富的追求适可而止,知足常乐,不急不躁,寻求最好的治疗结果。

(2)行为指导 许多患者有不良的习惯,如饮酒、吸烟。不良的生活方式在疾病的发生、发展及病毒传播方面起着重要的作用,向患者讲明利害关系,逐步帮助其纠正不良的生活方式,同时还可以对其进行放松训练指导。每天早晚各1次,每次30 min,先让患者聆听舒缓、优美的音乐,帮助患者采取舒适的体位,先解释方法,再进行示范,然后指导患者有序地松弛全身肌肉,配合深呼吸,使躯体放松,让患者体会放松后的情绪体验,保持心情舒畅,以缓解焦虑情绪,达到治疗和康复的目的。

(3)集体心理治疗 医院每周举行工休座谈会进行集体讲课,将患者集中起来进行语言交谈,或组织患者进行小组讨论,收集患者疑问最多的问题,定期举办咨询会,让科室主任和护士长解答,鼓励患者之间交谈战胜疾病的经验,相互倾诉在治疗过程中的感受,让患者从治疗较好的患者身上看到希望。制作肝炎防治知识卡片、宣传册,发放到患者手中,或者定期出宣传报,介绍肝炎基本知识、防治方法、用药指导、饮食要求、复查的意义,并详细说明不规则用药、滥用药物的危害。对未戒烟、戒酒者说明烟、酒对肝脏的损害机制。

(4)家庭及社会的支持治疗 帮助患者建立持续的情感支持。患者的情感支持主要来自于家属。家属在患者患病期间同样承受着巨大的精神压力和经济负担,家属的态度和行为直接影响着患者的情绪反应,做好家属的思想工作,指导其关心、帮助患者,体谅、尊重患者,在生活上给予细心的照料,精神上给予鼓励和支持,使患者心情愉快,体验到家庭的温暖。让家庭成员或单位领导与患者交谈,解决其实际困难,从而减少患者的负性情绪,使患者心情平和,积极配合治疗,促进疾病康复。

任务3 艾滋病患者的心理康复

一、概述

艾滋病(AIDS)已成为全球危害公众生命健康,危及社会稳定的严重传染性疾病。据2007年评估数据显示,中国现有艾滋病病毒(HIV)感染者和艾滋病患者约70万人,其中艾滋病患者约8.5万人。艾滋病在中国的流行分布已经转入了广泛流行期,然而,艾滋病患者却普遍存在着严重的心理障碍,并面临着公众的歧视、憎恶和抛弃。在艾滋病药物还不能有效治疗的今天,对艾滋病患者的心理干预和治疗便显得尤为重要。

二、艾滋病患者的心理康复

(一)艾滋病患者的生活质量

对于慢性的、传染的、致命的、还没有有效治疗措施的艾滋病来讲,患者群的生活质量尤其应受到关注。多数研究者认为,艾滋病病毒感染者和艾滋病患者的生存质量差

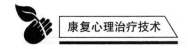

于正常人群的,具体表现在以下几个方面。

(1)生理功能　由于艾滋病病毒攻击人体的免疫细胞,使得人体的免疫功能下降。随着病情的发展,不同患者的表现也不同,有发热、腹泻、脱发、乏力、皮疹、外周神经炎、食欲减退等,同时还伴有其他系统的相关疾病,病情严重的患者还伴有各种肿瘤,同时发生二重感染的机会也大大增加。这些都直接导致其工作和劳动能力急剧下降,从而使经济、生活陷入困境。

(2)心理功能　患者一旦被确诊为艾滋病,其心理就会类似于晚期癌症患者的,即出现否认、愤怒、无望、无助等负性情绪,尤其是以往有人格障碍、物质滥用者更易出现此特征。若患者怀疑自己得此病与他最亲密的人有关,就会出现厌恶、挑剔,甚至报复行为。Burgoyne 等的研究显示,艾滋病病毒感染者/艾滋病患者生活质量的躯体功能维度和心理功能维度的得分低于一般人群的。同时社会对艾滋病患者的歧视和敌意使患者在人际关系、社会环境等方面遭遇诸多困难。对于早期疾病症状不明显的艾滋病病毒感染者来说,他们在社会心理领域受到的影响远远大于身体上的。与正常人相比,艾滋病病毒感染者/艾滋病患者的心理健康状况不佳,如情绪障碍、焦虑、抑郁、强迫、恐惧等负性心理明显增多,与此同时由于社会对其有不同程度的歧视,更加剧了他们的这些负性心理,因此严重影响了他们的生活质量,使其身体状况恶化、劳动能力丧失、劳动权力被剥夺、受到歧视和排斥,而且在心理压力、精神状态等方面都受到影响。

(3)社会功能　有关调查结果表明:30.4%的艾滋病病毒感染者在感染后能够继续学习和工作;84.4%的艾滋病病毒感染者的配偶能够继续学习和工作;85.3%的艾滋病病毒感染者的子女能够上学;98.0%的艾滋病病毒感染者的家庭生活困难;公开自己被感染后,有 31.0%的艾滋病病毒感染者认为邻居和同事不能像以往一样和他们交往。Friedland 等的研究结果显示,艾滋病病毒感染者/艾滋病患者的生活质量和主观性评分低于正常平均值。

有研究显示,多种因素在不同层面影响着艾滋病患者的生活质量,其中心理因素的作用最为显著。因此,在对艾滋病患者进行相关药物治疗和行为干预的同时,心理干预也尤为重要。

(二)艾滋病患者的心理康复干预措施

1. 心理干预原则

(1)支持和理解是对患者最大的安慰。艾滋病病毒感染者/艾滋病患者的最初确诊结果对患者来说是足以击垮一切的打击,各种各样的负性情绪,甚至绝望、厌世充满了他们的头脑,这时候最需要亲人的支持和理解,表达和患者一起共渡难关的语言会让患者产生莫大的安慰和与疾病斗争的信心。

(2)让患者宣泄表达自己的情绪。过多消极情绪的压抑会造成对身体的进一步损害,因此应鼓励患者倾诉、表达一些负性情绪,如愤怒、恐惧、悲哀、绝望等,否则这些负性情绪会在体内越聚越多。当然,宣泄的时候,应采取一些不会危害他人的、合适的方式,可采用空椅、心理剧、生命线等方式。

（3）鼓励患者与其他患者建立联系。和自己有相同经历与境遇的人谈自己的感受，表达自己的情感，分享自己的经验，对患者来说是最大的情感支持，所以团体或小组式的心理辅导能使患者与其他人建立联系，通过相互倾诉、相互鼓励，获得良好的支持，增强其与疾病斗争的信心，并有利于提高患者的生活质量。

（4）鼓励患者从积极的角度考虑问题。积极的思维会带来良好的情绪，能够激活体内的免疫系统，增强免疫功能，提高抵抗力，因此应鼓励患者避免沉溺于糟糕的情境，要从生活中的积极面看问题，可采用认知重构、积极对话、积极应对训练等有效技术改变患者的心理，使其学会有效的应对方法和措施。

（5）鼓励艾滋病病毒感染者/艾滋病患者为希望和责任而活。希望能使艾滋病病毒感染者/艾滋病患者保持乐观的生活态度，赢得生存时间。虽然其被感染了，但生存机会一样存在，药物能使该病的病情和其他慢性病一样得到长期控制。为了家人和孩子而活着是艾滋病病毒感染者/艾滋病患者的责任，只有负责任的行为才能为他们赢得尊严、理解和帮助。另外，应使艾滋病病毒感染者/艾滋病患者认识到他是在与一个人类尚未攻克的、新的疾病抗争，他并不孤单，其身后有千千万万的人为了攻克艾滋病在努力工作着，所以，延长生存时间本身就是对这场攻坚战作出的贡献。

2. 主要心理干预方法

（1）**支持性心理治疗**　支持性心理治疗包括来自医务人员、社会、家庭和同辈的理解支持。医务人员应定期随访患者，上门查体、送药，给予心理咨询，通过亲切和关怀的话语，以及感情上的支持和临床上的正确指导，帮助患者消除不必要的顾虑，使他们能正确面对现实，积极配合治疗，消除焦虑、抑郁情绪，提高生活质量。家属的支持，有利于患者与家属建立新的关系模式，减少社会隔离感，有助于提高患者对生活事件的预见和应对能力，提高生活质量。病友的支持非常重要，因为他们与疾病抗争的共同感受和经验，可以帮助患者理解、接受感染确认后出现的情感反应，并提供最符合患者需要的信息，使患者获得情感上的支持和身份上的认同。

（2）**认知疗法**　在与患者沟通时，一方面了解其患病情况及对艾滋病知识的了解情况，找出患者对疾病认识上的偏差；另一方面与患者一起通过认真分析，引导患者多方位思考，多角度去考虑问题，转变其疾病观、价值观，使患者对自己的现状产生积极的态度和行为。

（3）**人际关系治疗**　人际关系治疗起源于精神分析学派的沙利文及弗洛姆的相关疗法。这种疗法将焦点集中在个体当前的社交关系上，尤其是当前的人际问题。在治疗中，主要针对艾滋病患者的抑郁问题，帮助参与者把他们的心情变化和改变社会角色的现实环境联系起来。人际关系治疗着重解决人际问题，如患者由于亲人亡故或其他原因造成的人际交往中断而引起的情绪抑郁，当个人因患病不能适应角色改变时，需要帮助患者重新认识角色，进行必要的社交技能训练，指导患者积极适应环境，建立适当的人际交往，鼓励患者恢复自信。

（4）**团体或小组治疗**　对艾滋病病毒感染者/艾滋病患者实施团队或小组治疗，在小组治疗中，讨论的问题有：对死亡问题的讨论、对朋友疏离的担忧、对社会歧视的痛

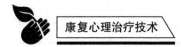

苦、对孩子和经济的担忧、情绪和情感的表达宣泄等。康复治疗师根据不同的主题,采用不同的治疗方法,如问题解决技术、积极的自我陈述、放松技术、角色扮演、应激管理与应对训练等。组员多在治疗后抑郁、焦虑等负性情绪都有明显改善,在正视疾病的同时学会接纳现实并很好地生活,不再消极地对待疾病和等待死亡的来临,开始以一种乐观的行为态度与家属相处,对自己、对家属更有爱心。

 能力检测

1. 结核病患者有哪些心理特征?如何对其进行心理康复干预?
2. 病毒性肝炎患者有哪些心理特征?如何对其进行心理康复干预?
3. 艾滋病患者有哪些心理特征?如何对其进行心理康复干预?

（蒋玉芝）

项目 16

手术及特殊治疗患者的心理康复

学习目标

掌握: 不同时期手术患者的心理康复技巧;透析患者心理康复的原则及其方案的制订;器官移植患者的心理康复技巧;截肢患者的心理康复措施;骨折患者的心理康复措施。

熟悉: 不同时期手术患者的心理特征;透析患者的心理特征;器官移植患者的心理特征;截肢患者术后的心理变化。

了解: 术前患者情绪反应的原因;影响透析患者心理反应的因素;不同年龄阶段骨折患者的心理特点。

案例引导

2010年11月,刚过而立之年的孙女士发现左下肢长了骨肿瘤,经诊断只能做截肢处理。2011年2月,她顺利做完截肢手术。手术很成功,病灶被顺利切除了,但是新问题出现了,孙女士整日沉默寡言,情绪抑郁,家人对此很担忧。作为一名康复治疗师,请思考:她的问题出现在哪里,该怎样对其进行康复治疗?

任务1 手术患者的心理康复

一、概述

手术是临床上常用的、有效的治疗手段,广泛应用于外科、妇产科、眼科、耳鼻喉科、口腔科、儿科等。由于手术属于"创伤性"的治疗手段,可能出现出血、疼痛、组织损伤、功能丧失和术后并发症等多种情况,所以对患者而言,手术是较为强烈的精神刺激和严重的应激事件。通常,绝大多数患者会产生一系列的不同程度的心理反应和情绪变化,如焦虑、紧张、恐惧、害怕等。据统计,一般手术引起严重心理障碍的发生率为0.17%~0.25%,而心脏外科手术引起严重心理障碍的发生率则高达15%~60%,国内有学者报道术前严重心理障碍的发生率为25%,术后严重心理障碍的发生率为13%。

实践证明,手术患者的情绪变化会严重影响其康复程度和速度。心理状态良好的

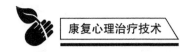

患者术后切口愈合时间短,康复理想,所以,了解患者术前及术后的心理特征,掌握与之对应的心理康复措施,对手术的顺利进行、术后康复和减少手术并发症等都具有重要意义。

二、术前患者的心理特征及心理康复

(一) 术前患者的心理特征及其原因

手术前患者的心理反应主要有焦虑、紧张和恐惧,表现为担心、不安、害怕、疲倦、乏力等,生理上会出现心慌、手抖、坐立不安、出汗甚至睡眠障碍等一系列反应。实践表明,患者在手术前出现轻度的焦虑是正常而且合理的,但如果焦虑太严重会干扰康复的进程,当然,如术前患者没有任何焦虑感则可能是他们对手术危险估计不足或过分依赖医生。研究认为,术前焦虑程度和术后效果存在倒"U"形曲线的函数关系,即术前焦虑水平过高或过低者,术后身心反应大且恢复缓慢,预后不佳,术前焦虑水平适中者,术后恢复效果最好。

患者出现术前一系列心理反应的原因主要是患者对手术及其相关知识了解不深入,担心手术效果或缺乏充分心理准备。具体原因如下。

(1) 对手术的安全性缺乏了解,特别是对麻醉不了解,顾虑重重,该类情况占90%以上。

(2) 担心手术的效果,对手术成功缺乏信心。

(3) 对术前、术中及术后的程序缺乏心理准备。

(4) 对医务人员过分挑剔,对手术医生的年龄、技术和经验反复打听,并对此不放心。

(5) 约30%的患者怕身体创伤、疼痛,手术越小,患者往往越怕手术期疼痛。

(6) 平素体质较弱,年龄偏大,心肺功能不良的患者,担心不适应手术治疗。

(7) 对医务人员态度不满意,对医院设施不信任,从而引发抵触情绪。

(8) 个性因素,如敏感、多疑等。

(9) 其他,包括家庭关系,治疗费用,将来的工作、学习、生活的安排等。

(二) 术前患者的心理康复

术前患者的心理、情绪反应个体差异很大,评估时必须结合多方面的资料。研究认为,以下因素与焦虑明显相关:年龄较小、女性患者、文化程度高、敏感多疑、情绪不稳定、性格内向、不善表达、既往有心理创伤等。所以,医务人员要根据不同患者的心理问题发生的原因及其人格特征,在实施手术之前及时了解患者的心理特点,耐心细致地做好患者的心理疏导工作。

(1) 行为控制　根据患者的情况开展不同形式的心理行为指导,如支持性心理疗法、渐进松弛疗法、生物反馈疗法、分散注意法等以减轻患者的焦虑、紧张及恐惧情绪。

(2) 认知疗法　可向患者讲清楚手术的目的,介绍手术的过程及术前周密的准备工作,特别要重视对手术安全性问题的解释,强调实施手术的有利条件,增加患者对医务人员的信任感及对手术的安全感,教会患者关注治疗的正面信息及结果。对于手术复杂、危险性大的情况和心理负担重的患者,可适当介绍专家为其确定手术方案的思路,使患者意识到医务人员的高度责任心,使其对手术产生正确的认知,主动积极地配合治疗。

(3)社会支持 社会支持主要包括安排家属、朋友探视,引导他们安慰和鼓励患者,增强其战胜疾病的信心。条件许可时可安排患者与已手术成功的患者共处一室,利用病友的示范作用,使患者精神放松、情绪稳定,积极与医务人员配合,顺利完成手术治疗。

三、术中患者的心理康复

手术实施的当天,医务人员应关注患者的心理感受,帮助患者调整好自己的心理状态,积极配合医生的手术治疗,达到最佳的治疗效果。

接患者入手术室时护理人员应进行自我介绍,同时仔细观察其神情、言语举止,收集患者的心理信息。耐心解释患者提出的各种疑问,讲解手术基本步骤和有关手术情况、术中的感觉、怎样配合及注意事项;介绍手术医生的资历、技术水平、成功的同类手术等,态度热情和蔼;输液时轻抚患者的皮肤做短暂的按摩,使患者对医务人员产生亲近感和信任感,减轻患者的心理负担,以良好的心理配合手术。

术中指导患者应用放松技术,讲解术中的正常和非正常的感觉,交流时应注意交流技巧,对手术时间长、体位不适患者难以忍受时表示同情,在不影响手术的情况下给予调整和按摩,保证手术顺利进行。

手术完毕后及时告诉患者"手术做得很成功"、"谢谢您的配合"等,给患者安全感;伤口包扎时注意遮掩并保暖,避免身体隐蔽部位暴露在外,回病房时说些祝福的语言,以增加患者战胜病魔的勇气和信心。

四、术后患者的心理特征及心理康复

对于多数患者而言,手术顺利实施后,因解除了患者的病痛,患者心情愉快,即使有躯体不适和疼痛反应,也能积极配合治疗,但也有患者会出现不同程度的情绪反应,严重者甚至出现精神障碍,应引起医务人员的高度重视。

(一)术后患者的心理特征

一般而言,术后患者常会出现下列情绪反应。

(1)烦躁、抑郁 由于术后患者出现伤口疼痛、身体虚弱、活动受限等情况,导致患者烦躁不安。危险期过后,患者开始考虑手术对自己健康、工作、学习、生活等的不利影响,容易出现抑郁情绪。

(2)角色强化 主要表现为心理退化(如被动依赖、哭泣等),对各种不良刺激的耐受性降低。

(3)担心 担心术后康复效果。患者如果缺乏正确的认识,可能会把术后的不适

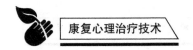

感作为判断手术是否成功的标准,稍有不适就担心、沮丧、抱怨。

另外,手术的类型不同,术后所产生的情绪反应及心理问题也不尽相同。就毁容损形手术而言,由于术后可能影响容貌、躯体的完整性遭到破坏或影响性功能,使不少患者出现抑郁、焦虑等情绪反应。而对于整形手术,由于患者往往对手术效果期望值过高,把全部希望寄托在手术上,而术后效果肯定具有局限性,所以患者易产生强烈的心理反差,易产生失望、沮丧、抑郁等情绪反应。

(二)术后患者的心理康复

对于术后患者,除了继续发挥其家属、朋友的支持作用外,康复治疗师常用的心理康复手段如下。

(1)支持性心理治疗　患者麻醉清醒后,应立即告知家属关于手术的有利、不利的信息;对于可能导致伤残的手术患者,要给予支持、解释、鼓励和安慰,使他们能正视伤残现实,树立积极的人生态度。

(2)分散注意法　这是缓解术后疼痛的有效辅助方法。康复治疗师可指导患者听音乐、数数字、深呼吸、想象美好事物等,使患者放松、分散注意力、产生控制感,从而达到缓解焦虑和疼痛体验的目的。

(3)认知疗法　康复治疗师应纠正患者对于手术疗效的错误评价,做到不仅与自己术前比较,还要与其他同类患者比较,使其根据自身疾病和手术的情况客观评价自己的康复情况。

任务 2　透析治疗患者的心理康复

一、概述

透析是指使体液内的成分(溶质或水分)通过半透膜排出体外的治疗方法,常用于治疗急性或慢性肾功能衰竭、药物或其他毒物在体内蓄积的情况。透析可将体内蓄积的过多毒素和过多的水分清除出体外,并补充碱基以纠正酸中毒,调整电解质紊乱,替代肾脏的排泄功能。常用的透析法有血液透析及腹膜透析。

透析是尿毒症患者的不完全性肾替代疗法,它不能完全纠正尿毒症的代谢紊乱,而且随着透析时间的延长,还会出现各种新的并发症。因此,在长期的透析过程中,患者会出现各种思想问题和心理障碍,如饮食、饮水受限,而且血液透析费用昂贵,在经济方面及精神方面给患者及家庭带来很大压力,以致影响患者对透析的配合和效果,所以,医务人员应该针对患者不同的心理特征进行心理康复治疗,使患者心情舒畅,保证透析顺利进行,并且有效地提高透析患者的长期生存率和生存质量,正确认识疾病,增强其战胜疾病的信心和能力。

二、透析患者的心理特征及其成因

(一)透析患者的心理特征

研究表明,50％以上的透析患者担心治疗费用昂贵,80％的患者感觉自己拖累了家庭。每周进行 2～3 次的透析治疗,即使有医疗保险每月个人的花费也在千元以上。由于长期的病痛和治疗需要,使他们日常生活中的饮食、饮水、活动,甚至一些正常的生理要求都要受到限制,难以像正常人一样生活,加之来自社会和家庭的无形压力使他们不同程度地产生抑郁、多疑、嫉妒、敏感,有些则表现出愤怒、敌对、偏执等人格障碍。

(二)影响透析患者心理反应的因素

(1)疾病因素　绝大多数患者只能靠透析维持生命,对治疗失去信心,感到悲观和失望。

(2)经济因素　由于患者充分透析要求每周 3 次,医疗费用高,家庭经济负担重,一旦因费用短缺而停止透析,患者随时面临生命危险。

(3)自身形象　长期的透析治疗造成患者身体水肿,皮肤苍白、萎缩、干燥、脱发,色素沉着,面色发黑等,使其自身形象改变,自尊受损,心理压力加重。

(4)对透析治疗的恐惧　一般患者刚开始透析时具有抵触心理,透析过程中并发症的发生也增加了患者的恐惧感。

三、透析患者的心理康复

调查显示,透析治疗患者中抑郁、焦虑症状发生率高达 51.22％。因此预防和改善透析患者抑郁、焦虑症状,提高患者的生活质量是医务人员在治疗躯体疾病时必须关注的问题。

(一)透析患者心理康复的原则

(1)情感与科学指导　加强与患者的沟通,宣传疾病知识,做好解释工作,使其认识到顾虑重重只能加重病情。

(2)帮助患者适应角色转化　可以暗示患者医务人员经验丰富,医术高明,使其对医务人员产生依赖、信任感,并可用临床病例减轻患者恐惧、焦虑、紧张的不良情绪。

(3)帮助患者逐步适应透析治疗　透析可引起患者饮食习惯的改变,患者对血液透析中产生的不良反应会随着时间的延长和患者对血液透析知识不断的了解,渐渐适应透析治疗,恐惧和焦虑心理也会逐渐减轻。

(4)改善医患关系与获得家属支持　医患间的关系及患者家属的支持情况对患者的心理可产生不同程度的影响,调查显示,良好的家庭支持和帮助可明显改善透析患者的不良心理情绪。

(5)提高专业技能　护士应操作规范,严格执行消毒隔离制度,穿刺应准确无误,医务人员不仅要有相应的医学专业知识、专业技术,高度的责任心、事业心,还要不断学

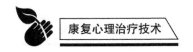

习,掌握新知识、新疗法,及时总结经验,不断改进工作,以提高服务水平,满足患者的需要。

(二)透析患者的心理康复方案的制订

(1)以热情诚恳的态度关心、体贴患者,建立良好的医患关系,耐心倾听患者的述说,认真回答患者提出的问题,详细介绍慢性肾功能衰竭的本质和发病机制,以及透析治疗的特点、机制和目的,使患者配合治疗。

(2)讲解有关焦虑、抑郁方面的知识,使患者了解焦虑、抑郁等对患者生活质量的影响及提高生活质量的重要性;指导患者如何识别焦虑、抑郁情绪及采取积极的应对措施和技巧;帮助患者识别、纠正错误认识,指导患者逐步矫正不良情绪。

(3)注意患者的情绪变化,有针对性地进行心理治疗。

①对于焦虑者,用和蔼的态度结合自己治疗的具体病例,充分利用患者之间沟通的积极作用,让治疗成功的患者进行经验交流,树立其他患者战胜疾病的自信心,使其配合治疗。

②对于抑郁者,进行心理安慰,同时利用社会支持保障机制,给患者创造一个良好的环境,建立起良好的人际关系,消除自卑感,保持良好稳定的心理状态。

③对于个别焦虑、抑郁情绪严重的患者,在以上方法的基础上充分调动患者之间沟通的积极作用,建立良好的人际关系,进一步增强患者的适应能力和应对能力。

任务3 器官移植患者的心理康复

一、概述

器官移植是指将健康的器官移植到通常是另一个人体内使之迅速恢复功能的手术,目的是代偿受者相应器官因致命性疾病而丧失的功能。常用的移植器官有肾、心、肝、胰腺与胰岛、甲状旁腺、肺、骨髓、角膜等。其中肾移植已成为良性终末期肾病(如慢性肾小球肾炎、慢性肾盂肾炎等所致的慢性肾功能衰竭)的首选常规疗法。

由于器官移植对于供者和受者均属于重大应激事件,如供者关注缺失某器官是否会降低其生命安全系数,而受者则面临脏器生理排斥和心理排斥的双重反应,所以,患者的不良心理反应率高达33%,甚至在术后1年,社会心理适应不良者仍可达20%以上。

二、器官移植患者的心理特征

器官移植患者经历了确诊、配型、手术等与疾病抗争的过程,认为器官移植给予其第二次生命,多数患者会以积极的心态面对生活,但是,也会经常出现以下心理问题。

（一）紧张、焦虑

这是患者最早出现也是最本能的心理反应,移植手术已经带给患者不同程度的打击。在疾病康复期又有不同排斥反应症状的出现,这不仅仅是身体上的病痛,还有经济的压力及家属的支持方面等问题。一人生病,全家照顾,这是患者想看到也最不想看到的。患者常容易紧张、焦虑、心神不宁等。

（二）担心

器官移植患者担心移植器官功能降低甚至丧失、医疗费用高等问题,担心手术后的并发症及疾病会不会复发。甚至有的患者每天早上、睡觉前都要摸一下器官移植区,若有异常,就会感到焦虑、恐惧,睡不着觉,担心移植器官功能会变差。

（三）抑郁

沉重的经济负担、夫妻关系变化、不可预知的器官存活期限等,使器官移植患者感到抑郁。另外,患者心理上的抑制状态还和以下状况有关,如器官功能丧失、家庭稳定丧失、经济保障丧失及生命安全感受到威胁。患者通常表现为自暴自弃、不爱讲话、不和医务人员沟通、不遵医嘱等。

（四）猜疑心重

猜疑心重多见于反复住院的患者,因为其已经给家庭及社会增加了很多负担,因此常怀疑别人是否嫌弃自己,以及自己的疾病到底还能否治疗,甚至怀疑医务人员是否故意讲病情乐观的方面以安慰自己。

（五）绝望

从器官功能不全到做器官移植手术,患者已经承受了长期的疾病折磨,经历漫长的病程后往往会产生极为复杂的心理,在这种心理影响下又易患其他疾病,患者常表现出对人生的绝望心态。

（六）社会活动空间缩小

器官移植术后需终身服用免疫抑制剂,药物的副反应使许多患者出现体型改变、多毛症、痤疮、牙龈增生等。尤其是女性,对个人外在形象较为重视,常感到自卑,并减少与外界的交往。

值得关注的是,患者的自身情况也会对其心理产生不同程度的影响。例如:文化层次较高、职业稳定、家庭经济条件好的患者能通过医务人员、书本、网络等途径获取疾病相关信息,对疾病的预后及费用有一个大致的了解,且有较充足的经济作为保障,心理、社会状况较好,对生活现状较满意,对生活充满信心,情绪较稳定;而文化层次较低、无固定收入、家庭经济条件较差的患者对器官移植手术寄予了很高的期望,但因担心长期服药的费用较高,容易出现焦虑、抑郁、悲观等多种负性情绪。

三、器官移植患者的心理康复

患者由渴望移植器官到愿望实现,对移植器官由陌生到熟悉,再到视为自体的一部

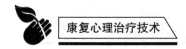

分,需要一个过程。只有通过良好的心理康复指导和心理干预,患者才能完全接受,所以,心理康复对于器官移植患者显得尤为重要。

（一）取得患者信任

患者入院后医务人员要热情接待,主动与之交谈,向患者介绍主管医生、主管护士、医院环境、规章制度及医疗设备条件,详细了解患者的性格、爱好、生活习惯等,使患者产生受尊重、受重视感,从而对医务人员产生信任感。在治疗护理过程中医务人员要设身处地地为患者考虑,如经常换位思考。

（二）介绍医疗队伍

向患者介绍本科室的教授及其成功案例,每周邀请相关教授查房1次,为其拟订治疗方案。患者可以要求知名度高的教授为自己做手术,并为其讲解移植手术的相关知识,这样可明显减轻患者住院初期的心理顾虑。

（三）密切观察患者的情绪变化

了解患者的烦恼、忧虑,医务人员应及时帮助患者解决实际困难,或者通过患者家属了解患者的最近心态,与患者家属合作,切实解决患者焦虑的问题。

（四）准确分析患者的心理活动

及时发现患者存在的心理问题,进行有效沟通;及时发现患者言谈举止中的异常现象,根据职业、文化程度、对疾病的认识等,进行有针对性的个别心理疏导,时间不少于30 min;倾听患者诉说,使其不良情绪得以宣泄。心理问题严重者可找心理医生做心理咨询。

（五）为患者提供一个安静、清洁、舒适的治疗环境

有条件的医院可定期进行室内紫外线消毒及患者常用器具的清洁消毒。营造一种轻松、自然、温馨的氛围,安排同一种病情、思想乐观的患者与其同住一间房,或者让患者入住单间。为患者提供全套的生活设备,如电视机、冰箱、空调、微波炉等,让患者有家的感觉。

（六）介绍同病种已治愈患者

通过患者间沟通患病后的心得和治疗过程,来建立患者的自信。

（七）加强与家属的沟通,取得家属对患者的鼎力支持

患者支持系统中最大的支持来源是患者的家属,医务人员应该要求患者的家属多安慰、多鼓励、多做细致的思想工作和进行生活护理,使患者在思想上振作精神,正确对待疾病。

（八）提高医务人员素质,进行有效的健康宣教,促进患者康复

心理康复不同于一般的临床护理,其根本特点在于它通过医务人员的态度、语言、行为等有意识地影响患者的感受和认识,从而改变患者不良的心理状态和行为,护士应端庄大方、态度和蔼、言语亲切,使患者产生安全感。术后及时告知患者手术效果,当患者术后回到休息室或是刚刚从麻醉中醒过来时,医务人员应告诉他手术进行得很顺利,目的已达到。

（九）建立社会支持系统,促进患者回归社会

研究显示,器官移植患者的社会支持系统与生活质量之间呈正相关,即社会支持系统越好,生活质量越高。一般来说,器官移植患者是一组特殊群体,容易得到来自各方面的关怀,拥有较好的社会支持系统。首先,政府和社会要尽可能地为器官移植患者提供力所能及的工作岗位,以帮助患者体现社会价值和获得经济报酬;其次,社区医务人员应定期随访,多提供一些疾病和护理的相关知识,提高患者的自护水平,经常进行心理疏导,帮助患者改变不良情绪;最后,院方可以定期举办病友交流活动,通过交流、交友,相互传授治病、防病的经验体会,相互鼓励。

任务4　截肢患者的心理康复

一、概述

截肢是指将已失去生存能力、危害健康、丧失生理功能的肢体截除。随着康复医学的发展与进步,大部分截肢的患者有可能参加社会工作,有自己的职业,像正常人一样生活,但是,截肢后必然会给患者带来不同程度的躯体残疾和缺陷,从而产生巨大的心理压力,这对治疗极为不利。对于肢体残疾者来说,疾病或事故给他们带来的不仅是肢体的残缺,也是心理的残缺、人际交往的残缺。所以,康复人员在积极配合医生采取治疗措施及常规护理的同时,应针对心理反应及时采取应对机制,使患者尽快恢复心理健康。

截肢术是严重的破坏性手术,患者往往难以接受这一沉重的打击,从而表现为悲观、失望、痛不欲生,因此,医务人员在积极配合抢救的同时,应表现出高度的责任心和同情心,使患者感受到真诚的关怀与信任,对神志清醒者应向其讲明手术的目的及手术对解除痛苦、保障生命的重要性,并向其介绍现代假肢业的成就,鼓励他们面对现实,树立生活信心,增强生活勇气,并动员其家属参与,通过家属的理解、爱护与鼓励,给患者以心理支持。

二、截肢患者术后的心理变化

（一）自我概念的改变

（1）自我形象紊乱　患者截肢后必然会带来不同程度的躯体残疾和缺陷,影响形象,术后恢复期患者往往更加关注自己的外表,尤其是女性,她们最难适应失去肢体所带来的一系列变化。

（2）自尊下降　截肢后患者日常工作受到影响,女性患者较注重家庭成员对自己的态度,男性患者则更注重病后的社会角色变化,如地位下降、工作能力下降、劳动力下降等。

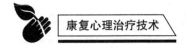

（二）不确定感

（1）焦虑、恐惧的心理　患者因患肢疼痛严重，担心病情发展而导致截肢，会产生极大的精神压力，几乎所有患者都担心失去肢体对今后生活的影响，尤其是下肢截肢后，患者更担心以后的生活，可能出现焦虑、恐惧的心理。

（2）强迫的敏感性增高　截肢患者经历了痛苦的病程，往往更加关注自己的身体。访谈中发现，大部分人对自己的身体敏感性有所增高，在术后相当一段时间内对已经切除部分的肢体存在着一种虚幻的疼痛感觉，多为持续性疼痛，且以夜间为甚，有时夜间忘记自己已截肢，常出现跌伤，尤其是骨肿瘤患者常担心手术时医生没有完全切除干净病灶。

（三）社会适应力改变

（1）害怕与人交往　截肢术后患者生活习惯会有所改变，以前喜欢热闹的人，术后则沉默寡言；受不了亲友们那种怜悯而怪异的眼光；不想出去散步，不想见任何人。

（2）无助感　截肢后患者往往感到前途一片漆黑，整天沉浸在悲伤中不能自拔，拒绝治疗和护理，破坏物品，甚至想自杀。内心感到无助，这种无助来自于个人、家庭和社会。

另外，截肢的部位范围、患者的个体情况和截肢的原因都不同程度地影响患者的心理状况。例如：食指切断的影响就比小指切断的影响要大得多；女性较男性更注重切断部位对外观的影响；对于突发的意外事件引起的截肢，患者可能出现愤怒的情绪或攻击性行为；对于疾病所致的截肢，患者可能非常悲伤和抑郁；而自杀、自残者，则有可能发生再次的自杀、自残行为。

三、心理康复措施

截肢术后是肢体损毁性外伤患者康复的开始，要让患者能以新的角色、健康的心态回归社会，重要的是心理康复。负性情绪的产生主要集中在 48 h 内，截肢后 3 年内变化最大，而较长时间内未减轻者，以后再减轻和消失也更加困难。因此应该针对每个阶段患者的不同心理特征和表现，及时有针对性地实施心理干预，有利于消除患者的不良心态，确保患者心身的真正康复，从而最大限度地提高患者的生存质量。根据临床经验，康复治疗师在对截肢患者进行心理康复时应注意以下几个方面。

（一）充分应用支持性心理治疗

康复治疗师应鼓励患者勇于表达自己内心的感受和提出问题，做到耐心倾听他们的诉说，以和蔼的态度、亲切的语言对他们进行必要的心理疏导，纠正他们的错误观念，对有自杀念头者，应加强巡视，予以心理疏导，多与其谈心、聊天等，以消除其自杀念头，待患者情绪稳定后可以列举一些康复治疗效果比较好的病例给他们听，激发他们的积极情绪和信心，鼓励他们参加一些文化娱乐活动，正确引导他们正视伤残现实，协助他们重新塑造自我形象,帮助他们设计切实可行的谋生手段,对他们现存的优点、积极处事的态度给予肯定,并适度进行表扬,以增强其自信心。

（二）积极寻找、利用社会支持系统

截肢患者的家属因截肢的发生也将出现一系列的心理变化,他们同样需要接受家庭成员截肢的现实,同时,还要给予患者生活上和心理上的援助。所以,应做好患者家属的思想工作,以取得其配合,鼓励患者的家属、朋友陪伴探视,尽量多让患者能感受到家庭的温暖,消除或减轻患者的孤独和被弃感,争取患者的家属、朋友、工作单位及社会有关方面的理解和支持,使患者解除因截肢后对社会地位、生活自理能力及经济状况等方面的后顾之忧,帮助患者树立生活的信心和勇气。

（三）针对不同患者的具体情况,制订切实可行的心理康复方案

康复人员应针对患者不同心理反应及时采取应对机制,使患者尽快恢复心理健康。

（1）悲观、绝望患者的心理康复　术前积极配合医生,将截肢的必要性向患者及家属讲明,尤其是急诊患者,告知这是抢救生命的必要措施,截肢是最佳的治疗方法,如不截肢可能因肢体感染合并败血症而危及生命,截肢后仍有各种办法弥补。术后了解患者对今后生活、工作的初步想法,帮助患者树立身残志不残的信心,使患者积极配合医护工作,争取最好的治疗效果。

（2）焦虑、疑虑、抗拒患者的心理康复　避免使用伤害性语言,如训斥、指责、威胁等,同时也避免使用消极暗示性语言。康复治疗师应多巡视病房,与患者交谈,介绍有关疾病知识。倾听患者讲出内心最真实的感受,真诚地表示理解、同情,帮助患者分析病情及事故发生后的心理变化,鼓励患者正视和接受现实,帮助患者消除焦虑、疑虑、抗拒等不良心理情绪。

（3）对疼痛恐惧患者的心理康复　患者在高度紧张、消极、焦虑、抑郁等负性心理影响下可导致内源性抑痛物质——内啡肽和脑啡肽的产生,而致痛物质及抗镇痛物质也增多,使疼痛时间延长或程度加重。康复治疗师应该为患者创造安静、舒适的环境,使患者感到被理解、被关怀,并热情主动地与患者交流。平等的双向交流会产生强大的力量,使患者减轻心理负担。同时告诉患者手术是在充分麻醉下进行的,麻醉后便不再疼痛,使其产生信任感。

（4）因经济困难担心医疗费用患者的心理康复　为患者排忧解难,向其说明医院的收费标准,并建议医生在整个治疗过程中要考虑患者的承受能力,尽可能节约。安排家属及时探视。领导、同事和朋友的安慰和鼓励,均能增强患者治疗疾病的信心,从而减轻患者的焦虑心理。

（5）根据不同的年龄、职业、文化程度和家庭、社会背景,灵活地进行心理疏导　对青少年患者,讲述张海迪、桑兰等身残志不残的故事,激励他们勇敢地面对生活,将来同样能为社会作出贡献;对中老年患者,用坦诚的态度与之交谈,对他们遭遇的灾难深表

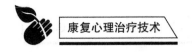

同情和理解，讲明精神因素对疾病预后的重要影响。

总之，康复治疗师应理解患者的各种不良情绪和行为，提供适当的环境，帮助患者消除愤怒的情绪，克服其适应不良的行为，使其适应肢体残缺的自我，发挥最大的潜能，充分利用残存的功能，回归社会。

任务5 骨折患者的心理康复

一、概述

骨的完整性或连续性中断，称为骨折。骨折是日常生活中最为常见的疾病之一。常因外伤使健康骨骼受不同暴力的作用而断裂，有病骨骼遭受轻微外力即可折损。骨折的发生一般没有预兆，令人猝不及防。骨折发生后，往往需要手术和恢复，病程较长，给患者带来一系列的心理变化。旷日持久的慢性病程，本身就是一种沉重的心理压力，疾病所致的疼痛或不适，治疗的痛苦或麻烦，检查的复杂与繁琐，也必然对骨折患者心理产生影响。多数患者表现为惊慌、焦虑、失意、悲观。究其原因，一是挫折感强烈，二是对治疗的前景茫然。这些消极的心理势必影响治疗与护理，导致康复缓慢，甚至造成意外的事件。

基于骨折患者的治疗障碍往往在于精神与心理方面，故对此类患者，应在做好常规治疗与康复的基础上进行心理干预，即康复治疗师应根据患者的实际情况，询问、调整患者的心态，使他们积极配合治疗，促进康复。

二、不同年龄阶段的骨折患者的心理特点

由于不同年龄阶段的患者骨折后的心理特点各异，下面分类描述。

（一）儿童骨折患者的心理特点

（1）耐受力低，反应性强 由于患儿处于生长发育的阶段（特别是婴幼儿），神经系统发育不完善，耐受力低，对外界的刺激反应十分强烈。一旦稍有不适，或有疼痛等，往往表现为吵闹或哭叫不宁。

（2）恐惧、娇气 患儿由于神经系统发育不完善，表现为兴奋过程占优势，因而易于激动，注意力不能长期集中，转移快，对外界的刺激耐受力较低。一旦患病，常表现出较高的应激反应，使患儿处于一种十分惊恐不安的状态中。在心理上表现为娇气或惊恐不安。

（3）成人感与独立性 这是儿童个性发展中最独特的心理现象。由于他们处在发育阶段，不断的发育成长，使其更多地接触社会，慢慢地感到自己是成人，不乐意别人把他当作小孩看待。独立性是指儿童对事有自己的独立主见，想要得到同成人一样的地位与权利。

（二）中青年骨折患者的心理特点

（1）忧虑　中青年骨折患者正处于事业最能出成绩的时期,有些患者病前在单位担任着重要工作,突然患病被迫停止工作,他们认为这会给其前途造成很大的损失,因而忧虑骨折不能康复,遗留残疾,不能胜任原工作。同时中青年骨折患者又是家庭的支柱,患病后不但不能照顾家人,反而给家属增加了许多麻烦,他们担心这会影响家庭的稳定性。

（2）恐惧　骨折患者的康复期是一个漫长、痛苦的历程,每次锻炼往往都是疼痛难忍,痛不欲生,所以他们对此特别恐惧,有些患者一谈到锻炼就害怕得浑身发抖,甚至产生放弃的想法。

（3）害怕副损伤　因为康复时需要给患肢增加外力,如果力量掌握不好,极易造成再次骨折或肌肉韧带拉伤,所以患者非常担心,害怕一旦康复失败,无法面对精神、肉体等方面的损伤。

（三）老年骨折患者的心理特点

（1）焦虑、恐惧心理　老年人骨折后多会出现紧张、焦虑、悲观、痛苦等多种情绪反应,主要担心疼痛和发生意外。

（2）比较心理　老年骨折患者由于脑动脉硬化而致脑功能减退,甚至患有不同程度的痴呆症,也常产生错觉和幻觉,以致出现幼稚的、类似孩童的思维。患者住院后不由自主地对医院环境、病室环境、病友之间的问题,以及医院护理人员对患者的态度问题进行比较。

（3）依赖心理　老年患者骨折后,身体虚弱,生活自理能力下降,常产生依赖心理,一切都希望得到照顾。

（4）期望心理　老年骨折患者辛苦了一辈子,希望被儿女理解,期望得到支持的力量。

（5）抗药心理　老年骨折患者由于每天打针服药,日复一日,渐渐产生畏惧、厌烦情绪,有的患者不愿接受某种治疗,有的患者不愿做功能锻炼,有的患者不按时、按量用药,或把药藏起来,给治疗带来一定困难。

三、贯穿始终的心理康复措施

（一）心理干预应起始于患者康复之前

骨折往往是在患者毫无思想准备的情况下发生的,所以骨折一旦发生,患者大多惊慌失措,对治疗与康复顾虑重重。因此,要把心理干预放在患者康复之前。

1. 摸清情况、全面分析

对患者由于骨折而产生的痛苦,康复治疗师首先应给予深深的同情与充分的理解,然后通过各种渠道（门诊记录、亲属诉说等）,摸清患者的个性、骨折原因、伤残程度、家庭背景、生活条件、文化修养等情况,并对骨折康复的前景有较为准确的推断。根据患

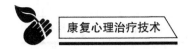

者心理情况及接受能力,对其伤情进行全面分析,包括骨折的程度、治疗与锻炼所能达到的最大康复限度,持之以恒的功能锻炼对于康复的作用等。这种充满科学性而又包含强烈期待的分析对消除患者不良心理的作用是巨大的,这属于理性的心理干预。

2. 真诚关心、消除焦虑

患者知道自己的伤情后,部分骨折(如粉碎性骨折、恢复缓慢的骨折等)严重的患者的焦虑情况不会马上消失。这就需要康复治疗师对他们做感性的心理干预。

(1)耐心的倾听 有些患者喜欢借滔滔不绝的说话来发泄自己的焦虑、烦躁之情,康复治疗师耐心的倾听会帮助他们驱散心中的阴影;有些患者内向,康复治疗师应引导他们说话,让他们宣泄心中的郁闷。

(2)温柔的劝慰 康复治疗师可运用温柔的劝慰,温和的面容、表情、姿态、话语使患者感到温暖,从而使其心中的不快、失意烟消云散。

(3)适时的鼓励 当患者的心理趋于平静,精神尚好时,康复治疗师要不失时机地给予鼓励,如:你的精神状态不错;这样,你会好得更快。这种适时的鼓励会使患者良好的心理状态得以保持,并得到正强化。

(二)心理干预贯穿于骨折患者的康复过程

当手术治疗完成后,功能锻炼是骨折患者主要的康复手段,康复治疗师的心理干预应贯穿于整个功能锻炼的始终。

(1)制订计划,步步深入 康复治疗师应根据患者的伤情、体质及其他特点,为患者初步制订功能锻炼计划,并把这份计划交给患者,和他一起讨论,进行修改,最后,将整个计划确定下来,准备执行。与患者一起讨论商定计划,也是康复治疗师不露痕迹的心理干预,通过这个过程,患者明白了功能锻炼的目的与整个过程,就会密切配合康复治疗师,达到锻炼的高效率。

计划一旦制订,就要马上执行。康复治疗师应用语言指导患者将锻炼步步深入,如腿部骨折患者练习行走,第一次练习的时间可能只持续 2 min,康复治疗师要给予赞扬或鼓励,若患者第二次锻炼达到了 4 min,康复治疗师仍然给予表示赞扬或鼓励。患者的功能锻炼就在康复治疗师的有声心理干预中步步深入。

(2)形象示范,纠偏改错 在功能锻炼中,如果没有康复治疗师正确的指导与心理暗示,患者很可能出现动作不到位或错误,影响锻炼效果,因而,康复治疗师应以正确的动作示范,以准确的语言说明,进行正确的心理干预,这样才能保持康复锻炼的高质量。

(三)心理干预应延续到患者康复之后

骨折患者经过治疗与功能锻炼康复出院,但这并不意味着心理干预到此结束,而是表示功能锻炼已延伸到院外进行(这是因为患者的骨骼尚未完全愈合,功能没有完全恢复),康复治疗师进行心理干预的地点也从院内转移到院外。

骨折患者出院后的心理干预大致分为如下两个方面进行。

(1)返院查询 要求患者定时返院做检查,既检查骨骼的愈合程度,又询问患者在家进行功能锻炼的情况。如患者半途而废,则要劝告督促。

（2）随访指导　对于原骨折严重并留下程度不同残疾的患者，康复治疗师应进行随访，帮助患者树立起信心，坚持不懈地进行功能锻炼，以减轻患者的残疾程度，提高患者的生活质量。

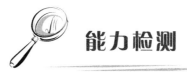

能力检测

1. 器官移植患者心理障碍的表现有哪些？如何帮助他们树立生活的信心？

2. 骨折患者心理障碍的表现是什么？对一名胫骨中段骨折的老年患者如何进行心理康复？

3. 以下是一个患者家属的来信，请你根据所学到的知识进行回复。

亲爱的康复治疗师：您好！我老公今年26岁，做了开颅手术，目前已近两个月，恢复得应该算不错，他脑子非常聪明，反应也很快，说话也非常好，目前在恢复期，腿没问题，左侧胳膊正在恢复，医生说影响不大，但是他有一侧颅骨取出，稳定后还得做修补。他知道自己病了，但是不知道自己做了开颅手术，我们一直在哄骗他，但是随着情况的好转，他肯定会看到自己的伤口，知道自己的病情。我们急切地想请教您，应该怎样给他做心理康复训练和辅导呢？我老公原来是一个非常优秀也非常自信的人，这件事情肯定会对他造成打击，我真不想让他痛苦，我们家人应该怎样做呢？

（张广磊）

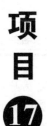

项目 17　特殊群体的心理康复

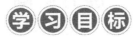

掌握：视力残疾儿童患者的心理特征；听力残疾儿童患者的心理特征；智力残疾儿童患者的心理特征；躯体残疾儿童患者的心理特征；老年患者的心理特征；残疾人的心理特征。

熟悉：视力残疾儿童、听力残疾儿童、智力残疾儿童、躯体残疾儿童、老年患者、残疾人的概念。

了解：视力残疾儿童患者、听力残疾儿童患者、智力残疾儿童患者、躯体残疾儿童患者、老年患者、残疾人的心理康复方法。

案例引导

小虎，男，8岁，患有先天性右肘关节缺如症。他的右臂永远呈伸直状态，吃饭、洗脸、写字都很困难，只能依靠别人或用左手解决生活中的琐事。因为残疾，他不能像正常孩子一样去上学。小虎的父母打工赚下第一笔钱后，就送他去医院，希望从此能够改变他的命运。住院以后，小虎对所有的人都怀有敌意，不能与人正常沟通，并且拒绝一切检查和治疗。

任务 1　儿童患者的心理康复

一、概述

儿童患者心理康复对象主要是残疾儿童，主要包括智力残疾儿童、感觉器官残疾儿童、肢体残疾儿童、多重残疾儿童和病残儿童等。

2006年第二次全国残疾人抽样调查主要数据显示，全国残疾人口中，0～14岁的残疾人口为387万人，占全部残疾人口的4.66%；6～14岁学龄残疾儿童为246万人，占全部残疾人口的2.96%。其中：视力残疾儿童13万人、听力残疾儿童11万人、言语残疾儿童17万人、肢体残疾儿童48万人、智力残疾儿童76万人、精神残疾儿童6万人、多重残疾儿童75万人。在学龄残疾儿童中，63.19%正在普通教育或特殊教育学校接受义务教育,各类别残疾儿童的相应比例为:视力残疾儿童 79.07%、听力残疾儿童 85.05%、言语残疾儿童 76.92%、肢体残疾儿童 80.36%、智力残疾儿童 64.86%、精神残疾儿童 69.42%、多重残疾儿童 40.99%。虽然残疾儿童比例比 1987 年调查时有所下降,但仍然不容乐观,开展残疾儿童心理康复治疗仍然任重道远。

二、视力残疾儿童患者的心理特点

(一)视力残疾儿童的认知行为特征

视力残疾儿童由于视觉缺陷,听觉与触觉就成为他们感知客观事物的主要途径。

(1)视力残疾儿童的知觉、注意与记忆 视力残疾儿童的听觉非常灵敏,可以通过听觉进行空间定位,利用声音判断方向,还可以通过听觉来了解和熟悉生活和学习的环境。视力残疾儿童的触觉也十分灵敏,经过训练,视力残疾儿童通过触觉不仅能学会盲文,还可以帮助他们认识物体的形状、大小、温度、硬度、光滑度、重量等。此外,触觉在帮助视力残疾儿童形成正确的概念和发展思维方面也发挥了重要的作用。视力残疾儿童与低视力儿童在形状知觉、空间知觉和知觉与动作的统合等方面,尤其是对距离的准确知觉和深度知觉都表现出比正常儿童困难更多的特点。视力残疾儿童在注意方面表现较好,因为来自视觉通道的干扰很少或全无,故视力残疾儿童比视力正常儿童在听觉注意方面有较大优势。对以视觉表象为材料的记忆,视力残疾儿童表现得很差,但若以其他表象为材料,他们却有很好的短时记忆能力及较强的长时记忆能力。凭借听觉和触觉获取信息的视力残疾儿童,获取的信息往往是不全面、不完整的,但他们有较强的听力记忆。

(2)视力残疾儿童的语言发展 国外许多专家认为,语言的习得主要是依赖听觉而不是视觉,所以就视力残疾本身而言,并不影响儿童语言的发展。因此,视力残疾儿童在语言的主要方面同正常儿童并没有较大差异,仅在说话时的姿势、体态等次要方面表现出异样,但这并不说明视力残疾儿童在语言表达的学习方面不存在弱点,其中一个突出的表现是视力残疾儿童使用的词汇缺乏感性的基础,缺少视觉形象,常出现语意不合现象,以及不能准确把握一些视觉性词汇内涵的现象。视觉障碍对以视觉形象为主的词语、语句及交际手段的学习、应用确实有影响,如视力残疾儿童的语言普遍缺乏个性与色彩,在表达中很少选用具有联想的词语,复述的成分多,创造的成分少,在交流中常有盲态,如不自信的低头、东张西望、摆弄手指或衣服等不良行为。

(3)视力残疾儿童的学习能力 视觉是人获得知识和经验的主要渠道,视力残疾势必使学习能力受到一定的影响,但影响的程度却是因人而异的。视力残疾儿童并不比正常儿童的智力低。已做过的测验表明,视力残疾儿童的平均智商是 98.6,但他们的智力分配较常态偏散,视力残疾儿童中特别聪慧和智力不足者的比例比正常儿童的要高一些。视力残疾儿童形成概念时往往存在较大困难。失去视觉的儿童没有具体事

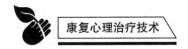

物的视觉经验,因此也就很难建立视觉表象,更不能像正常儿童那样借助事物的表象,通过比较达到对事物本质属性的认识。虽然他们能依靠听觉和触觉感知到一些事物的特征,但往往不完全、不连贯,甚至不正确,加之还有一些无法通过听觉或触觉感知的事物,所以,在正常儿童看来非常简单的具体概念,对于视力残疾儿童来说却相当困难,他们理解抽象概念就更加困难。形成概念的困难也会造成联想、推理与判断的失误,会不同程度地影响语言、思维的发展及学业成绩。尽管视力残疾儿童的智商接近正常儿童的平均水平,但他们的学业成绩一般还是低于正常儿童的水平。这并不是他们智商低的问题,追究起来,有下列几方面的原因:①视力残疾儿童进校时间较晚,错过了幼儿智力开发期;②教师、父母对视力残疾儿童在学业成就上的期望低;③视力残疾儿童没能得到合适的教育;④由于请病假等各方面原因,视力残疾儿童实际学习时间比正常儿童的要少;⑤视力残疾儿童可阅读的盲文材料较少,限制了他们的学习;⑥视觉障碍使得视力残疾儿童在学习同样的内容时须花费更多的时间。

总的来讲,视力残疾儿童并不因为视觉伤残而丧失学习能力。他们可以通过补偿教育,通过听觉和触觉以及最大限度地利用残余视力来发展自己的学习能力。

（二）视力残疾儿童的情绪特征与社会心理适应

由于视觉障碍,视力残疾儿童常常处于一种孤寂的环境之中,一般儿童很容易学会的生活自理、行走等行为,他们必须付出巨大的努力才能学会。因此,焦虑和挫折感是视力残疾儿童主要的情绪问题。

有关研究表明,视力残疾儿童的情绪、情感更有深刻性,通过教育能形成较好的理智感,即从深刻的认识活动中培养一种比较稳定的、深刻的情绪体验。但是,视力残疾儿童的情绪倾向性多偏向于消极型,即缺乏积极、热情、振奋和乐观的情绪,而倾向于消沉、颓废、松懈、灰心和焦虑等消极情绪状态。

视力残疾儿童由于行动能力与经验的限制,以及无法看到行为的结果,多会变得被动、依赖与无助。由于他们无法通过视觉获得信息来进行有效的模仿、学习与应用身体语言跟别人沟通,也大大地影响了视力残疾儿童的正常人际关系的发展。

视力残疾儿童的情绪状态也给他们的社会适应带来一定的困难。由于他们的活动范围和活动能力受到很大的限制,他们一般不主动和别人交往,显得比较孤独。视力残疾儿童的情绪问题和社会适应问题在分离的盲校或盲聋哑学校比在随班就读的普通学校更为突出。对视觉障碍儿童适应能力的培养应越早越好,实行早期干预有利于他们适应能力的发展。

三、听力残疾儿童患者的心理特征

（一）感知觉方面

由于听力障碍,听力残疾儿童主要依靠视觉、触觉、味觉、嗅觉等途径感知外界事物,而听觉不起作用或仅起很小的作用。听觉损伤限制了儿童的感知觉活动的范围和深度。

听力残疾儿童的感知觉活动缺乏语言活动的参与,使他们的感知觉活动与学习语言的活动不能同步进行,第一信号系统与第二信号系统出现脱节,造成他们接触的东西多,会说的很少。

(二)认知方面

(1)语言与思维 听力残疾儿童语言形成的过程与正常儿童的不同,由于缺少了听觉的帮助,不能适时形成口语,很多听力残疾儿童错过了语言发展的关键期。此外,听力残疾儿童还要学习和运用手语以及唇读(也称看口、看话),作为与正常人的交流方法。听力残疾儿童的抽象思维活动因语言形成和发展的缓慢受到影响,具有明显的形象性,思维发展水平比较长地处在具体形象思维的阶段,即人的思维发展整个历程中的初级阶段。大多数的听力残疾儿童有正常的智力,运用儿童所熟悉的符号系统来进行非口语测验时,这些儿童会在正常范围内表现得很好,但多数听力残疾儿童在学业成就方面有严重缺陷,尤其是与语言有关的语文能力。

(2)观察力与想象力 听力残疾儿童的想象力非常丰富,观察力也极为敏锐。在对语言的理解上,听力残疾儿童往往借助于唇读来捕捉语言信息。视觉补偿在听力残疾儿童的认知上起着至关重要的作用,他们常常集中精力用眼睛来观察,所以他们常常表现为异常的安静和缄默状态。

(3)听力残疾儿童的社会适应 听力残疾儿童的社会适应会有不易交友的问题和寂寞的自我感觉。他们容易聚集在一起,彼此提供归属感与自尊心,从而形成聋人文化。

(三)情绪与行为

听力残疾儿童由于听力和语言的障碍,在表达自己的需要和情感上有一些困难,他们常常会感到不被理解,不被周围环境所接纳,在对其他人或某一件事的理解上,他们明显地不够敏感甚至有些困难,如果这些困难长时间没有被周围环境所理解,甚至受到一些指责,逐渐地就会出现情绪发展障碍的各种表现。

听力残疾儿童常常受到偶然动机和激动情绪的影响,表现出冲动性的行为特征,有冲动性的行为表现。

(四)社会交往困难

听力、语言障碍会妨碍社会交往,听力残疾儿童往往难以结交同龄的正常儿童,社交表现不成熟,他们更愿意待在家里自寻乐趣,他们也会选择其他听力残疾儿童作为玩伴,这样会使他们同正常儿童进一步疏远,致使他们容易产生自卑感,缺少自信心,情绪不稳定,容易发脾气。

部分听力残疾儿童与家庭其他成员进行感情的交流时有困难,而与同样是听力残疾的伙伴交流比较容易。少数听力残疾儿童由于受到不良团体的影响会有反社会行为(如偷窃)。

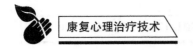

四、智力残疾儿童的心理特征

（一）智力残疾儿童的心理发展水平

智力残疾儿童感知觉的速度缓慢，记忆能力差，思维水平低；在生活能力或适应能力上发展水平较低，有的智力残疾儿童五六岁了还不会用筷子；在言语上，成年后即使受过教育也不会使用书面语言，四五岁还不能像正常儿童一样讲流利的母语等；情感的深刻性、可控性水平较低（如说哭就哭，说笑就笑）。

由于心理发展水平较低，智力残疾儿童会出现身体发展和心理发展脱节的现象，这也是智力残疾儿童的重要心理特点。心理过程的活动异常，导致智力残疾儿童不能像正常儿童一样认识外界事物，认识自己，从而更容易出现各种心理问题。加之有些智力残疾儿童还伴有其他身体或精神方面的疾病，使得他们在适应社会、与人交往的过程中出现更严重的心理问题。

（二）智力残疾儿童的人格特征

1996年一项研究采用日本学者桥本重治等研制的《缺陷儿童人格诊断量表》（PIH）的修订版（上海常模），对智力残疾儿童的人格特质进行了测量。将其中涉及的14种人格特质归为三种因子，即适应性因子、分化性因子和自我发展因子。研究表明，智力残疾儿童在适应性因子上的得分较低，个人适应性和社会适应性都较差，特别是社会适应性的得分更低。在一定程度上反映了智力残疾儿童缺乏团结集体一起行动的能力以及在处理人际关系上存在着严重不足。智力残疾儿童对社会顺应能力较差，他们对学习积极性不高，缺乏恒心和毅力，不会克服哪怕是最小的困难。兴趣不广泛，缺乏参与活动的主动精神。在独立性方面，智力残疾儿童表现为独立性较小，而依赖性较大，受他人影响较多，而主动性较小。部分智力残疾儿童脾气比较固执，具有行为习惯固定、难以改变的个性特点。在自我发展因子好于适应性因子和分化性因子的情况下，仍暴露了智力残疾儿童缺乏自信、低估自己的倾向。

轻度与中度智力残疾儿童除了生活习惯、忍耐性、自我炫耀、神经质和自卑感以外，在其他人格特质上有明显差异，异常个性特征在中度智力残疾儿童中表现较多。

智力残疾儿童与正常儿童的人格特质有比较明显的差异。和正常儿童相比，智力残疾儿童大多表现为一般活动欠佳，情绪不安定，以自我为中心，比较固执，活动过多或不足，容易自卑，神经质较为明显等。

造成智力残疾儿童个性差异的原因是多方面的。第一，智力残疾儿童由于脑功能受损，使其个性发展失去了良好的物质前提，个性的形成和发展受到一定限制；第二，由于特殊社会环境因素的不良影响，智力残疾儿童经历挫折、失败较多，容易产生焦虑、退缩、自卑等不良的个性特征；第三，认知能力的局限性也影响了良好个性的发展。

五、躯体残疾儿童的心理特征

对于躯体残疾儿童来说，他们大多不存在认知上的缺陷，但由于自身生理的原因，会在情绪、情感方面和性格方面有些特殊表现。

（一）情绪、情感方面

（1）孤独感　孤独感是残疾人普遍存在的情感体验，由于生理的某些缺陷，残疾人的运动受到不同程度的限制，其行为容易受到挫折。残疾人的活动场所太少，且在许多场合常常受到歧视，使他们不得不经常待在家里，久而久之便产生了孤独感。

（2）自卑情绪　残疾人在学习、生活等方面所遇到的困难远比普通人的要多，且难以得到足够的理解和帮助，甚至常常受到厌弃与歧视，极易使他们产生自卑情绪。

（3）敏感和自尊心强　敏感和自尊心强易导致对歧视的情绪反应强烈，有的残疾人有爆发式情感表现，有的则以深刻而持久的内心痛苦隐藏于心，表现为无助与自我否定。

（4）富有同情心　残疾人由于自身的疾患，往往对残疾同伴怀有深厚的同情，这种同病相怜的情感使同类残疾人容易结为有限的社会支持网络，甚至相互依恋。

（二）性格方面

孤僻和自卑是残疾人性格的主要特点，每一种不同的残疾又有其特殊的性格特点。如盲人一般都比较内向、温文尔雅，内心世界丰富，情感体验深刻而含蓄，很少爆发式地外露情感，善于思考和探索。聋哑人一般比较外向，情感反应比较强烈，豪爽耿直，看问题容易注意表面现象。肢体残疾人主要表现为倔强和自我克制，他们具有极大的耐心和忍辱精神。智力残疾人由于整个心理水平低下，难以形成较完整的性格特征。

六、残疾儿童的心理康复

（一）科学看待残疾儿童的特殊性

残疾儿童与正常儿童有基本的共性，但也有其特殊性。如果相关书籍不分轻重地列举出他们的困难和缺陷，则容易使人感到每一类残疾的每一个儿童都有很多问题，不知从何处下手来帮助他们。其实，每一个残疾儿童都是一个个例，都有其特殊性。只有充分了解他们的共性与特性，才能更好地为他们开展康复服务。

（1）要具体分析诸多缺陷中的主要缺陷和次要缺陷。视力、听力、智力残疾儿童心理活动中的感知觉、记忆、言语、思维、情感、意志等方面都表现出特殊性或缺陷，在康复训练的方法、手段等方面也有其特点。这些缺陷或特点在残疾儿童的心理发展中起的作用不同，应分出主次，以便抓住主要的决定性的环节来帮助残疾儿童。听力残疾儿童言语发展迟缓是造成他们整个心理活动缺陷的最主要的一个因素，影响了其心理的成熟，聋哑儿童的心理特点无不与此有关；视力残疾儿童缺乏视觉的感性认识，这是其认知、言语、思维等发展中的主要不利因素；智力残疾儿童的感知觉缺陷（速度慢，范围窄）和抽象概括能力差以及认识事物的需要发展不足，是他们整个心理发展障碍和困难的主要因素；躯体残疾儿童经常自信心不足，认为在社会上要依赖别人，这是躯体残疾儿童心理康复的主要方面。抓住以上不同残疾儿童的主要矛盾去解决问题就可事半

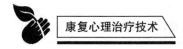

功倍。

（2）分析残疾儿童的特殊性要一分为二，不仅应看到残疾给他们的心理发展带来的困难和不利的方面，也应看到残疾给儿童心理发展带来的新的动力和积极的影响。这一点常被人们所忽视。听力残疾儿童更多使用视知觉，经过训练，其视知觉更细致，记忆更快、更好；视力残疾儿童手指尖的触觉两点阈由于经常使用而优于正常儿童的，他们用触觉可以认知物体的温度、硬度等，这是普通视觉所无法认识的；躯体残疾儿童可以用下肢代替上肢写字、绘画、喝水等，可以用上肢拄拐杖踢足球。仅看到残疾的消极面是片面的，一分为二地看待残疾才可以发挥残疾人之特长，发展残疾人之潜能，弥补残疾人之短处。

（二）残疾儿童的家庭康复教育

家庭教育是教育的起点，对儿童的心理发展起着重要作用。残疾儿童的家长要密切关注残疾儿童由于身体先天残障而引起的心理问题和行为障碍，解决残疾儿童生理日益成熟而心理发展相对滞后的矛盾。保障残疾儿童身心健康成长要避免出现以下误区。

（1）不能理性地面对孩子的特殊性，往往出现不良的家庭氛围，如过度溺爱、保护，过分干涉和包办，这样可导致残疾儿童的社会、生活技能低下，任性、幼稚、依赖性强等性格；或者对残疾儿童不管不问，甚至打骂呵斥、厌弃，残疾儿童感受不到家庭的温暖，形成了冷酷、攻击、不安等心理。

（2）零批评与护短情结，忽略心理潜伏期教育。残疾儿童大部分时间是在家庭里度过的，家长要抓好幼儿期和心理潜伏期的教育，千万不可忽略这两个时期的教育。一些家长在残疾儿童做错事的时候，不进行批评教育，甚至寻找各种理由为他们开脱，这样极易让残疾儿童养成不负责任、任性、为所欲为的心理习惯。

（3）"笼养"、"圈养"现象严重。不少家长出于种种原因，很少让残疾儿童接触外界，使残疾儿童失去自我成长的机会，对外界充满恐惧和误解。

（三）对残疾儿童家长提供心理援助

专业机构在对残疾儿童进行教育康复的同时，还应加强对家长的培训。一方面让家长和机构共同商讨制订残疾儿童的长、短期教育康复训练计划和目标，以及在家庭实施的具体方案，以配合残疾儿童在机构的训练计划和目标，教给家长有关残疾儿童康复的有关知识、方法和技能；另一方面针对家长存在的心理问题、情绪问题进行专门的心理辅导，及时进行疏导。可以通过家长联谊会、残疾儿童家长团体活动、家庭个别辅导、小组辅导等方式来解决残疾儿童家长在其康复中存在的心理问题，并配备专业的心理工作人员。

（四）残疾儿童的特殊教育与社会支持

（1）游戏治疗　游戏治疗的突出特点是在心理治疗中应用游戏作为沟通媒介，因此游戏治疗被定义为通过游戏手段对残疾儿童的心理和行为障碍进行矫正和治疗。残疾儿童由于心身能力的不足迫切需要找到一种自主控制的感觉,以达到消除不能真正融入现实世界带来的紧张和自我保护的目的。游戏使残疾儿童内部心理活动外显化,便于观察自我和澄清问题,探索残疾儿童的相关情绪、防卫机制。在游戏治疗中,游戏本身不是治疗的目的,而仅仅是治疗的一种手段或方式。游戏治疗强调以游戏作为沟通媒介,凡是运用游戏作为沟通媒介的心理治疗都可称为游戏治疗,根据心理治疗师不同的理论取向,游戏治疗可分为个人中心游戏治疗、认知行为游戏治疗、格式塔游戏治疗和心理动力游戏治疗等。

(2)特殊教育 通过特殊教育,由专业人士积极引导,培养其独立生存的能力,鼓励残疾儿童正视现实,努力培养解决问题的能力,增强其应对现实的能力。

七、解决残疾儿童心理障碍的途径

(一)加强残疾儿童教育环境建设

残疾儿童的心理状态除了遗传和疾病因素外,起主导作用的是他们在家庭、在儿童集体和在学校中的生活方式,即广义的教育。因此加强学校、家庭、社会教育环境的建设是促使残疾儿童心理健康的重要方面。首先,应重视校园环境建设,优美、文明的校园环境可以陶冶美的心灵,这对残疾儿童人格的完善起着潜移默化的影响。因此,整个校园的布局应精心设计,使之富有教育性,增强残疾儿童热爱集体、热爱学校的情感。其次,要重视心理环境建设,心理环境主要是指教育环境中的人际关系,即教师与残疾儿童的关系、残疾儿童间的关系、校风、班风等。心理环境建设主要体现在教师的教学工作和学生学习、游戏等活动中,作为教师应根据残疾儿童的个别差异制订合理的学习目标,实施分类教学,使具有不同学习能力和智力的残疾儿童在学习的过程中消除畏惧、紧张情绪,建立信心,形成良好的学习心理。同时,教师要善于创造活跃的教学环境,在教学过程中充分运用残疾儿童的心理补偿功能,采用观察法、比较法、演示法和讨论法等创设轻松愉快的教育环境,师生之间、学生之间共同讨论,互相启发,协作互助,在愉悦的气氛中交流情感,学习知识,增进友谊,构筑爱的桥梁,逐渐养成良好的心理习惯,促使残疾儿童健康人格的发展。另外,还必须努力创设开放式的教育环境,让残疾儿童走出孤独世界,真正与正常儿童共享一片蓝天。已经在特殊教育环境中学习的残疾儿童,学校应该有计划地为他们创建社会交往的环境,如组织残疾儿童参加各项有意义的社会活动,如参观、访问等,与正常儿童开展手拉手活动,参与书画、舞蹈、声乐等各种竞赛,使残疾儿童在交往过程中不断克服自卑心理,不断丰富残疾儿童的精神生活。

(二)积极培养残疾儿童自信、自强、自律的精神

积极培养残疾儿童自信、自强、自律的精神,让残疾儿童树立明确的自我意识观念,正确处理好"特殊性"与"非特殊性"的关系。

自我意识观念是指一个人对自己生理、心理特征的判断与评价。一个心理健康的残疾儿童能正视自己的生理残疾,对自己有比较全面的了解,而且清楚地知道自己的优、缺点。让残疾儿童明白他们既有不同于正常儿童的"特殊性",也有和正常儿童没有

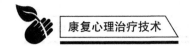

什么区别的"非特殊性"。因此,在对残疾儿童教育过程中,爱护与要求相结合,增强其自信、自律意识。潜意识中对待残疾儿童的怜悯或偏爱,会使教师不自觉地容忍他们的某些无理、任性的行为。事实上,教师过分宽容会使残疾儿童养成依赖思想,最终无法适应真实的社会生活,无法真正自立、自强。因此,在必要的帮助和体谅之外,教师要尽量使残疾儿童受到与正常儿童同等的待遇,受到同样规则的制约。

(三)培养残疾儿童的各项能力,扩大认知领域

尊重残疾儿童的人格与需要,挖掘他们的潜能,调动他们的积极性。心理健康的残疾儿童和正常儿童一样有强烈的求知欲望,希望通过努力掌握知识技能,自觉完成学习任务,争取优秀成绩,并能从自己的实际情况出发,不断追求新的学习目标。要培养残疾儿童全面发展,提高其各方面的能力,不能让他们只局限于某一方面的竞争,否则会缩小他们的发展道路。世界如此之大,应扩大每位残疾儿童的认知领域,在这个广阔的天地间,让他们发挥自己独有的技能。

(四)充分挖掘残疾儿童的优点、闪光点,发展其特长

心理健康的残疾儿童自信自己的存在对社会、对人民有价值和有意义,能从自己的实际出发确立远大理想,树立切实的生活目标,并发奋努力,将自己锻炼成对社会有用的人。充分挖掘残疾儿童的闪光点,让每一位残疾儿童都认识到自己的优势,从而对生活充满信心,以此来提高和带动其他方面的发展。"天生我才必有用",让残疾儿童在内心认为自己是整个社会的一员,充分发挥自己的特长,为社会作贡献,避免自卑心理的产生。

(五)培养残疾儿童良好的人际交往能力

心理健康的残疾儿童,尊重自己也尊重别人,不但爱与残疾人交往,也乐于同健全人交往,能与周围人保持良好的人际关系,对教师、长辈尊敬,对比自己还困难的群体表现出同情、尊重、爱怜和热心帮助。

(六)培养残疾儿童的自制能力

心理健康的残疾儿童有道德和法制观念,遵守社会公德,遵守学校纪律,个人服从集体,能控制自己的行为,并不断改正缺点,使自己的行为规范化、社会化。因此对待残疾儿童要有一颗真诚的爱心,做到以平常心对待,按特殊性处理。既不要搞特殊化,也不要苛责,在充分了解残疾儿童生理、心理特点的基础上,逐步使他们融入集体生活。培养他们热爱集体、关心他人的良好品质,在家长的配合下选择适宜的方法,引导周围正常儿童接纳和关心残疾儿童。

总之,残疾儿童心理障碍的解决不可操之过急,需要家庭、学校、社会营造良好的教育环境,还需要培养残疾儿童积极向上的良好心态,更需要社会各方面的共同参与。

任务2 老年患者的心理康复

一、概述

老年人是社会的财富,老年患者的康复是社会学和医学领域的重要研究问题。老年病又称为老年疾病,是指人在老年期所患的与衰老有关的,并且有自身特点的疾病。

二、老年人的患病特点

老年病通常分为以下三类。

(1) 由于衰老使机体功能减退而引起的急性疾病,如老年性肺炎等感染性疾病。老年性肺炎已成为高龄老年人直接死之的首要原因,值得重视。

(2) 中青年人可发病而老年人患病率明显增高的慢性疾病,如高血压病、冠心病、脑血管病、恶性肿瘤及糖尿病等。此类疾病往往由多因素所致,目前对发病机制虽有一定的认识,但需深入研究,治疗上尚缺乏特效疗法,故从青年期着手预防甚为重要。

(3) 只发生于老年人的特有疾病,如钙化性心脏瓣膜病、老年痴呆症、骨质疏松症及老年白内障等疾病。器官组织的退行性病变是此类疾病的发病基础,但对其发病机制了解甚少,诊断方法有限,目前只能采用对症治疗。

根据老年病对生命有无威胁又可分为以下两类。

(1) 威胁生命的疾病,如上述(1)类疾病、(2)类疾病及(3)类疾病中的钙化性心脏瓣膜病等。

(2) 不威胁生命的疾病,如老年白内障、耳聋、肩周炎等疾病,此类疾病能影响老年人的生活质量。

老年人和中青年人患同一种疾病,虽然疾病本质是相同的,但由于老年病是发生在衰老的基础之上,故在患病率、病因、病理、临床表现、诊断、治疗及预后等方面都与中青年人有不同之处。有专家指出:"你不能用中青年人的眼光看待小儿,同样也不能用中青年人的眼光看待老年人",这充分强调了老年人的特殊性。

(一)多病共存

老年人因衰老,往往多个脏器、系统受累,如同一个老年人可能同时患有高血压病、高脂血症、糖尿病、痛风、冠心病、脑血管疾病、慢性支气管炎、肺气肿、尿路感染、前列腺增生、胆石症等疾病,一般老年人平均患有6种疾病。老年病的另一个特点是同一器官可以多重受累,如心脏可同时存在冠心病、肺心病、瓣膜及传导系统的退行性病变。另外,当一个系统发生病变时,通过系统间的相互影响,可以导致另一个系统或者多个系统受累,并发生病变,如慢性支气管炎合并肺部感染可以诱发心力衰竭,若治疗不及时或不当,可以导致多系统受累,甚至器官衰竭。由于多病共存,致使老年病在临床表现、诊断与治疗等方面变得复杂。一般来说,对于年轻人出现的各种临床表现,尽量用一种

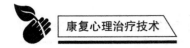

疾病来解释,而对于老年人即使只发现一种疾病,也要积极地查找有无其他异常。在治疗上,要权衡利弊、分清主次,抓住当前影响老年人健康、危害老年人生命的主要疾病进行治疗。

(二)起病缓慢

老年病多属于慢性病,其起病隐匿、发展缓慢,在相当长的时间内可以无症状,也无法确定其发病时间(如动脉粥样硬化症、糖尿病及骨质疏松等)。有的症状也易被忽视,如黏液性水肿患者缓慢出现声音变化、淡漠、嗜睡、起坐缓慢等,常误认为是"年老"的关系。老年人常有躯体强直及动作受限,容易与震颤麻痹的体态屈曲、行动迟钝、肢体僵硬相混淆,常至震颤十分明显时才引起重视。老年痴呆症、风湿病、肺结核复发及肿瘤也是发病缓慢,常因某一症状就医才确诊。因此,要仔细观察老年人的变化,对可疑之处要提高警惕,但也要防止将正常衰老的变化视为病态。

(三)变化迅速

老年病虽起病隐匿、发展缓慢,但疾病发展到一定的阶段,或器官功能处于衰竭边缘时,偶遇诱因或发生应激反应,即可使原来勉强维持代偿状态的器官发生功能衰竭,导致病情迅速恶化。例如老年冠心病患者一旦并发支气管肺炎,可以诱发急性左心衰竭,左心衰竭所致的肺淤血有利于细菌生长繁殖,使肺部感染加重,二者形成恶性循环。有些老年患者从外表上看病情并不重或呈萎靡、慢性衰竭状态,但可在数小时内病情恶化达到极点,经抢救无效而死亡,这可能与病情发展时的症状和体征十分隐蔽有关。因此,医务人员对疾病的发展过程和预后要有充分的了解,护理人员在护理过程中尤其要细心观察病情的变化,及时向医生和上级主管汇报反映,做到早期发现和及时治疗,以减少意外情况发生。

(四)发病方式独特

75岁以上老年人最脆弱的部位是脑、下尿路、心血管及骨骼系统,表现为无论何种疾病发作,常以跌倒、不想活动、精神差、大小便失禁及生活能力丧失的老年病五联征的一项或几项表现出来,年龄愈大愈是如此。遇到这种情况,首先应考虑感染性疾病,其次是非感染性疾病(如有药物不良反应、出血、缺血及缺氧等),切勿将其误认为是"年老"所致而延误诊断和治疗。由于各器官系统功能改变可能非常突然,在确定诊断之后,应立即进行病因治疗,同时做老年病五联征的对症治疗,尽快恢复患者的独立生活能力。

(五)表现不典型

老年人患病的表现,一部分和中青年人一样具有典型的临床表现,另一部分则表现不典型。表现不典型是指疾病应有的症状和体征不出现而表现出非特异性症状和体征,甚至无任何症状。如老年人患肺炎和感冒时可仅有食欲减退、乏力等症状,而缺乏呼吸道症状;老年人患心力衰竭时可先表现为精神差、味觉异常、腹胀、腹痛等症状;老年人体温调节能力低下,一些发热性疾病的体温升高不如中青年人的明显,即使严重感染(如肺炎、尿路感染、败血症等)也可无发热症状;老年人对寒冷刺激也不敏感,缺乏正常的反应能力,因而老年人易出现低温症;老年人痛觉降低,定位不准确,能引起中青年人剧烈疼痛的疾病(如急性心肌梗死、干性胸膜炎、内脏穿孔后腹膜炎、骨折、烫伤等)对于老年人可能只产生轻微不适或无症状,故老年人轻微症状的背后可能隐藏着严重疾病。非特异性症状是患者处于患病状态的一种信号,并不能提示患何种疾病,因此,对于有非特异性症状的老年人,应详细询问病史,全面检查,密切观察其病情变化,直到明确诊断为止。若对此认识不足,极易导致漏诊、误诊。

(六)无症状(亚临床型)多

无症状是指在疾病状态下患者未感知到生命活动的异常表现。无症状是疾病一种隐匿而特殊的表现形式——亚临床型,与有症状、体征(临床型)之间既有区别又有联系,共同反映疾病的本质。无症状往往与疾病状态、个体差异及用药情况有关。不同年龄组患者均可出现无症状,但以老年人最多见。患无痛性心肌梗死的老年患者占20%~80%,而中青年患者仅占7%。"三多一少"是糖尿病的一个典型表现,老年人无此表现者占52.8%,中青年人仅为15%。在无症状性消化性溃疡中,老年人也明显多于中青年人。80%的腔隙性脑梗死老年患者无症状,老年人下尿路感染和肺结核也常无症状,多经辅助检查被发现。重视无症状老年病的研究,有利于开拓思维,减少漏诊,提高确诊率。

三、老年患者的心理特征

(一)失落和孤独

现代老年患者常因自己资历老、贡献大、经济条件好,工作时与退休后角色的反差,心里难免会产生失落感,性格比较暴躁,顺从性较差,喜欢周围的人能尊重并恭顺他们,表现为自以为是、固执己见、独断专行、易激怒、好挑剔责备他人。而有的老年患者特别害怕孤独、寂寞,在住院期间,由于生活单调,与家属及外界缺乏情感交流和心理沟通,患者常常易产生被抛弃感,因而导致性格、行为的改变。心理孤独的老年患者,多表现为固执、自尊心强、沉默寡言。

(二)恐惧和焦虑

由于老年人的各种功能下降,某些疾病的急性期可给患者造成巨大的心理压力,如心肌梗死,患者可因持续性剧痛而产生濒死的恐惧心理,又因住院后在饮食、休息、睡眠等各方面难以适应,日常生活规律被打乱,加之身患疾病,从而精神上易产生恐惧和焦虑,此类患者多表现为烦躁不安、痛苦呻吟、睡眠不佳、不思饮食,只关心治愈时间及预后情况。

(三)敏感和猜疑

老年患者常敏感、多疑,猜想自己的病情很严重,怀疑医生、护士甚至家属都在对他有意隐瞒病情,周围一个细小的动作,一句无意的话语,都可能引起他的猜疑,加重其心理负担。当患者出现与不治之症患者的某一相似症状时易产生疑心,多表现为情绪低

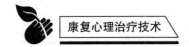

沉、悲伤哀痛、沉默少语,常常无端地大发脾气。

(四)悲观和自责

老年人的心、脑及其他器官趋于衰退和功能下降,他们常常会感到力不从心和老而无用,由于病情反复、治疗效果不明显,从而产生悲观与自责。此类患者多表现为意志消沉、精神忧郁、束手无策,常伤心落泪,不愿与人交往或交谈,对治疗及疾病的转归表现漠然,不愿接受治疗和护理,消极等待着"最后的归宿"。

(五)沮丧和抗药心理

老年人往往同时患有多种疾病(如冠心病、糖尿病、脑梗死等),长期服药,饱尝疾病之苦和药物不良反应的刺激,容易使其产生沮丧和抗药心理。

(六)抑郁心理

抑郁是老年患者常见的一种负性情绪,研究表明,老年住院患者抑郁症的发生率为42%,且肾内科及神经内科的患者较其他科室的患者患抑郁症的比例更高。

四、老年患者的心理康复

老年患者一般都注意身体锻炼和膳食营养,但对心理与健康的关系认识不足,对不良心理的自我调节也很少重视。在老年患者中大部分有功能残疾(如偏瘫、脑血管疾病后遗症等),或者有慢性疾病(如慢性肺心病等),这些患者心理失衡更为突出。他们往往考虑自己劳累一生应该安度晚年或发挥余热,常抱怨身体不争气,不但自己受到病痛的折磨,还拖累子女,成为家庭的累赘,如此长期下去,害怕儿女嫌弃,同时担心自己的某些抱负得不到实现。因此患者的心理状态极不稳定,性格变得抑郁不安,烦躁易怒等。还有一些患者属于年迈体弱者和离退休干部、老工人,他们多是由于力不从心,或离开所熟悉的工作环境和共事多年的老同志、老朋友,或子女成婚离去,或丧偶等,家庭结构的改变使其产生与日俱增的衰老感和空虚失落感。性格内向的老年患者心情变得固执、古怪、沉默寡言、闷闷不乐。这些不利于患者心身健康的有害因素直接影响着疾病的转归和身体的康复,因此,老年患者需要得到有效的心理治疗和心理护理,以疏导情绪,促进心理康复。

(一)医务人员的角色与医患关系

医务人员的角色意识是使命感、责任感、医德观和自信力的总和。医务人员角色意识的主观作用与客观的治疗效果必将反映到治疗的全过程之中。因此,医务人员必须具备良好的职业道德,在工作中做到一视同仁,积极主动地与患者畅谈人生理想或叙叙家常等,经常向患者提供有关治疗、护理、饮食方面的信息以及有关疾病防治知识等。对于孤寡老人和生活自理困难者,把生活护理放在首位。同时还要讲究语言的准确性、艺术性,举止文雅大方,仪表朴素整洁,服务热情周到,以适应老年患者的心理,使患者充分感受到自己被尊敬和爱护,能肯定自己患病后仍未在社会中失去生存的空间和理应得到的待遇,使患者从内心冲突中解脱出来,重新认识自我,达到心理康复。

（二）心理治疗

心理治疗是一种促进老年患者心理康复的重要途径。

（1）认知疗法　心理健康和愉快的情绪既是身体健康的重要保证，也是延年益寿的主要秘诀。老年患者在生活中，难免有这样或那样的不愉快和不顺心。因此老年患者要做好自我心理保健，消除应激源，调整期望值，提高自制力，走出情绪的低谷，形成开朗、坚毅、刚强和随遇而安的性格。良好的自我心理保健能使人的神经系统功能与全身各器官活动协调、和谐，使人对内、外各种致病因子有较高的抵抗力，保持愉快的情绪，使其对未来充满信心，从而促进心理康复。医务人员可以结合具体问题与老年患者进行交谈，减少老年患者由于不合理信念带来的情绪困扰。医务人员要协助患者建立信心，帮助他们看到事情好的一面，找出一些他们自己未曾注意到的优点。帮助患者集中精神做一些容易做而且有兴趣的事，当完成时，给予奖赏和鼓励，同时按患者的复原程度而逐渐让他们担负处理日常事务的责任，令患者重建自信，还可协助患者回忆一些美好的事情，帮助患者提升自我价值观及降低抑郁感。

（2）行为治疗　医务人员要委婉地规劝老年患者戒除不良习惯。烟草中含有毒物质，吸烟的致癌作用是肯定的，吸烟可引起冠心病、动脉硬化、慢性支气管炎等严重疾病。嗜酒也可引起动脉硬化、心脏病、肝硬化、慢性胃炎、胰腺炎及精神病等。对于有此类嗜好的老年患者要劝其坚决戒除不良习惯。此外，还可以教会老年患者进行自我放松，如使用渐进性松弛法，交替收缩或放松骨骼肌群，感受四肢的松紧、轻重、冷暖的程度，从而取得放松的效果。

（3）生物反馈治疗　生物反馈治疗是指应用现代设备，有间隔地不断提供患者特殊生理过程的信息（如肌电活动、皮电活动、皮肤温度、心率、血压等）。这些过程受神经系统的控制，这种生物加工的信息，称为生物反馈。在临床上生物反馈治疗多用于治疗心身疾病，如用于心血管系统的生物反馈训练，对高血压老年患者可用血压生物反馈来训练老年患者自我调节血压的下降。对心律不齐的老年患者可用脉搏生物反馈来改变心律不齐的症状。生物反馈治疗还可用来消除疼痛，放松肌肉。生物反馈治疗即通过电子仪器将肌肉、脑和心脏等电活动放大并转译成以视觉或听觉信息显示出来，经过多次训练达到放松、调节的作用。

（三）家庭的支持

家庭是老年人活动的主要场所。良好的家庭关系和家庭氛围有利于老年患者的心理康复。由于慢性病长期缠身，迁延难愈，给家庭成员带来不少麻烦，老年慢性病患者常易出现焦虑、内疚、自责的心理，甚至自暴自弃，并出现绝望厌世的心理，有时表现为抑郁少言，有时表现为暴躁、怒气冲冲，遇到一些琐碎的小事就大发雷霆。对于这种心理变化，家属应给予谅解，要主动关心，耐心引导，帮助患者树立战胜顽疾的信心。对于患者的粗暴无礼，要给予深切的理解，切勿与患者争吵，伤害患者的自尊心，要以真诚的善心去感化患者，要与患者促膝谈心，帮助他们正视现实，鼓励他们与病魔作斗争，增强患者的心理承受能力，能充分调动患者的积极因素，从而使患者主动配合治疗。

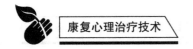

任务3　残疾人的心理康复

一、概述

残疾人是指在心理、生理、人体结构上，某种功能丧失或者不正常，全部或者部分丧失以正常方式从事某种活动能力的人。残疾人包括视力残疾、听力残疾、言语残疾、肢体残疾、精神残疾、智力残疾、多重残疾和其他残疾的人。

（1）视力残疾：由于各种原因导致双眼视力障碍或视野缩小，通过各种药物、手术及其他疗法不能恢复视功能者（或暂时不能通过上述疗法恢复视功能者），以致不能进行一般人所能从事的工作、学习或其他活动。视力残疾包括盲及低视力两类。

（2）听力残疾：由于各种原因导致双耳不同程度的听力丧失，听不到或听不清周围环境声及言语声（经治疗一年以上不愈者）。听力残疾包括听力完全丧失及有残留听力但辨音不清、不能进行听说交往两类。

（3）言语残疾：由于各种原因造成的言语障碍（经治疗一年以上不愈者），而导致不能进行正常的言语交往活动。言语残疾包括言语能力完全丧失及言语能力部分丧失且不能进行正常言语交往两类，言语残疾共有四级。

（4）肢体残疾：人的肢体残疾、畸形、麻痹所致的人体运动功能障碍。根据残疾人在无辅助器具帮助下，对日常生活活动的能力进行评定，可将肢体残疾划分为三个等级。重度（一级）：完全不能或基本上不能完成日常生活活动。中度（二级）：能够部分完成日常生活活动。轻度（三级）：基本上能够完成日常生活活动。

（5）精神残疾：精神疾病患者患病持续一年以上未痊愈，同时导致其对家庭、社会应尽职能出现一定程度的障碍。精神残疾可由以下精神疾病引起：①精神分裂症；②情感性、反应性精神障碍；③脑器质性与躯体疾病所致的精神障碍；④精神活性物质所致的精神障碍；⑤儿童少年期精神障碍；⑥其他精神障碍。

（6）智力残疾：人的智力明显低于一般人的水平，并显示适应行为障碍。智力残疾包括：①在智力发育期间，由于各种原因导致的智力低下；②智力发育成熟以后，由于各种原因引起的智力损伤和老年期的智力明显衰退导致的痴呆。根据世界卫生组织（WHO）和美国智力低下协会（AAMD）的智力残疾的分级标准，按智力商数（IQ）及社会适应行为来划分智力残疾的等级。

二、残疾人的心理特点

残疾人作为一个特殊的人群，除了与正常人有着共同的心理特点以外，还有着其独特的心理表现。就残疾人本身来说，由于残疾的类别不同、残疾的程度不同，以及残疾的时间不同，他们的心理特点也会有许多不同的表现。

（一）残疾人的认知特点

不同的缺陷会影响到残疾人的认知能力和认知方式。例如，严重的视力残疾人（盲人）由于视觉器官功能丧失，尤其是先天性视力残疾人或幼年致残的人，缺乏甚至根本没有空间概念，没有视觉形象，没有周围事物的完整图像，但同时由于他们没有视觉信息的干扰，他们形成了爱思考、善思考的习惯，抽象思维和逻辑思维比较发达，听觉能力发达，记忆力比较好，词汇比较丰富，促成了他们语言能力强，以及探索问题深刻、健谈、说话有条理、词汇丰富、语言生动、说理充分的特点。

言语残疾人则相反，他们缺乏或丧失听力，他们和别人的交往不是靠听觉器官和有声语言，而是靠手势。他们的形象思维非常发达，而逻辑思维和抽象思维则相对地受到影响，尤其是先天致聋的人。因为生理上的缺陷的限制，其逻辑思维和抽象思维的能力所受到的影响更为明显。言语残疾人的视觉十分敏锐，对事物形象方面的想象极为丰富。

对于行为和人格偏离的患者，由于其情绪不稳定，情绪的自我调节和自我控制能力差，不仅其行为受情绪的影响，认知方式和认知能力也往往受到不良情绪的影响。其认知特点主要是现实性较差，易于离开实际去思考问题，并带有浓厚的幻想色彩，而且思想方法表现出明显的片面性，还会表现出偏执倾向，严重时会成为思维的偏执狂。

（二）残疾人的情感特点

（1）孤独感　这是残疾人普遍存在的情感体验。残疾人在生理上或心理上有某种缺陷。如言语残疾人使用语言受到阻碍，肢体残疾人和听力残疾人行动都有很大障碍，智力残疾人的智力有明显障碍；行为或人格偏离者由于社会适应能力较差，其行为很容易受到挫折。在社会上残疾人常常受到歧视，残疾人能够活动的场所太少，不得不经常待在家里，久而久之，孤独感就会油然而生。

（2）自卑感　这是残疾人相当普遍的一种情感体验。残疾人在生理、心理上的缺陷造成了他们在学习、生活和就业方面所遇到的困难比普通人的多得多，而且从他人甚至家属那里得不到足够的帮助，甚至受到歧视，这些都会促使残疾人产生自卑感。特别是社会上对残疾人的潜在力量还没有正确的认识和评价，没能采取有效措施帮助残疾人发挥其潜能，使其成为与普通人一样的社会成员，使残疾人易产生自卑的情感体验。

（3）敏感，自尊心强　由于身体有残疾，往往容易使残疾人过多地注意自己，因而对别人的态度和评论都特别地敏感，计较别人对他们不恰当的称呼，如称他们为"残废人"，会引起普遍的反感；视力残疾人反对别人称其为"瞎子"；言语残疾人反对别人称其为"哑巴"；瘫痪患者忌讳称其为"瘫子"，等等。如果他人做出有损于残疾人自尊的事情，他们往往难以忍受，甚至会产生愤怒情绪，以致采取自卫的手段加以报复。

（4）情绪反应强且不稳定　这种特点在许多残疾人身上都相当突出。例如，言语残疾人情绪反应强烈，而且多表现于外，容易"上火"和发怒，容易与人发生冲突、争吵。听力残疾人情绪反应则多隐藏于内，虽然情感体验可以很激烈，但情绪表现却并不十分明显，而且暴发性的情感较少。

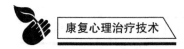

（5）富有同情心　主要表现为残疾人对与自己有一样残疾的同伴有特别深厚的感情。这可能是因为有共同的缺陷，大家在一起更愿意倾吐自己的心里话，交流生活、学习和工作的感受，并从中得到益处。但对于不是同样残疾的残疾人却很少交流，如听力残疾人很少与言语残疾人交流，更少通婚，这种表现并不是没有同情心，而是因为残疾的性质和类型不同，交流起来很不方便。

（三）残疾人的性格特点

残疾人作为一个特殊的人群，不仅因身上的残疾而特殊，他们的生活环境也具有一定的特殊性。一般来说，残疾人交往的圈子比较小，周围的社会环境比普通人的简单一些，这样就形成了某些特殊的性格特征。

例如，孤僻和自卑是许多残疾人所共同具有的性格特征。此外，每一类残疾人又有其特殊的性格特点，如视力残疾人一般性格都比较内向，温文尔雅。在他们的内心世界有着丰富的情感生活，情感体验比较深沉而含蓄，很少有暴发式的外露情感，他们喜欢思考问题，对问题的思考比较深刻。

言语残疾人则与视力残疾人相反，他们的性格比较外向，情感反应方式比较强烈，频度高但持续时间短。言语残疾人性格豪爽、耿直，好就是好，坏就是坏，很少拐弯抹角。言语残疾人往往只看到问题的表面现象，而不太注意问题的内在联系。有的言语残疾人关心眼前世界，考虑长远利益者很少。肢体残疾人的性格特点主要表现为倔强和自我克制，在他们的内心深处可以把一切不公平和怨恨忍受下来，只是到了他们难以忍受的时候，才会发脾气。至于智力残疾人，他们整个心理水平都是低下的，因而不能形成一个完整的性格，特别是严重智力残疾人，他们只能更多地由生物本能来支配其行为。

三、残疾人心理问题产生的原因

（1）竞争越激烈，残疾人面临的现实越严峻，心理压力也就越大，当内心无法承担压力时，就会出现问题。

（2）社会对残疾人的关注不够，很多人还存在着歧视、漠视残疾人的问题，使残疾人感到孤立无助，因在生活和工作中均难以实现自己的愿望而产生自卑心理。

（3）在宣传残疾人佼佼者时，忽视了大多数残疾人都是平凡而普通的人，他们经过努力之后也无法达到人们仰慕的地步。

（4）很多人只知道同情与怜悯，却没有关注过残疾人的自尊与特点，他们的个体差异与奋斗的艰难往往被人忽视。

（5）"不指望这片地收谷子"的心理，限制了残疾人的生活范围和生存范围，也抑制了残疾人的创造力与潜能的发掘，埋没了很多本可以成为佼佼者的人才。

（6）过高的期望值使一部分残疾人失去信心和勇气。

（7）过低的要求和过多的保护使一部分残疾人产生了过度的依赖心理而不求上进。

（8）报复心理往往源于对意外事故的不当处理。

（9）暴躁与抑郁同样源于不被重视和理解。

四、残疾人心理康复的实施

克服残疾人的自卑感，是残疾人心理康复的重要环节，同时进行功能训练，保护补偿器官，并且进行一体化教育，鼓励残疾人回归社会，引导残疾人接受现实，鼓励残疾人自尊、自信、自立和自强，提高社会认识，形成正确的社会态度等，都有助于残疾人形成良好心态，促进心身健康，从而更好地融入社会。

（一）克服自卑感

由于残疾带来生活、学习和工作上的巨大障碍，给残疾人造成巨大的痛苦，使残疾人部分或全部地失去了正常生活、工作的能力，在某些功能上又不如常人，做事常常遭受挫折，加之社会上少数人的嘲笑和不适宜的同情、怜悯，因而，若不能正确对待这些问题，就可能引发严重的自卑感。

一个人若被自卑感所笼罩，他的精神活动就会遭到严重的束缚，从而聪明才智和创造能力就会受到严重压抑。对残疾人来说，倘若再加上自卑感的折磨，势必使躯体功能的补偿与训练受到严重干扰。正是从这个意义上说，必须首先强调必要的心理补偿训练，克服自卑感。

要克服自卑感，关键在于认识自卑感的起因。通常认为，自卑感产生的关键在于社会的评价，它是在家庭影响、学校教育、社会要求和评价以及个人的生理、心理等许多因素的共同作用下产生和形成的。家庭是一个人来到世界上所接触的第一个环境。在家庭中，父母、长辈的行为言论，特别是对孩子的评价，常常是儿童产生自卑感的根源。学习环境的影响，尤其是教师的评价，也是导致自卑感形成的原因之一。人的先天遗传素质和生理健康状况，也容易成为自卑感的起因。一个人相貌的美丑，身材的高矮、胖瘦，体重的轻重，乃至肤色的深浅和头发的浓密程度等，都有可能引起自卑感，就更不用说肢体的残疾了。

因此，避免对残疾人任何不正确的评价以及避免进行不正确的比较，是克服残疾人自卑感的重要条件。

引导残疾人认识机体固有的补偿功能，努力成才，是克服自卑，走向超越的根本途径。

心理学家阿德勒曾对人体的补偿功能进行过一系列研究。他指出，凡是成对的器官，如果其中之一受到损伤，另一个器官就可能有超常的发展。例如，一叶肺或一个肾脏在另一相应器官损伤的情况下，都有进行超额工作的能力和倾向；如果一只眼有缺陷，另一只眼就可能变得更敏锐；甚至不同的器官也有相互补偿的作用。因此，残疾人不应当灰心丧气，更不要自卑，应当相信躯体各个器官功能通过努力训练可以在一定程度上得到补偿。

人体的补偿功能大致可分为两类：一类是补偿心理，另一类是补偿行为。补偿行为

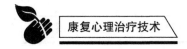

取决于补偿心理,产生于补偿心理的基础上。

阿德勒认为,人从童年开始就有补偿心理在起作用。当然,这种补偿心理在自觉的程度上存在差异。在补偿心理的驱使下,人们力求克服自身能力低的努力就是一种补偿行为。这种补偿行为如果发展到极端,可以形成"过度代偿",使尚保留完好的肢体器官的功能得到超水平的发展。因此,残疾人不应丧失对生活的信心,而应当在正确认识人体补偿功能的基础上奋起,经过训练,克服残疾造成的种种困难。

（二）进行功能训练,保护补偿器官

家长和学校要积极为残疾人创造更多的训练康复机会。如对听力残疾人创造语言实践机会,有效利用听力残疾儿童的残余听力,在电子助听器的协助下,指导听力残疾儿童对各种声音进行感知和辨别。这样不仅可以丰富听觉经验,而且有利于有听力残疾的人与他人更自如、方便地交往,增加生活阅历,促进自我意识发展。听觉训练和语言训练的有机结合,对于避免听力残疾儿童的"聋而不哑"具有重要作用。

同时,要保护残疾人的重要补偿器官。例如,视力残疾人的一些补偿器官(如听觉、触觉器官)虽然比一般人获得了更好的发展,但也更容易因使用过度而劳累和受到损害。因此,家长和教育工作者要十分注意听力残疾人这些补偿器官的保护问题,要定期带听力残疾人到医院的耳科进行检查,如发现有听觉疲劳和听力降低情况时,应及时采取防治措施。

（三）进行一体化教育,鼓励残疾人回归社会

国外提倡对缺陷儿童进行"回归主流"、"回归社会"的教育,把残疾人置于正常的教学条件下接受教育,这样可以克服专业培智学校封闭式的教育缺陷,让残疾人更好地接触社会、面向现实生活。但由于各种不易控制因素的影响,具有身心缺陷的儿童容易受到同龄群体的歧视,易造成残疾人的心理创伤。

20世纪70年代,我国聋校开展了"一体化教育"的尝试和探索,把尚具有一定残余听力的听力残疾儿童安排在普通学校插班就读,旨在借助普通学校的语言环境,来刺激听力残疾儿童语言能力的发展。这种将听力残疾儿童和正常儿童融合教学的"一体化教育"措施,显然有利于听力残疾儿童的全面成长和未来发展。"一体化教育"模式的开展要注重校风、班风的建设和师资素质的特殊培训问题,强化教师的责任意识和爱心的奉献。

（四）引导残疾人接受现实,鼓励残疾人自尊、自信、自立和自强

家长和教育工作者要逐步引导残疾人,使其认识到缺陷在很大程度上是可以补偿的。教育和激励残疾人朝着正常同龄人发展方向发展。积极肯定残疾人取得的点滴进步,强化其自尊和自爱,帮助其分析和认识自己的优点,预防自卑心理的产生。要充满信心地鼓励残疾人从事力所能及的活动,让其在实践中体会成功的喜悦。

（五）提高社会认识,形成正确的社会态度

社会对残疾人的偏见是挫伤残疾人自尊心,使其形成自卑感的重要原因。政府、教

育部门应大力宣传和呼吁全社会端正态度,充分理解残疾人,形成良好的社会舆论,创造有利于残疾人工作、生活的社会环境。

能力检测

1. 视力残疾儿童有哪些心理特征？如何进行心理康复？
2. 听力残疾儿童有哪些心理特征？如何进行心理康复？
3. 如何对智力残疾儿童进行心理康复？
4. 老年患者有哪些心理特征？如何对他们进行心理康复？
5. 残疾人有哪些心理特点？
6. 残疾人怎样克服自卑感？

（蒋玉芝）

项目 18 其他疾病患者的心理康复

学习目标

掌握：疼痛患者的心理康复；睡眠障碍患者的心理康复；压疮患者的心理康复；言语及吞咽障碍患者的心理康复；排泄障碍患者的心理康复；性功能障碍患者的心理康复方法；创伤及烧伤患者的心理康复；恶性肿瘤患者心理问题的表现。

熟悉：影响疼痛的因素；影响患者睡眠的因素；压疮患者的心理问题；言语及吞咽障碍患者的心理特征；排泄障碍患者的心理问题；性功能障碍患者的心理问题；创伤及烧伤患者的心理问题；恶性肿瘤患者的心理康复措施。

了解：睡眠障碍及其分类诊断标准；言语障碍的发生及其分类；恶性肿瘤患者心理康复的必要性。

案例引导

患者，李某，女，28岁，患陈旧性肛裂。症状：便秘3年，大便时及大便后感到肛门灼痛，并有出血现象。开始疼痛较轻，便后能很快缓解，患者一直没有在意，随着症状加重，疼痛越发剧烈。患者每到排便时心理压力就变大，开始恐惧排便，久忍大便，时间长了，排便更痛。现在，患者睡眠出现严重障碍，经常失眠、多梦。作为一名康复治疗师，请思考：应怎样对该患者进行心理康复？

任务1 疼痛患者的心理康复

一、概述

（一）疼痛

疼痛是躯体损伤或病残的一种常见伴随性症状。一般来说，疼痛的来源及原因可根据疾患的解剖生理学来明确决定。但在临床实践中即使疼痛的来源很明确，疼痛的性质和程度以及患者的临床反应可能与疾病不一致。在各类损伤的临床康复中，经常有类似情况发生。国际疼痛协会（IASP）对疼痛的定义为：疼痛是指非常不适的感受和感觉体验，常与组织潜在和急性的损害联系在一起或与类似的观念相关联。该定义至少包括下列几项内容。

(1)在感知疼痛时必须考虑到情感成分。

(2)疼痛为主观体验,可以在没有周围的客观传入刺激的情况下感到疼痛。

(3)组织损害与疼痛反应互为因果。

以上定义在第一条就提及了情感成分,第二条提及主观体验,到第三条才指出组织损害与疼痛反应互为因果关系,但第三条并非疼痛的必要因素,因为我们经常在全身没有组织损伤时感到周身疼痛或胃部没有病变时感到胃痛。显然,国际疼痛协会十分强调心理因素与情感的关系。

(二)慢性疼痛

慢性疼痛是指发生疼痛持续 6 个月以上,反复治疗效果不佳、伴随或不伴随器质性病变的疼痛。慢性疼痛多见于临床各科室,特别是骨科、神经内科、肿瘤科和康复科,通常,对慢性疼痛的治疗以生物取向的药物及物理康复治疗为主,常常忽视对其发生有重要影响的心理因素。

研究认为,慢性疼痛是一种精神现象,是一种心理因素在临床治疗康复中的影响疼痛作为疾患的症状,但它并不是简单的"反射弧"反射,而是通过多次分析、有大量的神经元参与的大脑皮质高级思维活动,其性质则是主观性的。这样就给患者提供了一种可能,即夸大其患部的疼痛范围和程度。

医务人员很有可能只处理疼痛的部位而忽略了真正疾患的倾向,往往出现误诊,影响患者按计划康复。在损伤的康复过程中,无论是急性期损伤还是恢复期损伤的康复,患者提出的疼痛都可能阻碍正常的康复计划。因此,对疼痛的恰当处理关系到整个康复过程的成败,请长期忍受慢性疼痛的患者接受康复心理治疗,对减少其疼痛、彻底改善其症状十分必要。

(三)痛阈和耐痛阈

各种能引起疼痛的刺激,在其刺激强度非常微弱时,并不令人感到疼痛;当刺激达到一定强度(痛阈)时才感到疼痛。所谓"痛阈"是指引起疼痛的最低刺激量。不同的个体,痛阈有很大差异,即使同一个体在不同情况下痛阈也有变化。

耐痛阈是指忍耐疼痛的最大程度或对疼痛的躲避阈值,它有很大的变异性。

(四)疼痛的意义

疼痛对患者的意义主要表现在:①疼痛表示身体发生损伤,这种损伤多为躯体组织损伤,也可能是精神性损伤,疼痛如不及时治疗,其本身即能严重损伤机体,所以疼痛是机体受到损伤的信号;②疼痛会引起自主神经反应、情感反应、躯体运动性反应和行为反应,也是机体的一种保护性反应;③了解疼痛的部位、性质、持续时间等特点,可帮助医生对疾病进行诊断。剧烈的疼痛可造成疼痛性休克而危及生命,因此应及时有效地解除疼痛,这不仅能减少患者的痛苦,也能防止由疼痛导致机体的进一步损伤。

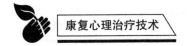

二、影响疼痛的因素

（一）情绪状况

患者的情绪状况直接影响到其疼痛的轻重程度。也许疼痛对于患者来说是一般性的，但它会增加患者的依赖性需求，即便是对一般疼痛适应性较好的患者，情绪的变化也将影响已形成的主观感觉和行为。

（二）环境因素

环境因素对疼痛的诱发起着一定的作用。在晚间或周围无陪护人员时，疼痛可因焦虑孤单和缺乏外界兴趣而加重；同样疼痛可在娱乐活动或使患者有兴趣的活动时被忘却，一旦这种环境消失，疼痛信号将又在大脑中兴奋。另外，由于对医务人员的依赖，往往患者在医生面前，仍需要有不同程度的疼痛。

（三）意志品质

人的意志品质的强弱导致疼痛的刺激阈值各不相同。有些人可耐受剧痛，有些人对客观上仅为轻微的疼痛也感觉难以忍受。人格的差异也可影响疼痛感，依赖性强、不成熟的人以及充满焦虑的患者对疼痛较为敏感，而超然的、情绪稳定的患者有较强的疼痛耐受力。

（四）文化素质

文化素质在疼痛的反应中起着重要作用。有些患者文化素养较高、心理因素较稳定，对医生的诊断、治疗有一定的分析能力，并能较全面地理解疼痛所产生的原因，还可以帮助医生避开疼痛所诱发的不良反应，这些患者有一定的疼痛耐受力。而一些文化素质较差的患者，很难了解自己的病情，有时主诉不清，甚至不知道自己身体疼痛的部位，结果经常造成医生的误诊，这些患者也往往不能耐受疼痛。

三、疼痛的心理康复

（一）疼痛对康复的影响

（1）疼痛可妨碍必要的体力活动或正常康复功能锻炼。患者可根据自己的疼痛情况而选择减少康复锻炼的次数或完全不参加康复锻炼。

（2）疼痛可导致情绪低落、紧张、焦虑等，往往引起失眠和疲乏而妨碍康复计划。

（3）疼痛可造成患者要求手术或持续药物治疗。这样就很容易形成习惯性药物缓解，时间久后就可造成止痛药交叉成瘾，一旦成瘾康复计划便完全失败。

（4）疼痛可造成与他人接触的困难，例如由于疼痛患者对医务人员或陪护人员提出过分要求以及影响其他患者，并受到其他患者的抱怨，这样使外界环境直接影响患者的康复。

（5）疼痛可导致过多注意患者的身体部位，继而取消任何康复功能锻炼。出现这一现象的主要原因是患者用疼痛来换取周围环境的一些补偿性安慰,并希望一直维持其对医务人员的依赖性。

（二）疼痛的心理康复方法

利用理疗法治疗各类损伤的疼痛症状有较好的效果,但由于任何疾病的疼痛症状几乎是在生理学、心理学、病理学等综合性理论指导下进行诊断检查和治疗康复的,因此要求医生不仅具有较高的病理医疗专科的治疗手段,同时还必须具有包括心理治疗手段的其他综合性治疗手段。治疗疼痛的心理康复方法很多,一般康复治疗师需要掌握以下几种方式。

（1）心理咨询 可针对患者存在的心理上、精神上和情绪上的障碍,为患者提供口头上的指导、解释,并引导患者进行情感上的疏泄和答疑。根据患者损伤部位,通俗易懂地解释剧烈疼痛仅仅是某种一般病理现象的外表症状。由于心理咨询针对性强,一般效果较好,受到患者的欢迎。

（2）支持性心理治疗 由于疾病造成患者情绪上的变化,不同程度地加重了疼痛症状,医务人员和患者的家属对患者表示关怀、同情,给予安慰、帮助和鼓励,使其在心理上感到温暖,得到支持,这是一种基础性的心理治疗。

（3）说理治疗 通过说理和逻辑论证使患者追溯产生心理障碍的原因,分析和论证异常观念和行为的不合理性及其导致的不良后果,澄清对疾患症状的误解和糊涂观念,把解决疼痛的途径导向解决心理障碍。用正常的合适的观念和行为代替异常的观念和行为。

（4）信念治疗 通过不同场合的暗示、提示、例证以及带有权威性的劝慰、劝导和保证,使患者重新树立信心或重新建立正确的认识,逐步或完全忘却疼痛。

（5）放松治疗 利用渐进的身心放松法、气功、音乐治疗、生物反馈治疗等方式消除患者的精神压力,缓和精神紧张。

（6）系统脱敏治疗 针对精神紧张、反应过敏给予引起反应的刺激,刺激强度从小量开始,逐渐增加刺激的强度,使患者逐渐习惯和适应（脱敏）。

（7）行为治疗 行为治疗是指对患者由于疼痛而引起的不正确的生活方式,对护理人员或医生不正确的言语,以及患者对周围环境任何事物的不正确行为和习惯进行改变,树立正确的、适宜的态度或习惯（行为）。

（8）集体治疗 用集体讨论、交谈、听讲等方式进行心理治疗,这样有助于患者接受暗示、相互鼓励、相互支持,克服孤独和隔离感,有助于锻炼合群心理,培养社会生活方面的心理能力。

任务2 睡眠障碍患者的心理康复

一、概述

睡眠障碍是疾病患者的常见症状。患者由于疾病、环境、心理、社会等因素的作用,

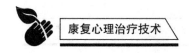

常出现睡眠障碍,它既影响患者精神和体力的恢复,也影响疾病的治疗,睡眠障碍严重时可致病情加重、康复时间延长。

（一）睡眠及其作用

正常人每隔 24 h 有一次觉醒与睡眠的节律性交替。睡眠可分为正相睡眠期（非快速眼动睡眠期,NREM）和异相睡眠期（快速眼动睡眠期,REM）,健康人睡眠开始于正相睡眠期,维持 7～100 min 后转入异相睡眠期,再维持 20～30 min 后又转入正相睡眠期,如此重复 4～6 次,睡眠量常依年龄不同而异,新生儿每天需睡 18～20 h,儿童每天需睡 12～14 h,成人每天需睡 7～9 h,老年人一般每天只需睡 5～7 h。

良好的睡眠被认为具有恢复性的作用,如能够促进伤口愈合及康复,并能促进生理功能更加旺盛,睡眠障碍对人体健康的影响正在逐步受到公共卫生界的关注。对患者而言,睡眠障碍既影响患者的精神和体力的恢复,又影响疾病的康复。

（二）睡眠障碍及其分类、诊断标准

睡眠障碍是指睡眠量不正常以及睡眠中出现异常行为的表现,也是睡眠和觉醒正常节律性交替紊乱的表现。睡眠障碍可由多种因素引起,常与躯体疾病有关,包括失眠症、嗜睡症和某些发作性睡眠异常情况（如睡行症、夜惊等）。

1. 失眠症

失眠是患者中最常见的睡眠障碍,可给患者的身心健康带来严重困扰,使人的生理节律紊乱,影响机体修复和生理功能康复的速度。失眠症是一种以失眠为主的睡眠质量不满意状况,其他症状均继发于失眠。失眠可引起患者焦虑、抑郁或恐惧心理,并导致精神活动效率下降,妨碍社会功能。

（1）症状标准　①几乎以失眠为唯一的症状,包括难以入睡、睡眠不深、易醒、多梦、早醒,或醒后不易再睡,醒后有不适感、感到疲乏,或白天困倦等;②具有失眠和极度关注失眠结果的优势观念。

（2）严重标准　对睡眠数量、质量的不满可引起明显的苦恼或社会功能受损。

（3）病程标准　至少每周发生 3 次失眠,并至少已持续 1 个月。

（4）排除标准　排除躯体疾病或精神障碍症状导致的继发性失眠。

如果失眠是某种躯体疾病或精神障碍（如神经衰弱、抑郁症）症状的一个组成部分,不另诊断为失眠症。

2. 嗜睡症

嗜睡症指白天睡眠过多。

（1）症状标准　①白天睡眠过多或睡眠发作;②不存在睡眠时间不足;③不存在从唤醒到完全清醒的时间延长或睡眠中呼吸暂停;④无发作性睡眠疾病的附加症状（如猝倒症、睡眠瘫痪、入睡前幻觉、醒前幻觉等）。

（2）严重标准　患者为此明显感到痛苦或影响社会功能。

（3）病程标准　失眠几乎每天发生,并至少已 1 个月。

（4）排除标准　本病不是由于睡眠不足、药物、酒精、躯体疾病所致,也不是某种精神障碍(如神经衰弱、抑郁症)的症状组成部分。

3. 睡行症

睡行症是指一种在睡眠过程中尚未清醒而起床在室内或户外行走,或做一些简单活动的睡眠和清醒的混合状态。患者一般不说话,询问也不回答,多能自动回到床上继续睡觉。本病通常出现在睡眠的前三分之一段的深睡眠期,不论是即刻苏醒或次晨醒来均不能回忆,多见于儿童和少年。本病没有痴呆或癔症的证据,可与癫痫并存,但应与癫痫发作相鉴别。

(1)症状标准　①反复发作的在睡眠中起床、行走。发作时,睡行症患者表情茫然、目光呆滞,对别人的招呼或干涉行为相对缺乏反应,要使患者清醒相当困难。②发作后患者自动回到床上继续睡觉或躺在地上继续睡觉。③尽管在发作后的苏醒初期,可有短暂意识和定向障碍,但几分钟后,即可恢复常态,不论是即刻苏醒还是次晨醒来均完全遗忘。

(2)严重标准　本病不明显影响日常生活和社会功能。

(3)病程标准　反复发作的在睡眠中起床、行走数分钟至半小时。

(4)排除标准　①排除器质性疾病(如痴呆、癫痫等)导致的继发性睡眠-觉醒节律障碍,但可与癫痫并存,应与癫痫性发作相鉴别;②排除癔症。

4. 夜惊

夜惊是指一种常见于幼儿的睡眠障碍,主要为睡眠中突然惊叫、哭喊,伴有惊恐表情和动作,以及心率加快、呼吸急促、出汗、瞳孔扩大等自主神经兴奋症状。本病通常在夜间睡眠后较短时间内发作,每次发作持续 1～10 min。发作后患者对发作时的体验完全遗忘。诊断本病应排除热性惊厥和癫痫发作。

诊断标准如下。

(1)反复发作,患者在一声惊恐性尖叫后从睡眠中醒来,不能与环境保持适当接触,并伴有强烈的焦虑、躯体运动,以及自主神经功能亢进(如心动过速、呼吸急促及出汗等),持续 1～10 min,通常发生在睡眠初三分之一阶段。

(2)对别人试图干涉夜惊发作的活动相对缺乏反应,若干涉则几乎总是出现至少几分钟的定向障碍和持续动作。

(3)事后遗忘,即使能回忆,也极有限。

(4)排除器质性疾病(如痴呆、脑瘤、癫痫等)导致的继发性夜惊发作,也需排除热性惊厥。

二、影响患者睡眠的因素及其措施

(一)疾病因素

疾病本身的症状和体征是导致患者睡眠障碍的重要因素。例如:冠心病患者夜间频繁有心绞痛发作,高血压控制不佳;左心功能不全导致夜间阵发性呼吸困难、端坐呼吸;慢性支气管炎、肺气肿患者出现夜间喘息、咳嗽加重最为多见。此外,前列腺肥大导

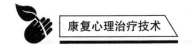

致夜尿增多,以及其他疾病引起的发热、关节疼痛、皮肤瘙痒等均可引起睡眠障碍。

（二）环境因素

影响患者睡眠的另一个重要因素是环境的噪声、灯光、室温、通风、夜间的治疗护理活动等,因此,医务人员要加强病区管理。①睡前做好护理:进行室内通风,消除异味,保证空气新鲜、温度和湿度适中,关大灯、开地灯,保持床铺干燥、平整;合理安排各项治疗工作,每项护理工作要有计划、有安排(除必要的治疗外),避免患者在沉睡中惊醒,如夜间查房时,要做到"四轻",光源不可直射患者。②减少干扰:对于病情复杂多变、夜间入院的患者及打鼾的患者,尽量将其安置在单间或人少的病房,以减少干扰;对于轻症患者若病情允许,白天可鼓励其适当进行活动,晚上可按原来固定习惯睡前看书、看报等,努力为患者提供安静的睡眠环境和良好的睡眠条件。③治疗车轮子定期上润滑油,护理站的椅子脚下钉皮垫,病区内使用手机者劝其将铃声调到振动,努力为患者创造安静、温馨的休养环境。

（三）心理社会因素

疾病患者存在着不同程度的恐惧、焦虑、抑郁、情绪不稳定。产生上述情绪反应的原因有:病痛的折磨及对疾病预后的恐惧和担忧,经济困难及家庭支持欠缺,住院患者对陌生环境的不适应等。所以,医务人员要加强其心理护理:①仔细向患者介绍病区环境、主管医生、护士及同房病友,使其尽快消除陌生感,尽快适应环境;②耐心向患者讲解疾病有关知识,并介绍同类疾病的成功实例,使患者树立战胜疾病的信心,减轻患者的心理压力,避免不良情绪的影响;③多与患者交流,了解其内心痛苦,并努力解除其疑虑,协助患者解决日常生活中发生的不愉快事情。

（四）不良生活方式

患者的不良生活方式包括:住院后活动减少,白天睡眠时间长,睡前谈论兴奋话题或观看刺激、惊悚的电影等。所以,医务人员要帮助患者养成良好的生活习惯,坚持有规律的作息时间,改变不良生活方式。具体指导方法如下:建议患者在正常的诊疗护理工作结束后可进行适当的运动,每天午睡不超过 0.5 h,晚上睡前室外散步 0.5 h,然后喝一杯热牛奶,用热水泡脚 20 min,还可利用音乐的镇静、催眠作用,给患者播放具有安神宁心作用且曲调柔和的音乐,以达到改善睡眠的目的。患者睡前不宜吃太饱,忌饮浓茶、咖啡等兴奋性饮料;睡前禁止谈论兴奋的话题和观看惊悚、刺激的电影等,保持心态平静。

三、睡眠障碍患者的心理康复

睡眠障碍患者大多经过各种治疗,其效果多不明显或时好时坏,部分患者症状日趋严重甚至出现焦虑、抑郁并发躯体不适,故影响患者的工作、学习及生活质量。研究显示,社会心理、环境因素及疼痛是影响患者睡眠最常见的因素。在临床工作中,在重视患者躯体治疗的同时,要尽量满足患者的心理需求,及时发现睡眠障碍的原因,采取相应的措施,有针对性地进行治疗,保证患者住院期间有良好睡眠,促使患者早日康复。

（一）心理疏导

首先对患者的生理、心理、经济状态及文化知识方面做出一个正确、客观的综合评估,根据患者个体性格特点、文化程度、经济状况、认知能力等进行个体化干预,对其进行疾病知识宣教、饮食指导,采用简单明了的图片向患者讲述疾病的部位、治疗及愈合的过程,帮助患者改变各种不正确的认知和态度等,尽量减轻患者的心理负担,通过安慰、教育和支持帮助患者学会如何应对疾病,鼓励患者说出心中感受,对于老年患者应给予更多的关心及精神支持,让其有心理归属感,克服患者的消极、抑郁情绪,减少睡眠障碍的发生。

（二）控制疼痛

疼痛为睡眠障碍患者常见的原因,与体位不适、疾病损伤、术后组织水肿等有关,如腰背酸痛、肠蠕动痛、静脉穿刺点痛等。采取一切有效的措施尽快减轻疼痛,尽量减少因疾病带给患者的痛苦和不适。

康复治疗师要认识到疼痛管理的重要性,疼痛是由实际的或潜在的组织损伤导致的不愉快的感觉和情感经历,与心理密切相关,精神因素始终伴随着疼痛的全过程。疼痛与抑郁之间有生物学的内在联系,疼痛会导致患者出现焦虑、抑郁等心理问题,所以抗疼痛治疗既能缓解疼痛,也能缓解抑郁,而抑郁又是住院患者睡眠障碍的常见原因之一。因此,疼痛的有效控制,能减少抑郁的发生,从而也能更有效地控制睡眠障碍。治疗时应及时准确地对疼痛进行评估,加强疼痛控制。对疼痛的处理,应同时兼顾疼痛和心理问题的解决,可采取精神放松、转移注意力、心理疏导等方法,必要时应用镇痛剂。

（三）归因训练

进行归因训练,指导患者改变遇事均采取负面思考的消极的归因,学会应用求助、解决问题等成熟的应付方式,使患者树立信心,配合治疗,有效改善睡眠质量,促进康复效果。

睡眠障碍患者在遇到问题时,不是积极寻求帮助,而是过分自责,经常依靠幻想来安慰自己,因而容易产生各种躯体化症状,以及焦虑、抑郁、偏执障碍和人际沟通障碍等较多的心理问题,进而影响睡眠质量。睡眠障碍患者多数由于严重抑郁而出现失落、无望感等负面情绪,遇上生活事件时易做出消极的归因。因此,应从抑郁消极的归因方式入手,运用认知行为等综合的方法,将其转化为期望的归因方式,带动情绪和行为的改变,达到治疗抑郁的目的。根据患者个体的归因,分析其症结所在,通过归因训练引导其正确对待所发生的事件,避免使用自责、幻想和退避等不成熟的应付方式,让其认识到可控就能积极调整心态,消除无望、无助感,自觉运用求助、解决问题等成熟的应付方式。成熟的应付方式可减缓应激,有利于健康,而不成熟的应付方式会加重应激,严重影响患者的心身健康,进一步影响患者的睡眠质量。归因训练后加强心理护理,患者能自觉运用成熟的应付方式,改善睡眠质量,因而其他躯体问题就迎刃而解,同时促进情

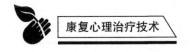

绪和行为的改变及身心康复。

人一生中有 1/3 的时间是在睡眠中度过的,5 d 不睡眠人就会死亡,可见睡眠是人的生理需要,是健康人不可缺少的组成部分。临床中及时发现睡眠障碍的原因,有针对性地进行治疗和心理康复,才是减少患者睡眠障碍的根本方法,从而才能提高生活质量,促进疾病康复。

任务 3　压疮患者的心理康复

一、概述

压疮(俗称褥疮)又称压力性溃疡,是指由于患者感觉部分丧失,长期卧床或者不变换体位,骨突起部分压迫皮肤,引起局部皮肤血液循环障碍,造成坏死而引起的。如果不及时更换体位,坏死可发展到深层组织,侵害肌肉、肌腱和骨头,坏死组织可以发生感染,患者全身情况也随之恶化,会引起贫血和低蛋白血症,严重时可危及患者生命。一般认为,压力、剪切力、摩擦力、潮湿、营养不良是压疮发生的主要因素。临床上大部分压疮发生于手术时间长、卧床时间久的患者。

压疮的患病率与患者年龄呈正相关,40 岁以上的患者较 40 岁以下的患者患病率高出 6～7 倍。随着患者年龄增加,认知功能有不同程度的减退。目前认为认知功能损害也是压疮发生的一个重要危险因素。由此可见,老年人是压疮发生的高危人群。根据文献报道,发生压疮的老年人较无压疮的老年人死亡率可增加 4 倍。年老、瘫痪、大小便失禁、营养不良等是老人压疮发生的主要个体因素。

现代研究证实,心理压力也可以引发压疮。心理压力、情绪紧张作为压疮发病的主要因素,在压疮的发病过程中扮演着很重要的角色。已经证明,当一个人处于情绪紧张状态时,肾上腺增加糖皮质激素的生成。在情绪激动的情况下,胶原蛋白的合成被抑制,而这又使组织更易于受分解。

因此,除了预防常见的发病因素以外,也要注意压疮患者的心理状态,使患者保持乐观、积极的心态和平和、稳定的情绪,对于压疮的预防和治疗都是至关重要的。因此,采用合理的康复心理措施对预防或治疗压疮发生十分必要。

二、压疮患者的心理问题

(一)焦虑、恐惧心理

压疮的形成是由于肢体活动障碍、长期卧床、局部长期受压引起的。患者因病情重,病程长,自理能力丧失而导致生活质量下降,因担心疾病的预后,怕长期连累家人,怕别人厌烦等而变得焦虑甚至恐惧。

(二)孤独、寂寞、抑郁心理

慢性病患者最大的特点是害怕寂寞与孤独,老年患者更为明显。加上个别患者家属忽视患者患病后的特殊心理需求,甚至有遗弃老人的不负责任和不道德的行为,认为老人患病后增加了他们的经济负担和生活负担,而故意疏远老人。这更加重了患者的寂寞和孤独感,使患者失去配合治疗的意志和决心。

(三)自卑心理

部分患者由于失语或发音障碍,不能通过正常的语言交流,导致患者情绪极度低落,患者的心理产生持久的压力,又由于患者的肢体活动障碍,生活不能自理,日常生活均需别人照顾,对生活丧失勇气,对治疗和康复失去信心。

(四)依赖心理

老年人的依赖心理、猜疑思想较重,患病以后自我意识加重,情感脆弱,认为自己需要别人的照顾,本来自己可以做的事情也让别人去干,变得被动、顺从、依赖。

三、压疮患者的心理康复方法

压疮至今仍是康复领域的难题,它不仅降低患者的生活质量,而且大量消耗医药护理费用,增加患者的痛苦和经济负担,影响疾病的康复。康复治疗师通过实施心理康复措施,指导患者家属协助患者解决压疮发生的主要心理因素,能够避免或减轻压疮的发生。

(一)使患者的情绪保持健康状态

首先,康复人员要主动热情地与患者进行有效的沟通,掌握患者消极的心理因素,对待患者态度要诚恳,言语要温和,要尊重他们的生活习惯,理解他们因病痛而做出的一些违背常理的事情,谅解他们的过失和不配合。向他们介绍压疮对疾病康复的影响,耐心讲解压疮形成的因素和预防措施。对沟通不便的患者,可用手势、精辟字等方式尽快与患者沟通,增加患者对医务人员的信任感,使其承认康复治疗的重要性和必要性。通过交流,了解其情绪变化,使其情绪稳定,鼓励患者树立战胜疾病的信心,积极配合治疗和护理。

(二)发挥家属支持作用是压疮愈合的关键

家属在治疗心理疾病方面起着巨大的精神支持作用。对患者及其家属进行相关知识宣教,介绍压疮发生、发展及治疗护理的一般知识,得到家属的理解和配合,并教会家属一些有关压疮预防的措施,如勤换体位、勤换洗、勤检查、勤整理、勤剪指甲等,使患者及家属能积极参与自我护理,树立起战胜疾病的信心和勇气,自觉配合医护治疗,尽早从疾病和伤痛的负性情绪中解脱出来,以促进机体免疫机制的恢复。

在工作中,指导患者注意加强与家属的情感交流,使家属理解其患病后的心理变化,尽量满足患者的心理需求,使患者感受到亲情的温暖。康复人员尽量抽出时间陪伴患者,耐心听取患者的心声,解决患者的种种生活需要,用真挚的同情心和高度的责任感,主动帮助患者及其家属解决困难。

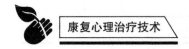

（三）帮助患者恢复自理能力

向患者介绍康复知识和护理计划，主动向患者介绍原发病的预防、治疗、康复等方面的知识，细心观察，掌握患者的心理活动特点。学会看患者的手势来代替语言的表达，通过了解患者的面部表情、举止行为掌握患者的内心活动。在进行心理康复时注意语言的艺术性、灵活性和科学性。调动患者战胜疾病的信心，以最佳的心理状态接受治疗和护理。

（四）以良好的道德品质和自身修养，促进患者身心康复

（1）在对压疮患者康复治疗时，不管他们的社会地位、经济条件、文化修养、身体状况如何，都要一视同仁，不得在患者面前表露厌烦情绪。

（2）康复人员应以晚辈尊重长辈的态度取得患者的信任，通过自身良好的语言、表情和行为去影响患者，感动家属，使患者自觉遵守院规，服从治疗安排。

通过实施心理康复，缓解患者的心理障碍，在得到家属理解、支持、配合的前提下，使患者能够良好地配合治疗，表现为：情绪乐观，食欲增加，抵抗力增强，充分发挥自身因素，减轻或避免压疮的发展，促进创面的愈合。

任务4　言语及吞咽障碍患者的心理康复

一、言语障碍概述

（一）言语能力及言语障碍

所谓言语能力，指的是运用语言进行交往的能力。对于言语能力正常的人来说，它应当包括听、说、读、写四种能力。听、说能力是读、写能力的基础。言语能力缺陷，广义上应包括言语能力的所有缺陷，但一般多指在口头言语表达方面的缺陷。

言语障碍的准确定义：把在使用语言这一表象符号来传递信息的过程中，由于某一水平的障碍而导致语言符号化、输出、传递、接受、译解等功能出现破绽的状态，称为言语障碍。总之，言语障碍是病理性的，即在器质上受损或在功能上偏离常态。

（二）言语障碍的发生及其分类

目前，发生脑血管意外后言语障碍的发生率为 $21\%\sim28\%$，发生的原因是大脑皮质言语功能区受损，对语言信号的认识和表达障碍，理解和运用言语能力缺损，即后天获得性的对各种语言符号（口语、文字、手语）的表达及认识能力的受损或丧失。

言语障碍可分为运动性言语障碍、感觉性言语障碍和完全性言语障碍三种。运动性言语障碍患者表现为自发性语言为非流畅性，多数能听懂日常口语，主要是构音困难，应着重给患者讲口形、示范。对运动性言语障碍患者的训练主要是多与患者讲话，要求患者不能用体语，尽量用语言表达自己的心理需求。感觉性言语障碍患者表现为自发性语言是流畅的，复述时有错语，听不懂对话，患者常意识不到自己语言的缺陷，因

而产生一种丰富的,但不正确、无意义、发音良好的句子。完全性言语障碍患者由于病灶较大,损伤基本占据整个大脑左半球,患者常病情较重,理解和口语表达能力都严重受损,听和说能力较差。

二、言语障碍患者的心理特征

言语障碍患者在与人交往的多数场合中,不可避免地会意识到"我是有言语障碍的人"。在这种情形下,如果周围人使他的这一意识更为加强的话,多数患者将会预感到思想交流中的困难和失败,因而采取回避和防卫的行为。一般而言,言语障碍患者在受到社会方面的影响后最易形成的心理反应可总结为以下几个方面。

(一) 受罚感

听者作出的反应,是患者根本没有预料到的,这将使患者产生一种受罚感。患者无意中叙述了某件事情,然而听者不仅不去注意他当时说话的内容和心情,反而把患者"异常的说话"放在心上,嘲笑他说话的怪异,并企图进行纠正。

(二) 欲望未满足感

患者的思想交流不能顺利进行,遭到了意想不到的误解。患者常感到自己的心情不能被别人理解,感觉的表达受到了限制,感到难以借助于语言与人保持关系,想说的话说不出来,有时即使想张口,临时又改变主意不说了。虽然患者有时为了表达重要事情而开了口,但不仅不得要领,达不到目的,而且还遭到误解与嘲笑。这些都使得患者感到欲望未能满足,这种心理一旦产生,将逐渐根深蒂固。

(三) 不安、恐怖、羞愧、敌意

随着遭受拒绝、否定、误解、嘲笑、怜悯、欲望未满足等不愉快体验的增多,患者将对于同样的场合,对于与人的接触及自己的能力更感到不安,甚至恐惧、失去信心,产生内疚与自责的心理,或者对有关的人或物产生敌意,其结果是导致本人的性格孤僻,适应能力低下,人际关系及社会生活态度均不正常。长此以往,会使患者产生自卑心理和缺乏主动精神,还可能造成某些适应方面的问题。

三、言语障碍患者的心理康复

随着社会物质生活水平的提高、人们生活方式和习惯的改变,脑血管疾病的发病率和致残率越来越高。面对这种现状,康复人员除了做好康复训练方法指导外,还要加强患者及家属的心理康复。康复训练是一个长期的过程,容易使患者丧失治疗信心,从而痛失最佳的治疗时机,留下终生的遗憾,所以患者的心理康复很重要,而且对于其家属的心理支持也不可忽视。

(一) 选择良好的康复氛围,加强患者的心理支持

研究证明,家庭环境比病室环境对言语康复更有利。因言语障碍患者的症状易引起其他患者好奇,使患者感到难堪,甚至一言不发。由于患者的社会及文化背景不同,

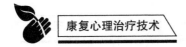

为了训练的针对性更强,应根据各人特点制订训练计划,采用一对一的方式可能效果更好。若一组患者言语障碍的程度、患者的社会背景相似,也可进行集体训练。

（二）针对患者具体情况,制订合理的康复计划

对于治疗动机强烈的患者,应充分调动其积极性,着重进行患者自我训练。对于社会支持系统良好,有家人照顾的患者,强调家庭训练指导的作用。让患者家属掌握训练方法、时间、注意事项,并取得其配合。对于文化水平高者,在口语训练的基础上配合读和写的训练。总之,康复治疗师在工作中应根据患者病情安排训练,制订合理的训练计划。

（三）及时进行认知矫正,树立康复信心

言语障碍患者最初表现为抑郁、烦躁、易怒、害羞等。此时,康复治疗师应守护在患者身边,对其进行耐心开导,不失时机地给予患者鼓励、安慰,耐心听患者讲话,告知患者言语障碍是暂时的,只要反复训练,语言功能是可以恢复的,应增强患者信心,使其主动配合康复训练。

四、吞咽障碍概述

随着人们生活水平的提高和平均寿命的延长,吞咽障碍的发病率逐年提高,已成为严重危害人类健康和生存质量的疾病。吞咽障碍是脑血管意外常见并发症之一,据统计,脑血管意外吞咽障碍的发生率高达 62.5%。吞咽障碍在脑外伤和帕金森病患者中发病率高达 20%~40%。

轻者只有吞咽不畅感,重者因水和营养的摄取困难,可引起脱水、电解质紊乱及营养不良,还易造成误咽,影响患者的生活质量。严重者可引发吸入性肺炎,甚至因窒息而危及生命,导致患者死亡。

对于吞咽障碍患者,早期进行康复干预,大多数患者可以恢复或使症状减轻,但是,患者患病后有较大的心理变化,多数会出现焦虑、抑郁和悲观情绪。由于脑疾病有病死率高、致残率高、久治不愈的特点,所以吞咽障碍患者的心理负担较重。有文献报道,脑疾病发生后抑郁的发生率为 43.33%,认知功能障碍发生率为 32.5%~79.6%。这些心理障碍在一定程度上会影响食欲和摄食,影响患者康复及生活质量,因此,早期进行康复训练,尤其是采取针对性的心理康复措施,改善患者吞咽障碍,对于疾病康复具有重要意义。

五、吞咽障碍患者的心理康复

吞咽障碍发生后大多数患者表现为精神紧张、焦虑、恐惧。此时康复人员应加强与患者的沟通和交流,以提升患者的心理支持,尤其应注意与患者的情感交流,应注意减轻或排除疾病因素和社会因素对患者的影响。同时,还要做好其家属的工作,让患者及其家属知道康复训练的重要性,尽可能地争取患者及其家属的配合和信任。具体措施如下。

（一）患者治疗过程中贯穿心理康复

对于吞咽障碍患者的康复,尽早对患者实施心理康复训练并有效提高训练效果非常重要。加强医患沟通,强化支持系统,减轻患者的焦虑、恐惧、悲观情绪,对患者训练过程中所取得的点滴效果均给予鼓励和表扬,逐渐树立其信心,消除其依赖心理,取得患者的信任。

（二）改变患者的不良认知

心理康复的目的是让患者对疾病有一个正确认识和态度,使之有积极进行自我治疗的意志行动。通过心理干预使患者正确认识到进食的重要性,以及误吸、呛咳的危害。充分调动患者的主观能动性,提高其心理承受能力,使其积极配合治疗、训练和护理。

（三）做好心理疏导,提高患者的主动性

在康复训练过程中,患者的主动性非常重要。由于脑血管意外吞咽障碍患者同时还存在肢体瘫痪、语言不清、烦躁易怒、情绪抑郁等情况,因此必须做好患者的心理疏导工作,提高患者进行吞咽训练的主动性。因为患者的积极主动意识不仅对支配吞咽肌群的活动是良性刺激,同时对肢体运动功能的康复也是良性刺激,从而形成良性循环。具体措施如下。

（1）建立良好的医患关系是心理康复成功的保证。

（2）康复人员除了完成康复治疗任务外,还要细心观察患者的心理反应,掌握其思想动态,及时给予心理疏导。

（3）在做好患者心理康复的同时,还要注意做好其家属的思想工作,让患者及其家属知道经过心理康复训练,吞咽功能障碍可得到最大的改善。

总之,加强心理疏导,让患者树立信心积极配合是心理康复训练成功的保证。在此基础上,从生活、功能训练各个方面给予患者正确指导和精心的康复训练,有利于患者的尽快康复,提高患者的生活质量。

任务5　排泄障碍患者的心理康复

一、概述

排泄障碍表现为括约肌控制障碍,包括排尿障碍和排便障碍。

（一）排尿障碍

排尿障碍主要包括尿潴留、尿频、尿失禁等。

（1）尿潴留　尿潴留的原因有肿瘤、结石、前列腺肥大、疼痛、神经障碍或精神上的刺激、排泄环境的改变、憋尿时间过长、药物的副作用等。康复治疗师应观察其最后排尿的时间,是否下腹部有胀满感,是否经常有尿液流出等。除治疗其病因外,鼓励患者

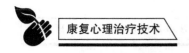

当病情稍微缓解即应做到自然排尿。

（2）尿频　1d之内排尿次数增加至10次以上称为尿频。有些活动困难的老人对尿频感到烦恼而自己限制液体摄入量，康复治疗师应解释饮水的重要性并说明1d的生理需要量。尿频影响睡眠，对健康不利，应指导其在下午14:00左右摄入大部分液体，之后再控制摄入量。如本人同意，白天可用吸收型尿垫或裤衩，仅在夜间用尿布或在床边准备接尿器。

（3）尿失禁　真正的尿失禁是由于出现排尿肌或神经功能失常及膀胱、尿道的局部疾病，导致膀胱丧失了储尿功能所致，此外还可由体弱无力、排尿动作障碍、老年痴呆症等引起的不认识厕所，或来不及走到厕所，或走到厕所来不及脱去衣裤而导致尿失禁。尿失禁可引起外阴部和臀部皮肤发红、糜烂，甚至发生压疮、尿路感染等，还可使尿失禁者感到羞耻、困惑，对排尿产生恐惧而丧失自信心，感到失去生活的意义，影响其社会活动及日常生活。因此，要加强排尿的管理，防止发生尿失禁，一旦发生必须早期制订康复计划。

（二）排便障碍

排便障碍主要包括腹泻、便秘和便失禁等。

（1）腹泻　表现为1d排便数次，但如为有形便则不是腹泻。腹泻为水样便（含80%以上的水分），原因有肠内腐败物质异常发酵、感染、神经过敏等使肠蠕动亢进，水分再吸收下降。持续腹泻可导致脱水、营养不良等。如有腹泻应观察其排泄次数、大便形状，了解是否用过缓泻药、与饮食有无关系以及是否脱水等。患者应进食易消化饮食，避免吃纤维多、易发酵、过冷或过热及刺激性的食品，腹部要保暖。便后用柔软的纸轻轻按压擦拭，用温水清洗，保持肛门周围的清洁。预防脱水，应给予患者茶水或碱性饮料，少量多次饮用。

（2）便秘　便秘是指4d未排便，或每天排便但量少且干硬，便后仍感到有残留便未排出。其原因多为老年人消化液分泌减少、胃肠蠕动减慢、消化功能降低等，此外还受心理因素影响，如抑郁、恐惧、高度紧张、情绪激动等会使大脑功能紊乱，对排泄失控；还受因病卧床、环境突然变化、场合不宜排便、饮食及水分摄入不足、运动不足等影响。便秘可引起腹部不适、腹胀、食欲不振、头痛、失眠、易疲劳，患者应及早进行治疗。

（3）便失禁　多因卧床状态导致腹内压无力，使大便滞留在直肠内不能完全排净，残留的大便排出，每天或几天1次。应用尿布并经常更换，保持肛门周围清洁。

二、排泄障碍患者的心理问题

排泄障碍患者的常见心理问题如下。

（一）紧张、恐惧

当机体出现排泄障碍后，一方面患者对突如其来的异常变化难以适应，加之不了解病情，担心病情严重、难以治愈而留下残疾，使自己的工作生活能力受到威胁，或担心经济负担加重，使自己陷入困境，从而成为家庭的累赘，害怕被家人遗弃；另一方面，排泄障碍可使患者感到痛苦、羞耻、困惑。因此,患者表现为恐惧、紧张,丧失自信心,感到失去生活的意义,严重时会影响其日常生活及社会活动。

（二）烦躁、敏感

由于患者的日常工作、学习、生活和人际交往等严重受到影响,尤其是身体经常受到排泄物的污染,导致潮湿及异味等刺激而未能及时得到特别照护时,身体上的不适逐渐积累了烦躁情绪,最终产生愤怒。部分患者难以接受和顺应"患者角色"。有的患者在患病前有一定的社会地位和较好的家庭条件,有一定的优越感,而突然间成为患者,自尊心变得非常敏感,甚至别人不经意的一句话、一个表情、一个动作,都可对患者造成伤害。

（三）抑郁、焦虑

在长期的疾病治疗过程中,患者饱受排泄障碍带来的种种不便和痛苦,而且常常担忧康复的疗效和未来的生活,容易陷入抑郁、焦虑的不良情绪状态之中。尤其是青年患者,怕别人对自己另眼相看、鄙视自己,怕自己给他人带来麻烦,担心家庭、工作、婚姻、前途等会因此受到影响,对疾病的转归期待心理很强。

（四）悲观、孤独

由于病情反复变化、疗效不佳,或由于其家属或同事对其感情冷淡,缺乏同情和体贴,又因在医院这个特定的环境里暂时失去了往日家庭的"天伦之乐",患者感觉到孤独,表现为沉默寡言、神志呆板、悲观失望、对生活失去信心,甚至产生轻生的念头。

三、排泄障碍患者的心理康复方法

排泄障碍不仅对患者生理功能有害,且对精神也有影响,并会引起患者的心理障碍,可造成患者长期住院和其他日常活动能力的下降。心理社会因素是排泄障碍患者康复计划中不可忽略的一部分,心理康复是患者康复的重要方法,应引起康复治疗师的重视。

（一）运用心理支持疗法,建立良好的治疗关系

首先做好心理支持,缓解患者因排泄障碍引起的心理刺激。康复治疗师应以尊敬和爱护的态度安慰患者不必担心,使其安心,同时注意保护其隐私。如果患者对康复训练没有信心、缺乏动机,没有重新生活的愿望,再好的康复计划都会落空。所以,康复人员应对患者采用心理支持疗法,同情、鼓励患者,使其树立战胜疾病的信心,提供条件让患者在康复训练中发挥主动作用。任何时候都应尽可能鼓励患者独立,允许患者参与其康复训练计划的制订,使其感到重获控制环境的能力。

（二）充分利用社会支持系统,鼓励家属参加康复治疗

康复治疗师应协调家属与其他康复医疗机构、社会机构合作,利用社会支持系统为患者解决家庭、就业等问题,使患者在现有的身体条件下,最大限度地恢复功能,使其能充当一定的社会角色,回归社会。

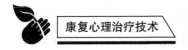

任务6 性功能障碍患者的心理康复

一、概述

性功能障碍是指不能进行正常的性行为，或在正常的性行为中不能获得满足。性功能障碍患者多数都没有器质性病变，也就是说性器官没有异常或病变，而是因为心理因素造成的。

性功能障碍对于男性来说，是指没有进行正常性行为的能力；对于女性来说，是指能进行性行为，但总是对性行为的体验不满意（不感到快乐）。性功能障碍大致分为四种：①性欲的抑制，表现为持续性、蔓延性的性兴趣缺乏和性唤起抑制；②性兴奋的抑制，表现为以男性射精和女性阴道润滑作用障碍为特征，如阳痿、性冷淡等；③性高潮抑制，表现为男性能勃起和女性能出现正常的性兴奋期，但性高潮障碍反复发生并持续存在，或者不适当地推迟，如早泄、射精延迟、女性性高潮缺乏；④其他性功能障碍，如性交疼痛、阴道痉挛等。

二、性功能障碍患者的心理问题

产生性功能障碍的心理原因比较复杂，大多与患者的生活经历和生活环境有关。中国传统家庭一向避免谈性，这就造成了性教育的推迟，从而给年轻人在心理上造成一定影响。这些心理因素主要有以下几个方面。

（一）态度不端正

由于恐惧性生活的失败而引起的性忧虑，可能是阳痿或性冷淡产生的常见的直接原因。而对方对性能力的不当要求或过分要求也可能是性功能障碍的基本原因。此外，产生性功能障碍的另一个重要因素就是充当"旁观者"，即在性生活过程中，某一方焦虑又强迫性地注意他或她的反应。这种旁观者角色会使精力分散，妨碍适度性反应的建立和性高潮的到达。

（二）经历"太坎坷"

一个人在过去的与性有关的经历中如果遭遇到了严格的控制、惩罚、粗暴的对待或者伤害，就会留下难以消除的心理创伤，很容易形成条件反射。这种人一旦再次面临性的情境，就会无意识地回想起过去的性创伤，而出现阳痿、性高潮缺乏等性功能障碍。专家认为，主要与过去性经历有关的内在矛盾是性功能障碍的一个根深蒂固的原因。如果这些矛盾在一定程度上控制着人们的性生活，就可能发生性功能障碍。比如，幼年时初次接触性的不愉快的经历、第一次性生活失败造成的困惑等。

（三）猜疑和嫉妒心理

猜疑和嫉妒往往是诱发性功能障碍的重要原因。性爱双方产生猜疑、不信任心理，一般有两方面的原因:一是由于了解不够而产生的不信任和不放心感;二是封闭遐想,既不了解事物的根源,也不交流,按照自己的思维逻辑去判断事物。很多有猜疑和嫉妒心理的丈夫就有这种问题,他们总怀疑自己的妻子有外遇,这种强烈的嫉妒和猜疑使得他们产生性功能障碍,越是有性功能障碍他们就越是要猜疑妻子在家庭之外寻求补偿,从而造成恶性循环。

(四)焦虑、恐惧心理

几乎所有性功能障碍患者均存在焦虑、恐惧心理,性行为是人类的一种本能反应,对性问题过分关注,就妨碍了性行为的自然性,表现为:担心自己患某种疾病;有不洁性行为史者则担心将疾病传染给性伙伴,对自己的不洁性行为懊恼、悔恨、恐惧、压抑,导致性功能障碍;还有一些男青年性知识匮乏,婚前就担心自己性功能低下,不能完成性生活,也可造成性功能障碍。

(五)自卑感

现代社会生活节奏加快,工作繁忙,生活压力大,特别是中老年患者,随着年龄的增大,自感性能力逐渐减退,身体虚弱,担心不能满足性伙伴的性要求,易产生内疚、自卑心理。有不洁性行为史者或婚外史者,觉得愧对家庭、愧对子女,同时怕他人知情,即使有了器质性病变,也讳疾忌医,或自我滥用药或求治于江湖游医,导致误诊误治,使病情加重。

(六)人际关系紧张对性功能的影响

人际关系紧张主要是指性爱双方的人际矛盾,如猜疑、嫉妒、不信任等。很显然,一方强烈的失望、敌意会引起对方相同的反应,而这对于性欲是有害的。例如,女性对于"被利用"非常敏感,认为对方只是对她的肉体感兴趣而忽略其人,性交是对她的利用、征服和贬低,而不能作出性反应,甚至会对性生活失去兴趣,感到厌恶。

(七)其他原因

快节奏的现代生活、繁忙的工作、人际关系的不和谐、工作中的竞争及挫折、个人所受教育水平及所处的社会地位,都会使人在心理上产生一种压力,从而对性功能造成影响。具体包括以下几个方面。

(1)夫妻关系紧张,由于对对方的反感而出现性欲下降。

(2)过于沉重的工作压力,可以使男性出现身体上的疲惫不堪,心理上失去对任何事物包括对性的兴趣。

(3)由于宗教、文化的影响,有些中老年男性对性生活存在不科学的偏见,他们认为性爱可能会给身体带来实际的损害,应该放弃或减少性的活动,这就可能造成性压抑。

(4)夫妻缺乏语言交流,缺乏共同的兴趣和彼此的信任,把问题的冲突带进性生活中。

(5)家庭条件差,房子不隔音,与老人、孩子住在一起。

（6）童年时有阴影或性创伤史，尤其是不愉快的首次性交体验。

（7）患者自感性能力较弱，身体较差，不能完成完满的性生活，或自认为患有某些疾病，怀疑自己阴茎短小，进而产生自卑感，精神抑郁减弱了性兴奋反应。

（8）有婚外恋、嫖妓、赌博、吸毒、酗酒等。

当然，也有学者把性功能障碍的心理因素分为三类，即易患因素、促成因素和维持因素。易患因素包括压制性教育、性创伤史、性教育缺乏、家庭关系困扰、生活压力等。促成因素包括衰老、不忠、压抑与焦虑、不合理的期望。维持因素包括性交焦虑、性伴侣吸引力下降、性交流缺乏、害怕亲近等。

三、性功能障碍患者的心理康复方法

由于多数性功能障碍是由性心理障碍造成的，所以康复治疗师更要注意康复心理方法的运用。只要注意调整心态、消除焦虑，患者的心理障碍没有了，性功能障碍自然也会消失。

（一）心理康复治疗程序

首先调查病情、病因、性观念、婚姻状况、人格特点、性行为方式等，并记录和分析。然后针对不同的性问题，制订有针对性的、科学的、可操作的心理康复治疗程序——先缓解焦虑、恐惧，其次是行为重建，最后，适时评估，调整治疗方案。

（二）常用的心理康复方法

1. 性教育

如果一个人在青少年时期没有接受过正规的解剖生理学学习，成年后又因社会不能提供正确的性解剖生理学的信息或接受了错误的信息，则容易产生性功能障碍。常见的错误观念有：不了解能激发性兴奋的解剖部位（如乳头、阴蒂），甚至不了解正常的性解剖位置（如不知道阴道口的位置）；不了解阴茎大小的正常变异，总认为自己的阴茎太小（体象障碍）；不了解性反应周期，不知道自己的性高潮；认为遗精一定是身体虚弱等。性教育就是要通过简明坦率的交谈，介绍一些性知识的书籍或借助于幻灯片、录像、电影，使患者对性解剖生理学知识有一个完整正确的概念，使他们消除顾虑，了解到自己的性功能并非想象中的状况。

对于缺乏性知识而导致性功能障碍的患者，经过性教育就可能被治愈，而不需要其他特别的治疗。但需注意的是：虽然性知识方面的问题容易改变，但由此而产生的性行为异常则往往不能很快纠正。在此阶段发现明显的其他方面的问题（如婚姻关系障碍），则需另作特殊的处理。

2. 性态度的端正

对性行为的畏惧和焦虑，是引起性功能障碍的最主要的原因，它可以减轻性欲、使患者丧失自信心，并能直接引起阳痿和性冷淡。例如，有的患者因为焦虑和害怕失败，在性交中总是注意自己的方法是否正确，反应是否正常，无意中把自己摆在了"旁观者"的角色，从而破坏了夫妻两人和谐协调的亲密性而出现性功能障碍。性功能障碍又反

过来加重焦虑和恐惧,形成了恶性循环。此阶段的治疗就是要纠正患者不正确的认识和态度,消除由此产生的焦虑和恐惧。

3. 性技术的学习

性功能障碍产生的原因之一是性交双方没能掌握必要的性技术。此阶段治疗的任务就是传授患者必要的性技术。性技术主要包含两个方面。

(1)交流技术 由于受中国传统文化的影响,有关性的许多事情,夫妻间很少交流,夫妻对性的感受、性的需要和恐惧常常避而不谈,或通过含糊不清的方式表达,从而造成交流的障碍。如由于性欲水平的差异,一方希望一周性交几次,而另一方则希望一周一次,而夫妻双方又缺乏有效的交流,性交时就容易失败,甚至产生破坏或防御性性行为。又如在性生活中,一方希望对方拥抱抚摸一段时间而不是急于性交,如果没有有效的言语或非言语交流,就容易产生相互间公开或隐蔽的、有意或无意的不满情绪,最终导致性功能障碍。另外,生活中其他方面的不愉快事情也可给夫妻间性生活带来严重影响,如对抚养孩子问题的争执、工作中的挫折、经济问题、文化和宗教信仰的差异、过度劳累等。应告诉患者注意夫妻双方的言语和非言语的交流,避开不宜进行性生活的情绪,合理安排性生活的次数和时间,注意对方的性要求和表达方式,加深双方相互默契的程度。

(2)性交技术 性交过程中可以有不同的姿势和方式,可以采取任何一种双方认为适宜的方式,或从一种姿势转移到另一种姿势。性交技术的学习是为了加强双方交流的程度,消除单调固定的性交方式带来的厌烦情绪,解决因缺乏有效技术而形成的性行为失败。学习的途径可以是图书资料、录像、幻灯片、电影等。康复治疗师的职责是介绍性交的技术,让患者双方自己在不受干扰的情况下选择并练习,并了解对性生活的改善程度。

任务7 创伤及烧伤患者的心理康复

一、创伤患者的心理康复

(一)创伤及其分类

创伤是指由机械因素引起人体组织或器官的破坏。创伤可引起全身反应,局部表现有伤区疼痛、肿胀、压痛,骨折脱位时有畸形及功能障碍。严重创伤还可能出现致命的大出血、休克、窒息及意识障碍。

创伤可以根据发生地点、受伤部位、受伤类型、致伤因素及皮肤完整性而进行分类。例如:按发生地点可以分为战争伤、工业伤、农业伤、交通伤、体育伤、生活伤等;按受伤部位可以分为颅脑创伤、胸部创伤、腹部创伤、各部位的骨折和关节脱位、手部伤等;按受伤类型可以分为骨折、脱位、脑震荡、器官破裂等。

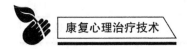

（二）创伤患者的心理问题

创伤患者多因意外事故、车祸及人为伤害而致伤。多数患者的病情呈急、危、重的特点，病理损伤往往涉及全身多个系统、多个器官，病情复杂，病死率高。急性创伤，常常来势急、病情变化快，多是多发伤、复合伤，伤者精神上无准备，肉体上承受较大的痛苦，而且不是面临生命威胁，就是遭受躯体伤残，心理难以接受，易产生紧张、恐惧、孤独等情绪，加上创伤的剧烈疼痛，常会导致其情绪不稳定。具体情绪反应如下。

（1）恐惧感　由于突如其来的意外创伤、疼痛和失血的刺激，使患者遭受生理和心理的双重打击。患者由于身体某个部位或多个部位损伤而丧失了自主行动和自救的能力，往往使其感到预后难测、心神不安，易产生焦虑与恐惧感，加之周围患者的痛苦表现，也加重了其恐惧感。

（2）优先感　许多患者及家属往往认为自己的疾病最重，要优先处理，甚至提出不合理的要求，得不到满足时，则出现不满情绪，如烦躁、生气、发怒等，进而加重病情。

（3）陌生感　许多患者及家属初次来到医院这个特殊的环境，对周围嘈杂声、仪器信号灯闪烁和报警声的不适应，对抢救危重患者紧张气氛的恐惧，以及与不熟悉的医务人员进行沟通交流等，都会加重其陌生感，如未能及时消除，则将产生紧张心理，进而加重病情。

（4）无助感　创伤患者多数面临着生命的威胁，遭受伤残的躯体使患者心理处于高度应激状态。由于病情复杂多变，反复会诊，多次检查或急症手术，会使患者产生焦虑与无助感。

（三）心理康复

1. 异常情绪的处理

创伤患者不仅需要医务人员迅速、及时、有效的救护，更渴望心理上得到安慰与支持。医务人员应当及时了解他们的心理、情绪状况，进行相应的心理康复，稳定其情绪。

（1）消除紧张的情绪　对瞬间袭来的意外，伤者会产生紧张的情绪，医务人员首先要以诚恳、温暖、同情的语言，平缓的语调去安慰、鼓励急性创伤患者，同时在抢救过程中要镇静自若，操作熟练敏捷、忙而不乱、绝不惊慌，使其对医务人员产生信任、安全感，消除其紧张情绪。

（2）消除恐惧的情绪　由于意外来得突然，患者无完整的心理适应过程，急性创伤患者会产生恐惧心理，此时医务人员可给予患者非语言的安慰，如握住急性创伤患者的手或嘱其合上眼睛，慢慢深呼吸，重复至患者恐惧感消失。另外，保持救护车清洁、光线柔和、通风良好，维持适当的温度，可帮助患者减轻恐惧心理。

（3）消除孤独的情绪　亲情是任何东西都打不破的，家属是患者的支柱与依靠，因此，医务人员应迅速通过各种渠道通知家属尽快赶来，尤其是儿童急性创伤患者。家属的到来，既可消除急性创伤患者的孤独情绪，也可消除其因没有安排好家庭和单位工作而感到焦急的情绪。对于情绪激动的家属，医务人员应劝导他们不要在患者面前表露出来，以免干扰患者的情绪。

（4）消除顾虑情绪　由于患者缺乏思想准备，急性创伤患者可因面临一系列身体、生活问题而表现出焦虑不安。对担心病情的急性创伤患者，医务人员应科学地讲解其最关心的伤情与预后恢复问题，解除其顾虑。对担心事故责任者，医务人员应迅速通知有关部门，尽快处理事发现场，防止肇事责任者逃跑，让患者安心去医院接受治疗。对担心影响工作、学习、家庭生活的急性创伤患者，嘱其家属或单位尽快帮其解决后顾之忧。对身上带有贵重物品的急性创伤患者，护士应妥善保管好其物品，以便消除其顾虑情绪。

2. 心理康复措施

（1）增强患者的安全感　医务人员的医德和技术是患者获得安全感的基础。患者进入医院后，医务人员应紧张而又热情地接诊，亲切而又耐心地询问，处理问题沉着而果断，技术操作准确而熟练，使患者在高风险的诊疗活动中获得一种安全感，对护士产生信赖，从而减轻患者的思想负担，缓解其精神压力，增强其治疗信心。

（2）加强沟通，做好心理疏导　由于病情、年龄、社会文化背景、经济条件等不同，患者的心理活动也不相同。医务人员应针对患者的具体情况做好心理疏导工作。简单的动作，亲切的话语，可使患者感受到医务人员的关心与鼓励，从而消除其心中的恐惧和紧张，消除其孤独感、无助感，树立战胜疾病的信心。对拒绝治疗、愤怒、多疑、容貌受损等患者更应多加关注，通过认知疗法、心理疏导疗法，改善患者的心理状态，调动其主观能动性，使其积极配合救治。

（3）耐心解释，消除不良情绪　由于患者及其家属不了解诊疗流程，可能会提出不合理的要求，如立即手术、即刻告知疾病诊断等，医务人员应当耐心解释以取得患者及其家属的理解，避免患者及其家属出现不良情绪及心理反应，造成不良后果。

（4）各项操作集中处理　尽量将检查、治疗和护理操作相对集中地进行，避免延误医疗救治时间，减少患者的痛苦与潜在危险，使患者尽可能处在安静、舒适的环境，稳定其情绪，以达到最佳救治效果。

（5）为患者创造良好的医疗环境　主动向患者及其家属介绍医院环境及设施、有关治疗特色、作息安排、医院相关规定等，使患者尽快熟悉环境，消除陌生感和恐惧感，从而自觉遵守医院规定和配合诊疗。及时了解患者的心理问题和合理要求，并设法解决和满足，这也是促进患者康复不可缺少的心理康复内容。对于无法用语言表达病情和需求的患者，要学会识别其形体语言，细心观察判断，及时处理，这样不仅能满足患者的需求，还能及时、准确地为医生提供患者的动态信息，有利于医生制订准确的治疗方案。

（6）尊重患者及其家属的知情权　及时向患者及其家属解释或通告病情、治疗方案和预后情况。耐心倾听其诉说，对其疑问及时予以解答，尽量消除其顾虑，促进相互理解。注意保护患者的隐私，维护其身心的完整性，以利于救助与康复。

（7）做好家属的思想工作　给予患者家属适当的心理安慰，指导其配合医疗护理工作。尽量让其多陪伴患者，使患者心理得到支持。如果患者抢救无效死亡，应先通知

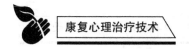

家属,使其有一定的心理准备,做好心理疏导工作,并严肃、认真地做好善后护理。

二、烧伤患者的心理康复

(一)烧伤

烧伤是指由高温、化学物质或电引起的组织损伤。烧伤的程度因温度的高低、作用时间的长短而不同,其损伤程度可分为四度。第一度:因血管麻痹而充血。第二度:形成充满血清的烧伤水疱。第三度:组织坏死。第四度:组织炭化。烧伤时可见血液中的乳酸量增加,动静脉血的 pH 值降低,随着组织毛细血管功能障碍的加重,缺氧血症也加重。临床经验证明,烧伤面积达全身表面积的三分之一时,则有生命危险。

(二)烧伤患者的心理问题

烧伤事故常有发生,患者机体遭遇创伤后,心理也会发生急剧变化,产生一种恐惧感和危机感。此时心理行为也会发生不同程度的变化,这种伴随的心理行为障碍会加剧躯体创伤的病态,甚至导致机体抵抗力下降而致各种疾病。从时间顺序上来讲,患者可能产生的心理反应如下。

1. 抢救阶段

由于突发的意外事故,患者在毫无预感和准备的前提下遭受打击,会产生巨大的恐惧感,表现出全身发抖、痛苦呻吟、哭闹喊叫、不知所措的反应。此时患者的心理承受力极差,判断力和自我控制力下降,把生还的希望全部寄托在医务人员身上,期望得到及时抢救和治疗。

2. 治疗阶段

因患者的烧伤程度、面积不等,治疗所需的时间长短也不同。进入感染期后,患者对治疗失去信心,易产生绝望心理,情绪不稳定,常无故发脾气,责骂医务人员,甚至拒绝治疗。

3. 手术阶段

在治疗后期,须为烧伤患者做植皮手术,患者对术中将要产生的疼痛、不适、出血等感到紧张、恐惧,特别是面部烧伤,担心毁容严重,易产生无助和孤独感,表现为表情淡漠、麻木。

4. 临床恢复阶段

烧伤事故给患者身体造成不可弥补的损失,如肢体残疾、容貌毁损、丧失生活能力等,患者在悲痛、忧伤、抑郁、失望的情绪中难以解脱,造成严重的心理创伤,有时还会出现轻生的念头和行为。

5. 出院前心理依赖阶段

患者由于是在工作中受伤,所有医疗费用均由单位承担,故安于现状,想长时间依赖医院,不愿出院休养,并对自己的能力表示怀疑,自信心减弱,表现出患者角色强化的行为。

6. 重新适应阶段

由于伤情不同,治疗时间长短不一,患者存在适应角色的问题,一旦进入患者角色,行为也将发生变化,其兴趣、爱好、事物评价在行为表现上都要重新适应。患者常表现出以应付的态度采取解决问题的方法和减少应激的策略行为。

（三）心理康复

1. 心理康复的原则

患者烧伤后突感容貌缺陷,形体改变,有些甚至失去生活自理能力,存在不同程度的情感障碍,表现出自卑、苦闷、悲观、易怒等负性情绪,个别人甚至产生轻生的念头。首先,应密切注意患者的情绪变化,对患者进行疾病知识宣教;其次,康复治疗师应讲解康复的目的和方法,并让患者了解病友的康复情况;最后,康复治疗师应及时给予心理疏导,使患者正确认识疾病,使其在良好的情绪中积极主动参与锻炼。

2. 贯穿始终的心理康复措施

若对烧伤患者未能实施及时的心理康复,则会给患者造成难以愈合的心理创伤。因此,对这类患者应及时给予心理康复,包括心理疏导、心理支持及必要的非语言沟通和心理抚慰,使患者处于最佳的心理状态,尽快消除烧伤事故造成的心理阴影,早日康复。

（1）抢救阶段　在抢救阶段,医务人员在患者面前表现出勇敢、敏捷、镇定、果断等非语言行为,能稳定患者的情绪,因患者都有不同程度的呼吸道灼伤,所以早期不能用语言交流,完全靠护士用眼神、动作、表情、姿势等与患者交流。同时,康复治疗师要有高度的同情心和人道主义精神,以严肃认真的态度、精湛的技术、敏锐的观察力和敏捷的动作保证抢救顺利进行,树立良好的第一印象。康复人员在第一时间良好的非语言行为,对抢救过程的顺利及抢救和治疗效果有着极大的影响。

（2）治疗阶段　在治疗阶段,康复人员应明确自己的角色,保持沉默,让患者将内心的情绪宣泄出来,当其安静后,再以亲切、和蔼、耐心的态度安慰并鼓励患者,拉近与患者间的距离,增进双方感情。在长期治疗和康复过程中,即使患者有时情绪失控,出现不理智的语言、行为,康复人员也应以诚相待,理解患者的心理反应。

（3）手术阶段　烧伤患者需做植皮手术,甚至需多次植皮。术前心理康复是全程康复工作的一个重要组成部分。康复治疗师应用通俗易懂的语言,耐心、细致地给患者介绍手术,说明手术对治疗和恢复的必要性以及对其今后生活的重要性。实事求是、恰如其分地解答患者的问题,帮助其正确地认识手术和稳定情绪。用语言、表情、态度和行为,对患者及其家属的心理状态产生积极影响,消除患者因对手术不了解而产生的疑虑和恐惧,减轻不必要的精神压力,及时解决不利于手术的各种心理反应。用关切的询问、耐心的解释、熟练轻柔的操作来增强患者接受手术的心理承受力,使其在最佳的心理状态下主动接受手术治疗,以提高手术效果。

（4）临床恢复阶段　在临床恢复阶段,康复治疗师应了解患者的情绪。一方面要

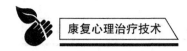

了解患者的思想,在采取心理疏导时,注意自己的语言、方法,不能仅强调自己的社会标准和观念,还应站在患者的立场上,使其接受自己的观点;另一方面,要创造良好的休养环境,使患者的生理和心理得到快感和美感,增强其信心,转移不良的心理反应。

(5)出院前心理依赖阶段　康复人员应注意收集患者信息,与其交流与沟通,针对出现的心理问题,制订切实可行的心理康复措施。提醒患者认识和接受现实,不要回避问题,而应针对问题寻找合理的解决方式。康复治疗师应用积极、坦诚的态度,帮助患者摆脱依赖心理,鼓励其重新走向社会、走入工作环境;同时,社会各界都要给予患者关怀,帮助他们重新生活和工作,有效解除患者的依赖心理。

(6)健康教育　康复人员要提示患者,使其了解目前的健康状况,帮助其根据健康状况评价自己的能力,协助患者适应新的社会角色和生活环境,尽快走出因烧伤事故造成的心理阴影。对致残的患者要做好康复期的心理咨询,提倡主动锻炼,使其保持最佳心理状态,理智面对现实和困难,逐渐恢复其应承担的社会角色,发挥自身应有的潜能。

综上所述,在救治烧伤患者时,心理康复具有非常重要的作用。它能稳定患者情绪、改善不良心理状态、促进护患交流,有利于治疗、护理的顺利进行及患者恢复自信和后期康复。这要求康复治疗师加强自身修养与职业素质的培养,善于运用非语言行为,以高度的责任感和仁爱之心,充分发挥康复优势,做好患者的心理护理。

任务8　恶性肿瘤患者的心理康复

一、概述

肿瘤是指机体在各种致瘤因素作用下,局部组织的细胞异常增生而形成的局部肿块。肿瘤分为良性肿瘤和恶性肿瘤,一般所说的癌即指恶性肿瘤。良性肿瘤容易清除干净,一般不转移、不复发,对器官、组织只有挤压和阻塞作用。恶性肿瘤可以破坏组织、器官的结构和功能,引起坏死、出血合并感染,患者最终可能由于器官功能衰竭而死亡。

二、恶性肿瘤患者心理问题的表现

恶性肿瘤严重影响患者的身心健康。当肝癌患者得知自己患有癌症时,加之难以忍受的疼痛,会产生强烈的恐惧、焦虑、悲观、失望等情绪,导致不良的心理、病理问题的恶性循环,消极的心理活动会加剧病情的恶化。一般而言,恶性肿瘤患者会产生如下的心理问题。

(一)恐惧、焦虑

谈癌色变,这是许多人的共识。患者得知自己患有癌症时,精神和心理受到强烈刺激,多疗程的化疗及辅助治疗费用给患者带来较重的经济负担,加上化疗不良反应的影响及癌症治疗效果差,担心预后情况,怕拖累家人,患者往往会产生恐慌、焦虑情绪,有的自暴自弃,不能很好地配合治疗,有的有强烈的求生欲望,致使他们把生命完全寄托于治疗,或者乱投医、找偏方、精神崩溃、食欲不振。其表现为紧张、急躁、烦闷、哭泣、厌食、失眠、爱发脾气,对亲属百般挑剔、无理取闹,影响综合治疗。研究证明,患者被确诊为癌症后,均有不同程度的恐惧心理,想到死亡的恐惧而惶惶不可终日。由于患者精神压力大,睡眠和饮食受到影响,身体状况将越来越差。

(二)悲观、绝望

由于疾病和治疗肿瘤时严重的不良反应,如乏力、恶心、呕吐、疼痛等使患者的生活自理能力下降,当疗效不显著或没有达到预期效果时,患者会产生无能为力感,面对自身身体状态每况愈下,渐渐地失去生存下去的信心,加上疼痛的折磨,有的脾气暴躁,有的沉默寡言,还有的绝食自杀,对外界事物失去兴趣,自卑感重,情绪压抑、苦闷,埋怨命运对自己不公平,对生活产生怀疑。临床研究发现,恶性肿瘤患者被确诊后,普遍存在绝望、自卑的心理,尤其是年轻患者,本来风华正茂、意气风发,一旦被确诊为癌症,会对未来、对生命产生很深的绝望,同时,由于觉得以后不可能在激烈的竞争中取胜,可能会被社会、家庭或朋友遗弃,因而易产生强烈的自卑感,甚至有些患者不堪忍受疾病折磨,认为难以治愈,失去信心,产生自杀欲望或出现自我放纵。

(三)孤独、忧伤

患者的求生欲望比任何时候都要强烈,即使意识到自身疾病不能治愈,仍然希望奇迹的出现,这是人积极的心理状态。患者离开了家庭,接触的都是陌生人,与人交谈的时间较少,对亲人的依恋需要不能满足,患者易产生孤独、忧伤感。

(四)心理支柱倾斜

社会角色的转变,使他们由原来的单位主力转变为患者,由原来的家庭支柱转变为被照顾者,由原来的身强力壮转变为现在的疾病缠身。人在这样的环境中生活4~6个月,就会转变社会角色,觉得自己确实是患者,是被照顾者。如果周围的人对其百依百顺,他就会成为"患者小孩"。长时间的疾病缠身易导致患者脾气暴躁,性格改变,稍有不顺,就会大发雷霆,使病情加重。所以,要防止患者心理支柱倾斜,多开导患者,多关心患者,不一味顺从患者,使他们保持精神愉快、心理健康,减少能诱发疾病加重的因素。

(五)愤怒、对抗心理

恶性肿瘤患者被确诊后,大多数人对疾病发生在自己身上表示极大的愤怒,觉得老天不公平,从而产生对抗治疗、对抗关怀等心理,表现为自制能力下降、对外采取攻击态度,将怒气发泄在家属、医务人员身上,拒绝吃药和补液。

(六)焦虑、内疚心理

恶性肿瘤患者在确诊后大多会存在焦虑、内疚的心理。对老人的赡养、子女的教育、经济状况、不能再为社会作贡献等问题均是导致焦虑、内疚的原因。患者常常自我

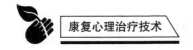

感觉心悸、震颤、出汗等，并不断夸大陈述自己身体上和精神上的痛苦。

（七）猜疑心理

患者常怀疑医院诊断错误，强迫医生对其进行不必要的检查。怀疑医务人员的治疗措施和技术水平，继而对医务人员和亲属的言行、表情特别敏感，怀疑他们对自己不讲真实病情。

三、心理康复的必要性

据统计，我国每年新发恶性肿瘤患者有 200 万人，且发病呈年轻化趋势。在已经死亡的恶性肿瘤患者中，80％以上不是死于治疗期，而是在结束常规治疗以后的康复期。特别是手术、化疗后的患者存在诸多心理问题，悲观的心理导致患者最终难过心理康复关。通过多年的临床研究表明，恶性肿瘤的发生、发展、治疗效果，以及复发、转移、康复等，均与情绪、性格变化密切相关。健康的心理与健康的身体同样重要，恶性肿瘤患者的康复需要身心兼治，不仅包括躯体康复，更应强调心理康复、社会康复。

癌症的治疗不仅在于提高生存率，更重要的是提高其生存质量，康复人员在进行躯体康复的同时，加强心理康复可使患者在最佳的心理状态下主动配合治疗，以促进患者早期康复。现代医学证明，癌症是可以治疗的，患者通过系统的治疗，生存时间和生活质量均有明显提高。良好的疗效离不开科学、严谨的治疗，也离不开患者心理和生活方式的配合。生存时间较长患者的一个共同特点是他们都心态平和，性格乐观。

因此，恶性肿瘤患者在术后应积极参加力所能及的活动，与同事、好友多多交流，参与健康恢复的讨论与实施，在条件允许的情况下，至少每周参加一次与康复治疗有关的集体活动，其生存期要比单纯接受治疗的患者长。事实表明，那些对生命具有豁达的态度，能积极参与群体抗癌活动的患者，大大地增强了患者战胜疾病的信心，延长了生命。

四、心理康复措施

在癌症的诊断和治疗过程中，患者往往要经历一系列复杂的心理变化过程，恶性肿瘤患者在被确诊后其心理过程主要经历震惊、否认、忧郁、对抗治疗、适应这五个发展阶段，前四个阶段均由于产生不良心理状态而直接影响疾病的治疗和预后。尤其是年轻的恶性肿瘤患者，他们正处于人生的高峰，既背负着家庭的重担，也肩挑着社会的期望，他们会突然感到前途一片黑暗，突如其来的巨大落差，内心的冲击与折磨短时间内是无法梳理清楚的，因此，他们必然产生不良的情绪和心理状态。而这些情绪会抑制机体的免疫识别和监视功能，促使病情恶化，并能加重治疗的副反应，影响治疗效果，降低生活质量及导致住院时间延长等。因此，必须重视这些患者的不良心理状态，通过有效的心理康复措施，减轻或消除患者的不良心理状态，这对患者的治疗和康复具有重大意义。具体的心理康复措施如下。

（一）建立融洽的医患关系，有效沟通

康复治疗师首先要耐心聆听患者的诉说，要充分理解患者的焦躁情绪，耐心安抚患者,给患者一个安静、舒适的病室环境,使患者处于最佳心理状态。用心去感受他们内心的痛苦,通过与患者沟通,了解患者的社会文化背景、个性特征、生活习惯、对癌症的认识,从而掌握患者的心理变化,然后康复治疗师讲解当前肿瘤医学的发展,以及各种先进的医学治疗手段等,告诉患者癌症不再是不治之症,使患者意识到自己认知上的错误,使他们学会用合理的思维方式看待问题、分析问题,减轻其恐惧和焦虑情绪。

大多数患者具有焦虑和恐惧心理,精神紧张,甚至对治疗失去信心,这是由于他们对癌症的错误认识造成的。康复人员应热情地向患者介绍医院的住院环境,使其尽快适应环境。用良好的语言和行动来调动患者的主观能动性。诱导患者将心中的郁闷情绪宣泄出来,使患者得到宽慰,向其讲解保持健康心理的重要性,使患者克服心理障碍,积极配合治疗和护理。

(二)康复治疗师要有效调整自己的情绪

康复治疗师要有较高的心理素质和一定的心理康复知识,因为每天要面对具有各种各样恐惧、焦虑的患者,所以要学会自我调适,避免产生不良的负面情绪,切勿将负面情绪带到康复工作中,尤其应防止在患者面前议论患者及病情,这很容易引起患者的误解和猜想。康复治疗师应根据患者心理的不同时期对患者用良好的语言、表情、态度和行为去影响患者,同时在年轻恶性肿瘤患者面前应充满自信,技术娴熟,工作热情,让患者感到康复治疗师是一个受过严格训练、技术过硬、素质高、责任心强的白衣天使,这样会使患者产生信赖和安全感,积极主动配合治疗。

(三)联合本院心理科医生,加强患者的心理康复

联合本院的心理科医生对恶性肿瘤患者进行分析跟踪,及时向心理科医生反馈患者在住院期间的情绪表现和谈话内容,使心理科医生能及时有效地给予患者药物治疗和心理治疗。同时在康复过程中,密切观察患者的心理变化和生理变化,及时向患者提供专业的治疗计划和健康指导信息,并积极配合心理科医生给予的方案进行康复治疗。

(四)有效评估患者,有针对性地进行心理指导

评估患者的身心状况、性格特点、生活习惯、社会经济情况及对疾病的了解情况,采用有效的康复措施。除此之外,还需要医生、护士、家属等的默契配合。对消极悲观的患者进行原因分析,及时调整患者的心态,做好生活指导。注意观察患者的心理变化,以便发现问题及时解决。护士要有娴熟的技术和良好的心理素质,富有同情心,有敏锐的观察力,取得患者的信任,建立良好的护患关系。交谈中应亲切耐心,语气温和,认真倾听,不随意打断患者的谈话,接受其合理的建议。

(五)帮助患者得到社会支持

争取患者的家属、朋友、同事等提供精神支持,共同鼓励患者,让患者感受到医务人员及亲友和他共同面对困境,从而使其增加面对疾病的勇气。一个凝聚力强、有责任感、有积极态度的家庭,是对患者治疗提供宝贵支持的主要力量。向患者家属讲解家人的支持对患者病情帮助的重要性和必要性,可指导患者家属对患者较密切的亲人、朋友

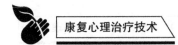

和同事进行联系,说明他们的关怀和情感支持也是帮助患者建立信心的重要力量。亲人、朋友和同事通过对患者的探访,给患者倾诉的机会,参与照料患者,分担家属的负担,能使患者不感到孤独和被遗忘。积极寻求社会各种力量,通过不同途径联系单位、居委会及一些由专业或非专业人员组成的癌症康复组织等,为患者提供多种形式的精神和物质支持。

(六) 帮助患者建立良好的人际关系

鼓励病友之间相互谈心、交流与疾病作斗争的经验,鼓励他们相互了解和联络感情,相互关心和照顾,积极参加医院组织的爱心之家活动,让一些存活时间较长的年轻恶性肿瘤患者讲述自己的饮食、运动、作息及治疗过程中遇到的痛苦,以及自己如何克服的经验。患者空闲时可腾出病区的示教室让患者与患者之间尽情宣泄心中的积怨,并播放一些悠扬抒情的音乐,从而消除患者的不良心理作用,引导患者将这种心理转化为积极配合治疗的动力,让患者明白积极治疗、争取治愈才能改善因心理作用而导致身体出现的一些不良状况,促使患者增加战胜困难的勇气。

能力检测

1. 疼痛的概念是什么?
2. 简述压疮患者的心理问题及康复方法。
3. 吞咽障碍患者的心理康复方法有哪些?
4. 性功能障碍患者的心理问题有哪些?
5. 怎样对烧伤患者的心理障碍进行康复治疗?
6. 压疮患者心理障碍的临床表现有哪些?
7. 案例分析

王梅,女,30岁。王梅自述:"在一年前的一次体检中,我被查出患有肝部肿瘤。虽然医生告诉我,只是肿瘤,不能判断是良性还是恶性,但是'肿瘤'两个字完全搅乱了我的心绪。我怎么会得上癌症呢? 家人、朋友会怎么看? 以后还能不能跟别人同桌而食……原本性格平和的我变得烦躁不安。之后,我开始四处求医,听说哪里有药能治这个病,就马上去买,两年以来治疗药物换了十来种,花费4万多,可肿瘤并没有消除,反而肝功能不正常了。我该怎么办啊?"请你为王梅提出建议和治疗方案。

(张广磊)

参 考 文 献

[1] 彭聃龄.普通心理学(修订版)[M].北京:北京师范大学出版社,2004.

[2] 梁宁建.心理学导论[M].上海:上海教育出版社,2006.

[3] 马存根.医学心理学[M].2版.北京:人民卫生出版社,2003.

[4] 刘纪志.医学心理学[M].广州:广州科技出版社,1996.

[5] 贺丹军.康复心理学[M].北京:华夏出版社,2005.

[6] 朱红华.康复心理学[M].上海:复旦大学出版社,2009.

[7] 黄希庭.心理学导论[M].北京:人民教育出版社,2001.

[8] 吴江霖.心理学概论[M].广州:广东高等教育出版社,2003.

[9] 张春兴.现代心理学[M].上海:上海人民出版社,2005.

[10] 让·皮亚杰.发生认识论原理[M].王宪钿,等,译.北京:商务印书馆,1985.

[11] 乐国安.论现代认知心理学[M].哈尔滨:黑龙江人民出版社,1986.

[12] R.L.克拉茨基.记忆与意识:信息加工观点[M].彭克里,译.北京:科学出版社,
      1981.

[13] 高木重朗.记忆术[M].林怀秋,译.长沙:湖南科技出版社,1982.

[14] 张春兴,杨国枢.心理学[M].台北:三民书局,1980.

[15] John B.Best.认知心理学[M].黄希庭,译.北京:中国轻工业出版社,2000.

[16] 沈莹.管理心理学[M].北京:化学工业出版社,2009.

[17] 沙莲香.社会心理学[M].北京:中国人民大学出版社,2010.

[18] Jerry M.Burger.人格心理学[M].陈会昌,等,译.北京:中国轻工业出版
      社,2004.

[19] 许燕.人格心理学[M].北京:北京师范大学出版社,2009.

[20] 黄希庭,张春兴.人格心理学[M].杭州:浙江教育出版社,2002.

[21] 宋萍,孙立波.护理心理学[M].长春:东北师范大学出版社,2008.

[22] 贺丹军.康复心理学[M].北京:华夏出版社,2005.

[23] 张伯源.变态心理学[M].北京:北京大学出版社,2005.

[24] 周郁秋,张渝成.康复心理学[M].北京:人民卫生出版社,2010.

[25] Irving B.Weiner.心理治疗的法则[M].成都:四川人民出版社,2007.

[26] Michael St.Clair.现代精神分析"圣经"——客体关系与自体心理学[M].贾晓
      明,苏晓波,译.北京:中国轻工业出版社,2002.

[27] 孟昭兰.普通心理学[M].北京:北京大学出版社,2002.

[28] 卢桂珍.医学心理学[M].西安:第四军医大学出版社,2006.

[29] 汪向东,王希林,马弘,等.心理卫生评定量表手册[M].北京:中国心理卫生杂志社,1999.

[30] 王辉.特殊儿童教育诊断与评估[M].江苏:南京大学出版社,2007.

[31] 刘金花.儿童发展心理学[M].3版.上海:华东师范大学出版社,2006.

[32] 刘宣文.心理咨询技术与应用[M].宁波:宁波出版社,2006.

[33] 陶慧芬,李坚评,雷五明.心理咨询的理论与方法[M].武汉:华中科技大学出版社,2006.

[34] 沈雪妹,耿德勤,陈建云.医学心理学[M].上海:上海交通大学出版社,2006.

[35] 张乃正.医护心理学[M].西安:陕西师范大学出版社,2008.

[36] 李继平.护理人际关系与沟通教程[M].北京:科学技术出版社,2003.

[37] 陈力.医学心理学与精神病学[M].北京:人民卫生出版社,2001.

[38] 胡佩诚.医护心理学[M].北京:北京医科大学出版社,1998.

[39] 张绍岚.疾病康复[M].北京:人民卫生出版社,2010.

[40] 姜乾金.医学心理学[M].4版.北京:人民卫生出版社,2006.

[41] 吴玉斌.护理心理学[M].北京:高等教育出版社,2003.

[42] 姜佐宁.现代精神病学[M].北京:科学出版社,1999.

[43] 张绍岚.疾病康复[M].北京:人民卫生出版社,2010.

[44] 杨德森.基础精神医学[M].长沙:湖南科学技术出版社,1994.

[45] 李雪荣.儿童精神医学[M].长沙:湖南科学技术出版社,1994.

[46] 杨立群,许冬梅.精神科护理学[M].北京:清华大学出版社,2006.

[47] 张绍岚.康复功能评定[M].北京:高等教育出版社,2009.

[48] 樊爱国.婚姻家庭咨询师[M].北京:中国劳动社会保障出版社,2009.

[49] 马丽萍,张莉,姚英莲,等.现代结核病学[M].北京:国际文化出版社,2000.

[50] 姚树桥,孙学礼.医学心理学[M].5版.北京:人民卫生出版社,2009.

[51] 李维.社会心理学新发展[M].上海:上海教育出版社,2006.

[52] 龚耀先,梁宝勇,徐斌,等.医学心理学[M].2版.北京:人民卫生出版社,2006.

[53] 李心天.医学心理学[M].北京:中国协和医科大学出版社,1998.

[54] 杨在春.护师必备[M].北京:人民军医出版社,1991.

[55] 宋辉,王维新.中老年心理养生[M].济南:山东人民出版社,2003.

[56] 崔丽娟,李彦林.养老院老人的心理护理[M].上海:上海科学技术文献出版社,2000.

[57] 马存根.医学心理学[M].2版.北京:人民卫生出版社,2003.

[58] 朱红.实用心理护理技术[M].太原:山西科学技术出版社,2006.